国家卫生健康委员会"十四五"规划教材

全国高等中医药教育教材

供中医学、针灸推拿学、护理学、康复治疗学等专业用

医学文献检索

第 3 版

主 编 高巧林 章新友

副主编 刘军凤 刘 辉 肖二钢 吕 峰 高日阳

人民卫生出版社

·北 京·

图书在版编目（CIP）数据

医学文献检索 / 高巧林，章新友主编 . —3 版 . —
北京：人民卫生出版社，2021.8（2025.4重印）
ISBN 978-7-117-31642-2

I. ①医…　Ⅱ. ①高…②章…　Ⅲ. ①医学文献 —信
息检索 — 中医学院 — 教材　Ⅳ. ①R-058

中国版本图书馆 CIP 数据核字（2021）第 153220 号

| 人卫智网 | www.ipmph.com | 医学教育、学术、考试、健康，购书智慧智能综合服务平台 |
| 人卫官网 | www.pmph.com | 人卫官方资讯发布平台 |

医学文献检索
Yixue Wenxian Jiansuo
第 3 版

主　　编：高巧林　章新友
出版发行：人民卫生出版社（中继线 010-59780011）
地　　址：北京市朝阳区潘家园南里 19 号
邮　　编：100021
E - mail：pmph @ pmph.com
购书热线：010-59787592　010-59787584　010-65264830
印　　刷：北京市艺辉印刷有限公司
经　　销：新华书店
开　　本：850×1168　1/16　印张：17
字　　数：446 千字
版　　次：2012 年 6 月第 1 版　2021 年 8 月第 3 版
印　　次：2025 年 4 月第 7 次印刷
标准书号：ISBN 978-7-117-31642-2
定　　价：69.00 元
打击盗版举报电话：010-59787491　E-mail：WQ @ pmph.com
质量问题联系电话：010-59787234　E-mail：zhiliang @ pmph.com

◇◇◇ 修 订 说 明 ◇◇◇

为了更好地贯彻落实《中医药发展战略规划纲要(2016—2030年)》《中共中央国务院关于促进中医药传承创新发展的意见》《教育部 国家卫生健康委 国家中医药管理局关于深化医教协同进一步推动中医药教育改革与高质量发展的实施意见》《关于加快中医药特色发展的若干政策措施》和新时代全国高等学校本科教育工作会议精神,做好第四轮全国高等中医药教育教材建设工作,人民卫生出版社在教育部、国家卫生健康委员会、国家中医药管理局的领导下,在上一轮教材建设的基础上,组织和规划了全国高等中医药教育本科国家卫生健康委员会"十四五"规划教材的编写和修订工作。

为做好新一轮教材的出版工作,人民卫生出版社在教育部高等学校中医学类专业教学指导委员会、中药学类专业教学指导委员会和第三届全国高等中医药教育教材建设指导委员会的大力支持下,先后成立了第四届全国高等中医药教育教材建设指导委员会和相应的教材评审委员会,以指导和组织教材的遴选、评审和修订工作,确保教材编写质量。

根据"十四五"期间高等中医药教育教学改革和高等中医药人才培养目标,在上述工作的基础上,人民卫生出版社规划、确定了第一批中医学、针灸推拿学、中医骨伤科学、中药学、护理学5个专业100种国家卫生健康委员会"十四五"规划教材。教材主编、副主编和编委的遴选按照公开、公平、公正的原则进行。在全国50余所高等院校2 400余位专家和学者申报的基础上,2 000余位申报者经教材建设指导委员会、教材评审委员会审定批准,聘任为主编、副主编、编委。

本套教材的主要特色如下:

1. 立德树人,思政教育 坚持以文化人,以文载道,以德育人,以德为先。将立德树人深化到各学科、各领域,加强学生理想信念教育,厚植爱国主义情怀,把社会主义核心价值观融入教育教学全过程。根据不同专业人才培养特点和专业能力素质要求,科学合理地设计思政教育内容。教材中有机融入中医药文化元素和思想政治教育元素,形成专业课教学与思政理论教育、课程思政与专业思政紧密结合的教材建设格局。

2. 准确定位,联系实际 教材的深度和广度符合各专业教学大纲的要求和特定学制、特定对象、特定层次的培养目标,紧扣教学活动和知识结构。以解决目前各院校教材使用中的突出问题为出发点和落脚点,对人才培养体系、课程体系、教材体系进行充分调研和论证,使之更加符合教改实际、适应中医药人才培养要求和社会需求。

3. 夯实基础,整体优化 以科学严谨的治学态度,对教材体系进行科学设计、整体优化,体现中医药基本理论、基本知识、基本思维、基本技能;教材编写综合考虑学科的分化、交叉,既充分体现不同学科自身特点,又注意各学科之间有机衔接;确保理论体系完善,知识点结合完备,内容精练、完整,概念准确,切合教学实际。

4. 注重衔接,合理区分 严格界定本科教材与职业教育教材、研究生教材、毕业后教育教材的知识范畴,认真总结、详细讨论现阶段中医药本科各课程的知识和理论框架,使其在教材中得以凸显,既要相互联系,又要在编写思路、框架设计、内容取舍等方面有一定的区分度。

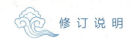

5. 体现传承,突出特色 本套教材是培养复合型、创新型中医药人才的重要工具,是中医药文明传承的重要载体。传统的中医药文化是国家软实力的重要体现。因此,教材必须遵循中医药传承发展规律,既要反映原汁原味的中医药知识,培养学生的中医思维,又要使学生中西医学融会贯通,既要传承经典,又要创新发挥,体现新版教材"传承精华、守正创新"的特点。

6. 与时俱进,纸数融合 本套教材新增中医抗疫知识,培养学生的探索精神、创新精神,强化中医药防疫人才培养。同时,教材编写充分体现与时代融合、与现代科技融合、与现代医学融合的特色和理念,将移动互联、网络增值、慕课、翻转课堂等新的教学理念和教学技术、学习方式融入教材建设之中。书中设有随文二维码,通过扫码,学生可对教材的数字增值服务内容进行自主学习。

7. 创新形式,提高效用 教材在形式上仍将传承上版模块化编写的设计思路,图文并茂、版式精美;内容方面注重提高效用,同时应用问题导入、案例教学、探究教学等教材编写理念,以提高学生的学习兴趣和学习效果。

8. 突出实用,注重技能 增设技能教材、实验实训内容及相关栏目,适当增加实践教学学时数,增强学生综合运用所学知识的能力和动手能力,体现医学生早临床、多临床、反复临床的特点,使学生好学、临床好用、教师好教。

9. 立足精品,树立标准 始终坚持具有中国特色的教材建设机制和模式,编委会精心编写,出版社精心审校,全程全员坚持质量控制体系,把打造精品教材作为崇高的历史使命,严把各个环节质量关,力保教材的精品属性,使精品和金课互相促进,通过教材建设推动和深化高等中医药教育教学改革,力争打造国内外高等中医药教育标准化教材。

10. 三点兼顾,有机结合 以基本知识点作为主体内容,适度增加新进展、新技术、新方法,并与相关部门制订的职业技能鉴定规范和国家执业医师(药师)资格考试有效衔接,使知识点、创新点、执业点三点结合;紧密联系临床和科研实际情况,避免理论与实践脱节、教学与临床脱节。

本轮教材在最新印制的过程中,适逢全党全国深入贯彻落实党的二十大精神之时。党的二十大报告指出:"促进中医药传承创新发展""加强教材建设和管理""加快建设高质量教育体系"……为构建高质量中医药教材体系指出了方向。教育部、国家卫生健康委员会、国家中医药管理局有关领导和教育部高等学校中医学类专业教学指导委员会、中药学类专业教学指导委员会等相关专家给予了大力支持和指导,得到了全国各医药卫生院校和部分医院、科研机构领导、专家和教师的积极支持和参与,在此,对有关单位和个人表示衷心的感谢!希望各院校在教学使用中,以及在探索课程体系、课程标准和教材建设与改革的进程中,及时提出宝贵意见或建议,以便不断修订和完善,为下一轮教材的修订工作奠定坚实的基础。

人民卫生出版社
2023 年 7 月

◇◇◇ 前　言 ◇◇◇

　　自20世纪80年代初文献检索课诞生以来，已走过近40年的历程。国家教育主管部门一直高度重视本课程的开设，先后下发了系列文件：1981年9月，教育部发文要求高校"开展查阅文献方法的教育和辅导工作"，《关于在高等学校开设"文献检索与利用"课的意见》（教育部〔84〕教高一字004号）、《关于改进和发展文献课教学的几点意见》（国家教委〔85〕教高一字065号）对开设文献检索课提出进一步要求，《文献检索课教学基本要求》（教高司〔1992〕44号）则明确了本课程的性质和任务，强调文献检索课是科学方法课。2021年3月，教育部最新发布的《高等学校数字校园建设规范（试行）》（教科信函〔2021〕14号）指出："信息素养培育是高等学校培养高素质、创新型人才的重要内容……高等学校应积极开展信息素养培养，融合线上与线下教育方式，不断拓展教育内容，开展以学分课程为主、嵌入式教学和培训讲座为辅、形式多样的信息素养教育活动。"40年来，伴随着信息技术的快速发展，文献检索课程得到长足进步，教学内容不断拓展，教学方法和模式不断创新。

　　《中华人民共和国国民经济和社会发展第十四个五年规划和2035年远景目标纲要》中明确提出"构建国家科研论文和科技信息高端交流平台"，这给医学信息工作者提出了更高的目标和要求。中医药文献信息是科技自主创新的战略资源，也是科技自立自强的战略支撑。医学文献检索课程一直承担着培养大学生获取文献信息能力的重任，近年来更成为高校培养学生信息素养的必修课。本课程是一门以医学文献信息及其相关检索工具、检索系统为研究对象，把培养和提高学生的信息素养作为目标，全面培养学生独立学习能力、科学研究能力的科学方法课。本课程的任务是使学生了解专业及相关专业文献的基本知识，学会运用各种检索手段查询和获取医学文献及相关医学知识，培养和提高获取、分析、利用文献信息的能力。本教材融合了医学、特别是中医药学与信息学的知识，利用丰富的中医药文献资源，研究中医药领域信息动态现象和信息运动规律，从而提高学生对医学信息获取、转化、传播与利用的能力，适应国家即将建成的科技信息共享交流平台，实现医学科技信息的高效交流传播和高质量应用，为将来从事医学临床、科研、教学工作奠定基础，为中医药发展提供有力的学术支撑。

　　医学信息学是一门发展极为迅速的学科。本次教材修订紧密跟踪学科的发展，对各数据库与网站资源等内容进行了更新，并补充了新近出版的工具书。除了特别说明之外，统计数据截至2021年2月。本版教材作为国家卫生健康委员会"十四五"规划教材、全国高等中医药教育教材，延续了以往结合检索实例，以医学检索的实用性作为主线，章节之间脉络清晰、联系紧密、互为印证的编写特点。编写团队重视数字教材建设，第1版随书配光盘，第2版改为网络增值服务，包括教学课件、思考题、同步练习等模块，本版配套的数字增值服务则涵盖了教学课件、复习思考题、模拟试卷等，可检测学习效果和评定成绩。本教材适用范围广，普遍适用于具有医学专业背景的本专科学生，亦可作为各级医疗机构信息资料人员的培训教材。

　　本教材分工如下：第一章由高巧林、李董男、袁圳伟、窦学俊编写；第二章由高巧林、李培硕、高伟芳编写；第三章由高日阳、林怡、李董男编写；第四章由刘军凤、张文学、袁圳伟、叶婷编写；第五章

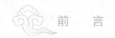

由高巧林、赵艳、袁圳伟编写；第六章由章新友、窦学俊、徐海利、吴地尧编写；第七章由刘辉、郝桂荣、孙灵芝编写；第八章由肖二钢、王静波、李孟编写；第九章由吕峰、李永乐、郭乐编写；附录索引部分由窦学俊编写。

在本教材修订出版过程中，得到了人民卫生出版社及相关学校给予的指导和帮助，在此表示诚挚谢意！同时，感谢所有参考书作者，感谢第 1 版、第 2 版教材的编写人员！

由于编者水平所限，教材不妥之处在所难免，期待广大师生和读者批评指正。

编者

2023 年 7 月

◈◈◈ 目 录 ◈◈◈

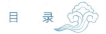

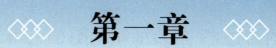

第一章
总　论

> **学习目标**
>
> 　1. 深刻领会信息素养及其内涵,了解文献、信息、文献检索、检索语言及检索技术等基本知识。
> 　2. 掌握文献检索基本策略、途径和方法。
> 　3. 建立文献检索的基本思路和整体框架。

第一节　信息素养与医学文献检索

在信息时代,尤其进入 21 世纪以来,互联网环境下人们的生活方式发生了重大变革,随着信息技术的迅速发展及信息需求的指数型增长,大量未经整理、评价的信息干扰了信息有价值的选择、消化和吸收,影响人们做出正确的信息决策。因此,信息素养作为人们必备的基本素质已形成共识。

一、信息相关概念

(一) 信息

目前有关信息的定义有很多,国家标准《情报与文献工作词汇基本术语》(GB 4894—85)对信息的定义为:"物质存在的一种方式、形态或运动状态,也是事物的一种普遍属性,一般指数据、消息中所包含的意义,可以使消息中所描述事件的不定性减少。"《信息与文献　术语》(GB/T 4894—2009)中信息的定义为:"被交流的知识""在通信过程中为了增加知识用以代表信息的一般消息"。由此可以认为信息广义的含义是:由事物发出的、人类可以直接感知的一切有意义的信号和消息,是指客观事物属性的表征;狭义的含义指系统传输和处理的对象,是文献资源或数据资源。

由于不同的事物具有不同的运动状态和运动方式,因而会发出不同的信息。信息可分为自然信息、生物信息、机电信息和社会信息 4 种类型。自然信息表现自然界中事物的形态和特征,如风、雨、雷、电、四季等。社会信息反映人类社会各种事物和现象的状态及性质,如语言、音乐、喜、怒、哀、乐等。随着社会的发展,特别是进入 21 世纪后,人们逐渐认识到信息是普遍存在于整个宇宙之中的,对信息的认识也在不断深化。信息、物质和能量构成了现代社会的三大资源。

信息有 10 个基本特征:

1. 可量度　信息可采用某种度量单位进行度量,并进行信息编码。如现代计算机使用

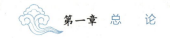

的二进制。

2. 可识别　信息可采用直观识别、比较识别和间接识别等多种方式来把握,对信息的识别受到历史条件的限制。

3. 可转换　信息可以从一种形态转换为另一种形态。如自然信息可转换为语言、文字和图像等形态,也可转换为电磁波信号和计算机代码,加速了信息的传播和利用。

4. 可存储　人类利用文字、摄影、录音、录像及计算机存储器等不同方式进行信息存储。人脑对信息的存储叫记忆。

5. 可处理　人类可以根据需要对大量的信息进行分析、综合、概括等多种信息处理活动,达到决策、设计、研究、发明和创造的目的。计算机也具有信息处理功能。

6. 可传递　信息的传递是与物质和能量的传递同时进行的。语言、表情、动作、报刊、书籍、广播、电视、电话等是人类常用的信息传递方式。

7. 可再生　信息经过处理后,可以以其他形式再生。如自然信息经过人工处理后,可用语言或图形等方式再生成信息;输入计算机的各种数据文字等信息,可用显示、打印、绘图等方式再生成信息。

8. 可压缩　信息可以进行压缩,可以用不同信息量来描述同一事物。人们常常用尽可能少的信息量描述一件事物的主要特征。

9. 可利用　信息具有一定的实效性和可利用性。

10. 可共享　信息交流与实物交易不同,信息可以多次多向传播,被人们分享但不失去其基本内容。

📖 知识链接

"信息论之父"——香农

克劳德·香农(Claude E.Shannon)于 1948 年 10 月发表了题为《通信的数学理论》(*A Mathematical Theory of Communication*)的著名论文,将信息定义为"两次不定性之差",即通信的意义在于消除或减少通讯者的"某种不定性"。这成为现代信息论研究的开端。

(二) 知识

知识是人们在认识和改造客观世界的实践中所获得的认识和经验的总和,是人类通过对信息的感知、获取、选择、处理和加工等思维过程,形成的对客观事物的本质和规律的认识。从信息论的角度出发,可以认为人类大脑中的产物是以信息为原料,以信息的获取为前提的,知识是人类大脑中重新组合形成的系列化信息的集合。国家标准《信息与文献　术语》(GB/T 4894—2009)将知识定义为:"基于推理并经过证实的认识。"

知识的初级形态是经验知识,高级形态是系统科学理论。按获得方式可将知识分为直接知识和间接知识;按内容可将知识分为自然科学知识、社会科学知识、思维科学知识和哲学知识,而哲学知识是关于自然、社会和思维知识的概括和总结。经济发展与合作组织(Organization for Economic Cooperation and Development,OECD)将知识分为四类:事实知识(know-what)、原理知识(know-why)、技能知识(know-how)和人力知识(know-who)。知识在社会实践的世代延续中不断积累和发展。

知识链接

知识产权

知识产权(intellectual property, IP)是基于创造性智力成果和工商业标记依法产生的权利的统称,是一种无形财产权,又称"智力成果权"。知识产权有著作权(版权)和工业产权两类。著作权指著作权人对其作品享有的署名、发表、使用及许可他人使用和获得报酬等的权利。工业产权指工业领域内智力劳动创造产品的专有权,包括发明专利、实用新型专利、外观设计专利、商标、服务标记、厂商名称、货源名称或原产地名称等的独占权利。

(三) 情报

人们为了解决某一个特定问题去寻找所需要的知识,这部分具有使用价值的知识就是情报,是激活了的、活化了的知识。情报的定义为:被传递的知识或事实。因为情报来源于知识,它在特定的时间里经过传递,为用户所接受、利用,并经过使用产生效益,所以情报包含了三个基本属性:①知识性:情报来源于知识,是经过加工并为用户所需要的特定知识或信息;②传递性:知识、信息要转化成为情报,必须经过传递,并为用户接受和利用;③效用性:情报能启迪思维、增进见识、改变知识结构、提高认识的能力,帮助人们改造世界,情报的最终目的在于利用。

1992年,国家科学技术委员会(1998年更名为"科学技术部")决定将"国家科委科技情报司"更名为"国家科委科技信息司",将"中国科学技术情报研究所"更名为"中国科学技术信息研究所"。自此,我国科技界开始将许多机构名称中的"情报"改为"信息"。

(四) 文献

《文献著录总则》(GB/T 3792.1—2009)中将文献一词定义为:"记录有知识的一切载体。"《信息与文献 术语》(GB/T 4894—2009)将文献定义为:"在文献工作过程中作为一个单位处理的记录信息或实物对象。"文献工作是"为了存储、分类、利用或传递,而对记录信息所进行的连续和系统的汇编和处理"。文献包含四个基本要素:记录知识的具体内容;记录知识的手段,如文字、图像、符号、音频、视频等;记录知识的载体,如纸张、光盘、录像带、计算机存储介质等;记录知识的表现形态,如图书、期刊、专利说明书、电子图书、电子杂志等。所以,凡是以文字、图形、符号、音频、视频等手段记录下来,并保存在一定的物质形态载体上的结合体,都可以称为文献。

知识链接

信息、知识、情报与文献之间的相互关系

四个概念之间既有区别又有密切的联系。信息广泛存在于自然界和人类社会,其涵盖面最大、最广,许多信息更具有未经加工的自然属性;知识是被人们所认识并被提炼加工的那一部分信息;情报是被激活了的知识,是为了特定的效用目的而获取的知识;而文献是记载知识的载体。

二、信息素养

(一) 概念

信息素养(information literacy)又称信息素质、信息教养、资讯素养等。美国信息产业协会(Information Industry Association,IIA)主席保罗·泽考斯基(Paul Zurkowski)在1974年首次提出"信息素养"一词,并解释为"人们在解决问题时利用信息的技术和技能"。1979年,IIA做出了更新,认为:具备信息素养的人是那些"掌握了信息工具利用的知识与技能,并能够将之应用于解决实际问题的人"。20世纪80年代信息素养的含义不断深化,领域也更加广泛,信息素养教育首次在美国出现。1983年,美国信息学家霍顿(Horton)认为教育部门应开设信息素养课程,以提高人们对数据分析及图书馆网络的使用能力。1987年,信息学专家Patrieia S.Breivik将信息素养概括为一种了解提供信息的系统,并能鉴别信息的价值和存储信息的基本技能。1989年,美国图书馆协会(American Library Association,ALA)认为:"具有信息素养的人,是那些知道如何进行学习的人,他们已经为终身学习做好了准备。"同年,ALA理事会把信息素养界定为四个方面:需要信息时具有确认信息、寻找信息、评价和有效使用所需要信息的能力。而1992年,ALA将信息素养定义为:"信息素养是个人判断何时需要信息并能够对信息进行检索、评价和有效利用的能力。"目前,信息素养教育已在我国及世界上许多国家普遍开展,不少国家把信息素养教育作为一项重要战略来研究和实施。为扎实推进教育信息化2.0行动计划,积极发展"互联网+教育",推动信息技术与教育教学深度融合,提升高等学校信息化建设与应用水平,支撑教育高质量发展,2021年3月中国教育部发布《高等学校数字校园建设规范(试行)》。该规范第7部分全面解读了信息素养的组成要素和培养方式,指出信息素养是个体恰当利用信息技术来获取、整合、管理和评价信息,理解、建构和创造新知识,发现、分析和解决问题的意识、能力、思维及修养。

信息素养是终身学习的重要组成部分,是开展自主学习的基础,也是一个人学会学习的主要标识,而信息素养也需要通过终身学习才能不断发展。信息素养是传统文化素养的延伸和拓展,是信息时代公民必备的素养。信息素养的培养和提高,是构建和发展学习型社会的基础,有助于促进建设全民终身学习的学习型社会、学习型大国。

(二) 内涵

信息素养涉及人文、技术、经济、法律等诸多知识背景。一般认为其内涵包含四要素:信息意识、信息知识、信息能力、信息道德。

1. 信息意识 信息意识是先导,是人们对信息的捕捉、分析、判断和吸收的自觉程度,体现出人们对信息的敏感性和洞察力,以及对信息的重视程度。

2. 信息知识 信息知识是基础,是有关信息的本质和特征、运动的规律、信息系统的构成和原则、信息技术、信息方法等方面的基本知识,具体包括信息伦理知识、信息组织、检索方法、信息系统的构成及工作原理、信息资源的形式及存取特征等。

3. 信息能力 信息能力是核心,是人们对信息确认、评价、加工、利用、交流的综合能力,也是信息素养的焦点,决定了人们对信息的应用水平和程度。

4. 信息道德 信息道德是保证,是涉及信息开发、利用、传播等方面的伦理道德要求、准则及规约,是调节信息创造者、信息服务者、信息使用者之间相互关系的行为规范的总和。遵守信息道德是科学工作者起码的道德准则。

(三) 培养和获取

信息素养是一种基本的能力素养,它是信息时代在学习、工作和生活中的一种基本生存技能。

信息素养的培养和获取是一个综合工程,主要由社会环境、学校教育和自身修养三方面作用共同完成。信息素养的培养离不开社会信息环境的影响,社会信息化水平的高低在信息选择范围、硬件设施和信息氛围等方面影响人们的信息素养。同时,通过有意识地加强自主学习能力的训练,可提高对信息的敏感度,以及获取、分析、评价和利用信息的能力。高等学校是引导大学生认识并重视信息素养的重要场所,信息素养能力的培养早已被列为高校教育的重要内容。从20世纪80年代至今,文献检索课一直承担着培养大学生查找获取文献能力的重任,近年来更成为高校培养学生信息素养的重要课程。

(四)学术不端行为

学术不端行为一般包括"学术失范""学术不端"和"学术腐败"。

1. 学术失范　主要指因知识缺乏或学术不严谨而引起的失误,是非主观故意的行为。

2. 学术不端　主要指抄袭、剽窃他人著作的不良行为,也包括恶意的一稿多投,这些均是主观上的故意行为。

3. 学术腐败　主要指凭借个人权力谋求学术或其他利益,包括科技立项、成果鉴定、论文答辩、职称评定等各项学术活动中的以权谋私行为,如编造实验数据满足实验结果、在各种学术成果的评估中做出不实评价等。

教育部发布《高等学校预防与处理学术不端行为办法》,自2016年9月1日起施行,明确六种"学术不端"情形:剽窃、抄袭、侵占他人学术成果,篡改他人研究成果,伪造数据或捏造事实,不当署名,提供虚假学术信息,买卖或代写论文等。同时授权高等学校结合学校实际,自行规定六类之外的学术不端情形。这是教育部第一次以部门规章的形式对高等学校预防与处理学术不端行为做出规定。目前,主要的中文文献数据库已开发出学术不端检测系统。

思政元素

《医学科研诚信和相关行为规范》

2021年1月,国家卫生健康委员会、科技部、国家中医药管理局修订并印发了《医学科研诚信和相关行为规范》。该规范以《中华人民共和国科学技术进步法》《中华人民共和国著作权法》《中华人民共和国人类遗传资源管理条例》《涉及人的生物医学研究伦理审查办法》《关于进一步加强科研诚信建设的若干意见》《关于进一步弘扬科学家精神加强作风和学风建设的意见》《科研诚信案件调查处理规则(试行)》等相关规定为依据,包括"总则""医学科研人员诚信行为规范""医学科研机构诚信规范"三部分。

该规范要求医学科研人员应当自觉遵守本规范,大力弘扬科学家精神,追求真理、实事求是,遵循科研伦理准则和学术规范,尊重同行及其劳动,防止急功近利、浮躁浮夸,坚守诚信底线,自觉抵制科研不端行为。医学科研人员在引用他人已发表的研究观点、数据、图像、结果或其他研究资料时,要保证真实准确并诚实注明出处,引文注释和参考文献标注要符合学术规范。在发表论文或出版学术著作过程中,要遵守《发表学术论文"五不准"》和学术论文投稿、著作出版有关规定。论文、著作、专利等成果署名应当按照对科研成果的贡献大小据实署名和排序,无实质学术贡献者不得"挂名"。

三、医学文献检索

进入 21 世纪以来,科技以前所未有的速度和高速发展。科学研究呈现出整体化、综合化趋势,伴随新学科和各种研究成果的大量涌现,科技文献的数量急剧增长,作为尖端科技的医学文献增加速度更快。医学文献检索就是要在这些浩如烟海的文献中迅速、准确地查找到特定的医学文献信息,掌握它也是医学工作者必须具备的基本技能。

(一) 课程的性质和任务

1981 年 9 月,教育部颁发的《中华人民共和国高等学校图书馆工作条例》中正式提出"开展查阅文献方法的教育和辅导工作"。1984 年以来,国务院教育主管部门连续下发文件,对文献检索课建设提出要求,教高司〔1992〕44 号文件《文献检索课教学基本要求》更是明确了本课程的性质和任务,强调文献检索课是科学方法课。教育部 2015 年 12 月印发的《普通高等学校图书馆规程》要求:"图书馆应重视开展信息素质教育,采用现代教育技术,加强信息素质课程体系建设,完善和创新新生培训、专题讲座的形式和内容。"

通过本课程的教学,使学生掌握或熟悉信息素养的基本含义,医学文献检索的基本知识,手工和计算机检索的基本方法,常用参考工具、检索工具的特点,各种中外文医学及相关学科专业数据库,电子图书的特点与检索方法,网络医学资源、特种文献和引文的检索方法,了解医学文献积累和利用的基本方法。

(二) 学习意义

1. 利于继承创新 文献检索是科学继承创新必不可少的手段,任何一项学术成果都直接或间接地参考了有关文献,是在前人研究基础上进行的新探索。文献检索贯穿于科学研究的选题、立项、试验、撰写报告、成果鉴定等每一环节。目前我国科技创新能力还有待进一步加强,文献检索是温故知新的过程,有助于医学专业人员在系统检索、收集大量文献信息的基础上,分析、掌握有关领域的研究水平和动向,寻找和获得科学创新点。

2. 节约宝贵时间 掌握文献检索与利用的基本知识,熟练使用检索工具和检索系统,能用较少的时间迅速、准确地获取所需的文献信息,避免重复劳动导致人力、物力和财力的巨大浪费。掌握正确的信息检索技术与方法,可提高信息检索效率,为科研工作和学习赢得宝贵时间,缩短科研周期,加速工作进程,创造出更多高附加值的技术成果。

3. 减少语言障碍 世界范围内出版文献的文种有几十种之多,除英、日、法、俄、德等文种较为常见之外,其他许多语种的文献既难以阅读,也较少被购买引进。许多文献检索工具和数据库收集汇总了几十种语言的文献,以单一的英文加以编排和报道文献,为检索者扫除了语言障碍,扩大了文献检索的范围。

4. 方便决策指导 决策是为了特定的目标,在分析已有的文献信息和经验的基础上,拟定选择最佳方案的过程。决策渗透到人类生活的各个领域,小到个人生活,大到国家的方针政策;正确的决策无一例外地需要文献检索提供重要的保障和依据。

(三) 学习方法

1. 注意吸收其他学科门类的知识 医学文献检索是一门综合性的边缘学科和横断学科,融合了图书馆学、情报学、文献学及医学等学科,必须从这些学科汲取营养和知识,同时也必须具备一定的计算机科学与英语水平。

2. 理论与实践并重 医学文献检索是一门科学方法课。学习必要的检索基础理论是揭示"知其然,知其所以然"的过程,而实践课程的设置更是把学到的知识融会贯通、实际运用的过程。两者不可偏废,缺一不可。

知识链接

《本科医学教育标准 - 中医学专业(暂行)》

2012 年 12 月,教育部、国家中医药管理局发布《本科医学教育标准 - 中医学专业(暂行)》,包含毕业生应达到的基本要求(30 项)和办学标准(10 个领域)两个部分。要求本科毕业生:①具有信息管理能力,能够利用图书资料和计算机数据库、网络等现代信息技术研究医学问题及获取新知识与相关信息;②具有阅读中医药古典医籍以及搜集、整理、分析临床医案和医学相关文献的能力;③具有运用一门外语查阅医学文献和进行交流的能力。

《医学生信息素养能力指标体系》(修订稿)

2007 年起,中国医学科学院信息研究所初步建立了《医学生信息素养能力指标体系》(修订稿),主要包括 7 个一级指标、19 个表现指标和 66 个指标描述。其中包括:①确定所需信息的性质和范围;②有效地获得所需信息;③正确地评价信息及其信息源;④管理其获取的信息,并能够采用适当的方式交流、表达信息;⑤将选择的信息融入自身的知识体系,形成新的知识体系,并应用于医学科研与实践;⑥了解信息素养是终身学习的重要组成部分,并关注专业领域的最新进展;⑦合理、合法地检索和利用信息。

第二节　医学文献资源的种类

根据不同的分类标准,可将文献分成不同的类型。

一、按载体类型划分

(一)印刷型文献

指以纸张为载体,以印刷技术为记录手段而产生的文献,便于阅读,可广泛流传,但信息存储密度小,占用空间大。

(二)缩微型文献

指以感光材料为载体,利用光学记录技术产生的文献,包括缩微胶卷、缩微平片等形式。与印刷型文献相比,缩微型文献具有信息贮存量大、体积小、保存时间长等特点,但阅读必须借助于机器。缩微型文献常用于绝版书、珍本书、建筑图纸等。

(三)声像型(视听型)文献

指以感光材料或磁性材料为载体,借助特殊的装置对声音或图像信息进行真实记录而形成的文献。如唱片、录音带、录像带、电影拷贝等,知识的展现较为直观、生动。

(四)电子型(机读型)文献

通过编码和程序设计将文献原有语言形式转换为计算机可存取、阅读的数字化形式,即文献信息数字化,储存于磁盘、光盘等载体上,并借助计算机和通信手段传播利用的一种文献类型,主要包括电子期刊、电子图书及各种类型的数据库等。电子出版物的问世是信息时代的重要标志,它不仅改变了书刊传统的形态,还开辟了一种新型的、效率更高的信息传播渠道。目前,电子型文献正以容量大、形式多、更新快、检索复制便捷等特点,越来越被接受,

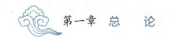

成为信息传播的主要途径。

(五) 其他类型文献

以纸张为载体，人工抄写而成的书写型文献，多用于手稿、原始记录、档案、病历等，中医文献中常见的抄本或稿本就属于这一类型。此外，还有载体形式特别、记录手段特殊的文献，如以青铜器、竹木简、龟甲等作为载体形式的文献。

二、按发行范围划分

(一) 白色文献

指一切正式出版并在社会成员中公开流通的文献。

(二) 灰色文献

指非公开发行的内部文献或限制流通的文献，出版量小，发行渠道复杂。

(三) 黑色文献

处于保密状态或不愿公布其内容的文献，如政府文件、内部档案等；人们未破译或未辨识其中信息的文献，如考古发现的古老文字及未经分析厘定的文献。

三、按文献级别划分

(一) 零次文献

主要指原始的、未经任何加工处理或未正式出版的文献，比如口头交流、书信、设计草图、实验记录、手稿等。

(二) 一次文献

指作者以本人的工作经验和研究成果为基本素材写成的原始文献，包括专著、期刊论文、科技报告、学位论文等。

(三) 二次文献

又称检索工具，是将大量分散无序的一次文献进行收集、分析、归纳和整理，并按一定规则编排而成的文献，包括目录、索引（题录）、文摘及相应数据库。

(四) 三次文献

在二次文献的指引下对检索到的一次文献进行分析、归纳和概括而成的文献，包括综述研究类文献、参考工具等。

一般来说，一次文献是科技工作中最主要的信息来源；二次文献是有效检索一次文献的工具；三次文献来源于一次文献，高于一次文献，是高度浓缩的再生文献，更具参考意义。

四、按出版形式划分

(一) 图书

通常是分页并形成一个物理单元的，以书写、印刷或电子形式出版的知识作品（GB/T 4894—2009）。与期刊等其他出版物相比，图书具有内容系统、全面、成熟可靠的优点，但其出版周期长，传递信息速度较慢。每种正式出版的图书均有一个国际标准书号（International Standard Book Number，ISBN）。

图书是一种成熟定型的出版物，科技图书又可分为教科书、学术性专著、科普读物、工具书（参考工具、检索工具）及其他。目前图书仍是出版物中品种最多、数量最大的一种，也是图书馆主要馆藏之一。

(二) 期刊

又称为杂志，是面向特定主题或专业读者的连续出版物（GB/T 4894—2009）。期刊一般有固定的刊名、编辑出版单位、内容范围,定期或不定期连续性出版。科技期刊具有内容有深度、专业性强、信息量大、出版周期短、发行与影响范围广等特点,是科技人员最重要的信息来源。每种正式出版的期刊均有一个国际标准连续出版物号(International Standard Serial Number,ISSN),国内期刊同时还具有国内统一连续出版物号(CN Serial Numbering)。

知识链接

核 心 期 刊

核心期刊(core journal)指某学科或专业领域具有较高学术价值及编辑水平的期刊。核心期刊根据所载论文的引文率、利用率等指标来评定。目前国内有 7 种核心期刊(或来源期刊)遴选体系:①北京大学图书馆"中文核心期刊要目总览";②南京大学"中文社会科学引文索引(CSSCI)来源期刊";③中国科学技术信息研究所"中国科技论文统计源期刊"(又称"中国科技核心期刊");④中国社会科学院文献信息中心"中国人文社会科学核心期刊";⑤中国科学院文献情报中心"中国科学引文数据库(CSCD)来源期刊";⑥中国人文社会科学学报学会"中国人文社科学报核心期刊";⑦万方数据股份有限公司"中国核心期刊遴选数据库"。

2017 年北京大学图书馆"中文核心期刊要目总览"(第八版)中的中国医学(R2)核心期刊有 19 种:《中草药》《中国中药杂志》《针刺研究》《中国实验方剂学杂志》《中国中西医结合杂志》《北京中医药大学学报》《中华中医药杂志》《中医杂志》《中成药》《中药材》《中国针灸》《中药药理与临床》《世界科学技术·中医药现代化》《中药新药与临床药理》《南京中医药大学学报》《天然产物研究与开发》《中华中医药学刊》《中国中医基础医学杂志》《时珍国医国药》。

(三) 报纸

报纸是以频繁的周期发行、提供关于当前事件最新信息并通常附有评论的连续出版物(GB/T 4894—2009)。报纸具有内容新颖、涉及面广的特点,科学技术上的新发现、新成果往往作为一条消息首先在报纸上披露出来,因此,报纸也是不可忽视的文献来源。

(四) 特种文献

特种文献指图书、期刊、报纸以外的,出版形式比较特殊的文献资料。主要包括以下几种:

1. 专利文献　专利文献指围绕专利制度而产生的一系列文献资料。

2. 标准文献　标准文献是技术标准、管理标准及其他具有标准性质的类似文件所组成的文献体系的总称。

3. 学位论文　学位论文指作者提交的用于其获得学位的文献(GB/T 7713.1—2006)。

4. 会议文献　会议文献指在各种学术会议上宣读的论文、产生的记录及发言、论述、总结等形式的文献。

5. 政府出版物　政府出版物指各国政府部门及其专设机构出版的文件,包括行政性文件和科技文件,对了解一国的政策、经济、科技有一定的参考价值。

6. 科技报告　科技报告是描述一项科技研究结果或进展情况的记录,或是论述一项科技问题的现状和发展的文件。科技报告提供系统、翔实的研究信息,不以发表为目的,具有反映科技成果比一般期刊快、内容高度专门化的特点。

7. 档案　档案是机构、组织或个人在社会活动中直接形成的有价值的各种形式的历史记录。作为医疗单位诊疗活动原始记录的档案称为病案,对于总结临床经验、提高诊疗水平有重要价值。

第三节　文献检索基础

一、文献检索的概念

文献检索是收集、组织、存贮一定范围的知识信息,并供用户按需查询信息的过程。广义的文献检索包括存贮和检索两个过程,狭义的文献检索指文献检出的过程。

为了在无序的文献中准确、快速、全面地获取特定文献,需对分散的文献进行搜集整理、加工标引、组织存贮,建成各种类型、各种功能的检索工具。在存贮过程中,使用检索语言规范统一检索标识,检索提问与检索工具中的检索标识保持一致,以达到最佳的检索效果。

二、文献检索的类型

目前文献检索按不同的划分标准有多种分类方法。

(一) 根据检索目标和对象的不同可分为线索检索、事实检索和数据检索

1. 线索检索　以文献为检索目的和对象,检索结果是文献线索或具体的文献。目前,以论文、著作、报告或专利说明书等全文信息为检索目的和对象的全文检索成为线索检索的主要方式,线索检索也被称为狭义的文献检索。

2. 事实检索　以某一客观事实为检索目的和对象,检索结果是有关某一事物的具体答案。

3. 数据检索　以数值或数据为检索目的和对象,检索结果是可供直接使用的各种数据。

(二) 根据检索手段可分为手工检索和计算机检索

1. 手工检索　简称手检,指利用各种印刷型检索工具,包括目录、索引(题录)、文摘等通过手工翻阅的方式来获取所需的信息。手检必须首先了解所查文献有哪些相关检索工具,再熟悉这些检索工具的编排规则、标引原则、检索途径和方法,最终熟练运用并获得所需文献。手工检索的优点是无需辅助设备,检索成本低,查找方便,检索方法简便。不足之处是检索速度慢,不能多元组配检索,效率较低。

2. 计算机检索　简称机检,是利用计算机来储存和检索文献的方式,包括各种专题数据库检索和网络文献检索。机检必须首先具备计算机设备、相关数据库及网络设备;能熟练运用计算机的各种功能,并学习掌握计算机检索的各种检索技术。随着科技的发展,计算机检索已成为日常学习、工作和生活中不可缺少的重要检索手段。机检的优点是检索速度快,效率高,组配灵活方便,文献数据更新快,内容丰富多样,信息量大。

三、文献检索的方法、途径

(一) 检索方法

文献检索方法即查找文献的方法,主要与检索的课题类别、性质、时间及文献的类型有关,大体可以分成以下 5 种。

1. 顺查法　是一种以课题的起始年代,按时间顺序由远而近查找文献的方法。这种方

法能满足查全的需要,检出的文献能反映课题的全貌,但前期需了解课题提出的背景及大致发展历史,后期需对检索结果进行筛选。

2. 倒查法 是一种由近而远查找文献的方法。这种方法主要用于检索最新科研成果,重点在近期文献,时限可长可短,以查到所需文献为限。此法的优点是节约时间成本,但会造成漏检现象。

3. 抽查法 是一种根据学科文献的起伏变化规律,抽取学科发展高峰期的大量文献,以较少时间获取高质量、高数量文献的方法。使用这种方法需要以熟悉所查课题发展脉络为前提,才能取得较好效果。

4. 浏览法 是通过浏览近期期刊、图书目录等获得文献线索,进而查找相关文献的方法。浏览法作为检索线索的一个突破口,主要在于查检最新文献,可作为文献检索的辅助方法灵活运用。

5. 追溯法 又叫回溯法,是以课题相关文献末尾所附的参考文献为线索,进行逐一追踪查找的方法。可以利用找到的文献为新的检索起点,以这些文献末尾的参考文献为线索进行查找,直到满足检索要求为止。

(二) 检索途径

检索途径是根据文献信息的特征进行检索的途径,根据文献的外部特征和内容特征可分为以下几种:

1. 外部特征途径

(1)书名、篇名途径:利用书名、篇名途径查找文献,是一种最方便、快捷的途径。通常以文献书名、题名的字顺排列。检索方便、简洁,但必须有已知条件。

(2)作者途径:以文献作者(个人与团体作者、编者、译者、专利权人、专利申请人等)姓名和名称为检索途径进行查找的一种方法。

(3)序号途径:以文献的各种代码、数字编制的检索标识查找文献。如专利号、化学物质登记号、技术标准的标准号、药品的审批号等。通常按代码字顺或数字的次序排列。

2. 内容特征途径

(1)分类途径:利用文献的分类号或分类名进行检索的途径,能满足族性检索要求。

(2)主题途径:利用文献的主题内容进行检索的途径,能满足特性检索要求。

四、检索策略

检索策略是为实现检索目的而制定和实施的一系列计划和方案。实施检索策略的一般过程如下:

(一) 分析检索课题,明确检索要求

分析检索课题的目的是明确课题检索的要求,如所需信息的内容、性质等,此步骤是确定检索策略的根本出发点,关系到信息检索的效率高低和成败,检索人员应根据课题的意图和要求加以分析和研究。分析检索课题时需注意以下几个问题:

1. 明确研究课题的学科范围及所属的专业 一方面,需要明确课题的学科领域和检索范围;另一方面,需要明确所需的文献类型、语种、年限、著者、机构等。

2. 明确对查全、查准、查新的目标要求 因课题的检索目的和检索要求不同,制定的检索策略自然也就不同。常见的检索目的有开题查新、结题鉴定、解决工作中的某一难题、撰写论文等,包括查全、查准、查新等检索要求。如要进行课题论证、了解课题的发展过程、撰写综述、申报成果等,就要回溯大量相关文献,这就要求检索目标应全面、系统,此时强调"全";如要解决研究中的具体问题,则要强调"准";如要了解科技的最新动态、学科的进展,

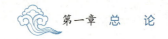

则要强调"新"。

3. 明确主题概念及其逻辑关系　分析课题的主题内容,通过主题分析明确检索所需要的主题概念及各主题概念间的逻辑关系,为进一步制定检索策略式做准备。

(二) 选择检索工具与数据库

根据检索目的确定检索工具与数据库的类型,根据信息需求的内容、专业范围选择检索工具与数据库。检索工具和数据库的选择主要考虑其所收录的学科类别、文献类型、年代范围、更新周期、标引质量、检索途径、系统性能、辅助服务及使用方法等因素,还要注意综合性和专业性数据库配合使用,再结合课题的检索要求来确定。

(三) 确定检索途径与检索词

根据检索需求选择正确的检索途径,如主题词、自由词、作者、期刊、分类途径等。对课题进行主题分析,确定检索词,掌握课题的内容实质,找出最能代表主题概念的若干检索词,使用各学科通用的、文献中出现过的术语,考虑概念的同义词、近义词、上位词、下位词等,注意使用缩略语、不同拼写形式、截词等,提高查全率;考虑选择两个或两个以上的相邻概念词进行交叉组配,组配结果所表达的概念应该清楚、准确,只能表达一个主题概念;注意检索用词的规范;分析检索课题的内容实质,找出隐性的主题概念,将抽象的主题转化为具体的概念,使用较专指的下位词;以课题核心概念为主,排除无关概念,把重复概念进行归并等;采用检索词初步检索后,浏览检索结果,从记录中重新选择检索词进行检索。

选择检索途径,一般应掌握以下三条原则:

1. 从已知文献特征入手选择检索途径　如:已知文献的名称,可用题名途径,如已知主题词、分类号则可用主题途径和分类途径,若两者配合使用,则能收到更好的检索效果。

2. 从课题检索的要求选择检索途径　如果课题所要检索的资料较为广泛,要求达到族性检索的目的,则用分类途径。如果所要检索的课题专指性强,所需要的信息较为专深,要求达到特性检索的目的,则应选主题途径。

3. 从检索工具编制的具体情况选择检索途径　不同的检索工具所提供的检索途径有所不同,选择检索途径还要依据检索工具所提供的具体途径而定。

(四) 构建检索式进行初步检索

检索式又称检索表达式或检索提问式,是用来表达检索提问的逻辑表达式,由选择好的检索词根据检索要求运用不同的运算符号进行组配,以达到较为理想的检索效果。检索式分简单提问式和复合提问式。简单提问式只含有一个检索词,只表达一个简单的检索概念;复合提问式含有两个或两个以上检索词,用布尔算符相连接。合理运用逻辑运算符构造检索式,符号的使用要正确、符合概念逻辑,构建的检索式要简洁、优化;防止漏检或误检。检索词是表达信息需求的基本要素,检索词选择得当与否,会直接影响检索效果。首先对信息需求进行概念分析,选择能代表各概念内容的检索项,把需求文献的主题概念转换成适合系统的检索词。

(五) 浏览检出结果

在实际的检索过程中,用既定的检索策略检出的结果往往不能一次就达到满意,用初步拟定的检索式进行检索后,应根据检索目标对检索结果进行评价,看是否能够满足检索要求。如果检索结果符合检索需求,则输出检索结果;如果不符合检索需求,则需要继续调整上述步骤进行检索,直到获得满意的结果。通常情况下,当放宽检索范围以提高查全率时,往往会降低查准率;反之,当缩小检索范围以提高查准率时,往往会降低查全率。因此,需要正确分析误检、漏检原因,多次修改检索策略,直至相对满意为止(图 1-1)。

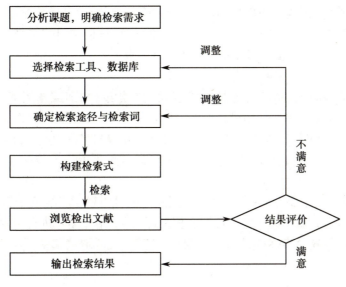

图 1-1 检索策略实施流程图

五、检索效果评价

检索效果指文献检索过程的有效程度和质量,目前评价检索效果的主要指标为查全率和查准率。

(一) 查准率

查准率(precision ratio,P)指检出的相关文献数占检出文献总数的百分比,反映检索准确性。

$$查准率 = \frac{检出的相关文献数}{检出的文献总数} \times 100\%$$

(二) 查全率

查全率(recall ratio,R)指检出的相关文献数占系统中相关文献总数的百分比,反映检索全面性。

$$查全率 = \frac{检出的相关文献数}{系统中相关文献总数} \times 100\%$$

查全率和查准率可以用来衡量检索效果,需要注意的是,查全率与查准率是一种互逆关系,查全率高则查准率低,反之,查准率高则查全率低。

例如:假设某一数据库系统共有青蒿素治疗疟疾的文献 400 篇,实际检出 300 篇,其查全率为 75%。在检出的 300 篇关于青蒿素治疗疟疾的文献中,其中真正与青蒿素治疗疟疾相关的文献只有 240 篇,另外 60 篇与该课题无关,其查准率为 80%。

(三) 查全率和查准率的关系

最理想的检索结果是查全率和查准率都达到 100%,查全率与查准率存在互逆关系,合理的检索策略可以同时保证较高的查全率与查准率。采用进阶式检索,根据不同的检索结果调整检索策略,查准率体现每次检索的效率,查全率可以通过多次检索,不断修正实现。

1. 检索效率的影响因素

(1)影响查全率的因素:①所选数据库质量方面:收录文献不全;对同义词缺乏控制;标引遗漏;标引用词不准确。②制定检索策略方面:选词和组配不当;检索用词的网罗度不够;没有考虑概念的多种表达方式;不恰当的范围限定。

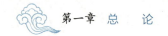

（2）影响查准率的因素：①所选数据库质量方面：对同形异义词缺乏控制；标引过度；标引用词不能准确描述文献主题。②制定检索策略方面：选词和组配不当；检索用词的专指度不够；没有考虑检索用词的歧义；缺乏必要的范围限定。

2．提高查全率和查准率的方法

（1）提高查准率的主要方法：①提高检索词的专指度，增加或选用下位词和专指性较强的自由词；②增加概念组面，用逻辑"与"连接一些进一步限定主题概念的相关检索项；③限制检索词出现的可检字段，如常限定在篇名字段和叙词字段中进行检索；④利用文献的外部特征限制，如文献类型、出版年代、语种、作者等；⑤用逻辑"非"来排除一些无关的检索项；⑥调整位置算符。

（2）提高查全率的主要方法：①选全同义词并以逻辑"或"进行组配；②降低检索词的专指度，从词表或检出文献中选一些上位词或相关词；③采用分类号进行检索；④删除某个不甚重要的概念组面，减少"AND"运算；⑤调整位置算符；⑥取消某些过严的限制符，如字段限制符等。

第四节 检索语言和检索技术

一、检索语言概述

检索语言是文献检索中用来描述文献特征和表达检索提问内容的一种专门人工语言，是文献信息的标识系统。检索语言在文献存储过程中用来描述文献的内容和外部特征，形成检索标识，在检索过程中用来描述检索提问，形成提问标识。检索语言为文献标引者和文献检索者之间提供了共同的语言，以保证概念表达上的一致性，保证文献检索效果，能尽量避免误检和漏检。

检索语言的种类很多，表达文献外部特征的检索语言比较简单，主要是题名（篇名）、作者和序号等；描述文献内容特征的检索语言主要有分类语言和主题语言等。对检索工具的不同文献特征用不同检索语言进行描述，可得到不同的文献标识。将文献标识按一定规则及次序排列起来，就形成不同类型的索引（表1-1）。这些索引是检索文献的有效入口和途径。

表 1-1　检索标识与索引类型关系表

文献特征	文献标识	索引类型
外部特征	文献名称	书名索引 刊名索引 篇名索引 引文索引
	作者姓名	作者索引
	序号	专利号索引 化学物质登记号索引
内容特征	分类号	分类索引
	主题词	主题词索引
	关键词	关键词索引

二、分类语言及《中国图书馆分类法》

(一) 分类语言

分类语言是以知识分类为基础,以文献内容的学科性质为对象,用号码作为概念标识,采用逻辑方法(层次型或树型)编制出来的检索语言。分类语言以科学分类为基础,运用概念划分的方法,按照知识门类的逻辑次序,从上位类属概念到下位类属概念逐级分到最小的类目,用层层展开的结构形式把类目系统排列起来,组成一个层累制的等级号码体系。它直接体现知识分类的概念等级,按学科、专业集中排列文献,从知识分类角度揭示文献在内容上的区别和联系,提供以学科为出发点的检索途径。

在分类语言中具有某种(或某些)共同属性的事物的集合称为类目,分类表由若干个表示特定学科或专业概念的类目组成,每个类目包括类名和类号,有的类目还有提示性的注释。类名是类目的名称,由词语表示;类号是类目的标记符号,由字母和数字组成;注释则是对类目的补充说明和规定,以及解释类目的含义范围,或提示此类文献的分类方法。类目之间互为同级类目、上下级类目,组成一个逻辑结构严密合理的体系。

分类检索的特点是能完整体现学科体系,有利于通过族性检索,快速获得同一学科或同一专业的文献。还可以通过某一类目的上位类目和下位类目的浏览,灵活地选择扩大或缩小检索范围。但分类语言不利于特性检索,且从分类途径查找文献需了解一定的学科分类体系及其规则。国内外有多种体系分类法,如杜威十进制分类法、美国国会图书馆图书分类法等。国际上统一使用的疾病分类法是由世界卫生组织编撰的《国际疾病分类法》。

(二)《中国图书馆分类法》

我国曾先后使用过不同的分类法。为使文献分类规范化、标准化,目前多数藏书机构采用《中国图书馆分类法》(简称《中图法》)进行文献分类和排列。2010 年《中国图书馆分类法》已出版第 5 版。《中图法》主要供大型图书馆图书分类使用,为适应不同图书信息机构及不同类型文献分类的需要,《中图法》先后出版过如下配套版本:①《中国图书馆图书分类法简本》;②《中国图书资料分类法》;③《中国图书馆分类法期刊分类表》;④《〈中国图书馆图书分类法〉索引》;⑤《中国图书馆分类法》专业分类法(如《医学专业分类表》);⑥《通用汉语著者号码表》;⑦《中国图书馆分类法使用手册》;⑧《中国分类法主题词表》等。

1. 分类体系 《中图法》共有 22 个基本大类,即一级类目。

基 本 大 类

A	马克思主义、列宁主义、毛泽东思想、邓小平理论
B	哲学、宗教
C	社会科学总论
D	政治、法律
E	军事
F	经济
G	文化、科学、教育、体育
H	语言、文字
I	文学
J	艺术
K	历史、地理
N	自然科学总论
O	数理科学和化学

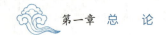

笔记栏

P 天文学、地球科学

Q 生物科学

R 医药、卫生

S 农业科学

T 工业技术

U 交通运输

V 航空、航天

X 环境科学、安全科学

Z 综合性图书

一级类目下进一步划分出二级类目，二级类目下进一步划分出三级类目，如"R 医药、卫生"下设 17 个二级类目，"R2 中国医学"下设 16 个三级类目。

二级类目		三级类目	
R1	预防医学、卫生学	R21	中医预防、卫生学
R2	中国医学	R22	中医基础理论
R3	基础医学	R24	中医临床学
R4	临床医学	R25	中医内科学
R5	内科学	R26	中医外科学
R6	外科学	R271	中医妇产科学
R71	妇产科学	R272	中医儿科学
R72	儿科学	R273	中医肿瘤科学
R73	肿瘤学	R274	中医骨伤科学
R74	神经病学与精神病学	R275	中医皮肤科学与性病学
R75	皮肤病学与性病学	R276	中医五官科学
R76	耳鼻咽喉科学	R277	中医其他学科
R77	眼科学	R278	中医急症学
R78	口腔科学	R28	中药学
R79	外国民族医学	R289	方剂学
R8	特种医学	R29	中国少数民族医学
R9	药学		

类目按学科概念之间的逻辑隶属关系逐级展开，划分出更专指、更具体的下位类目。如"R241.25 舌诊"类目从上而下依次是：

R 医药、卫生

R2 中国医学

R24 中医临床学

R241 中医诊断学

R241.2 四诊

R241.24 色诊

R241.25 舌诊

R241.26 腹诊

R241.29 其他

2. 类目排列特点 《中图法》类目排列主要有如下特点：

(1)整体上采用以类相聚的原则，因而反映的是一种文献的族性关系。

16

(2)类目之间呈倒树状的线性排列,排列的原则是从整体到部分,从大概念到小概念,从抽象到具体,从上位到下位,层层划分到最小类目。

(3)类目关系清晰,各类目之间表示的是并列、属分或相关关系。

(4)分类号采用字母和0~9的10个数字相结合的混合号码,用一个字母表示一个大类,在字母后用数字表示这一大类下各级类目的划分。

3. 复分表　《中图法》有通用复分表和专类复分表两种复分表。复分是为增强类目的细化程度、提高类目专指度的分类措施。这些复分表的号码不能单独使用,只能加在主分类号后作为区分共性的标识。

(1)《中图法》通用复分表包括:①总论复分表;②世界地区表;③中国地区表;④国际时代表;⑤中国时代表;⑥世界种族与民族表;⑦中国民族表;⑧通用时间、地点和环境、人员表。其中将总论复分表中描述图书的外部特征等的复分号及其含义列举如下:

−43	教材、课本
−44	习题、试题及题解
−49	普及读物
−5	丛书、文集、连续出版物
−51	丛书(汇刻本)、文库
−52	全集、选集
−53	论文集
−532	会议录
−533	学位论文、毕业论文
−539	杂著
−54	年鉴、年刊
−55	连续出版物
−56	政府出版物、团体出版物
−6	参考工具书
−61	名词术语、词典、百科全书(类书)
−62	手册、名录、指南、一览表、年表
[−629]	年鉴　宜入 −54。
−63	产品名录、产品样本、产品说明书
−64	表解、图解、图册、谱录、数据、公式、地图
−65	条例、规程、标准
−66	统计资料
−67	参考资料
[−7]	文献检索工具

例如:中医临床学的类号是R24,中医临床学教材的类号应标识为R24-43。

(2)专类复分表专供某些类目的进一步细分之用。

例如:专供临床各科(R5/8)的专类复分表如下:

01	预防、控制和卫生
02	病理学、病因学
03	医学微生物学、医学免疫学
04	诊断学
05	治疗学

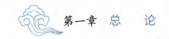

059.7	急症、急救处理
06	并发症
07	预后
08	诊疗器械、用具
09	康复

例如：高血压的分类号是 R544.1，高血压预防的分类号应为 R544.101，高血压预后的分类号应为 R544.107。

三、主题语言及主题词表

所谓主题语言，是用语词作为检索标识来表达各种概念的、并按字顺组织起来的一种检索语言。不同的专业领域有不同的主题词表，目前我国医学领域主要采用《医学主题词表》和《中国中医药学主题词表》。

主题语言表达的概念比较准确，使检索具有直接性与直观性，直接揭示文献的内容特征，按照字顺编排，检索方便，适合于从事物出发按专题进行特性检索，具有较好的灵活性和专指性。但主题语言缺乏按学科进行族性检索的能力，同时掌握主题语言、编制主题语言类型的检索工具需要较长的周期。

(一) 主题语言的类型

主题语言包括单元词语言、标题词语言、关键词语言和叙词语言 4 种语言类型，目前常用的是关键词语言和叙词语言。

1. 关键词语言　是以自然语言为标识的一种检索语言。关键词是从文献中抽取的表达文献主题、有实质意义、未经规范化处理的自然语言词汇。

关键词语言的重要特征是取词未经规范化处理，关键词能及时标引最新名词术语，检索工具编制、更新速度较快。但由于自然语言中的多义词、同义词、近义词等会造成标引关键词不统一，因而影响查准率、查全率。在选择关键词或自由词检索时，应考虑多义词、同义词的关系，使用概念相关的词进行检索，尽量减少漏检。

2. 叙词语言　是以叙词作为文献检索标识和查找依据的一种检索语言。叙词又称主题词，是以概念为基础，经过规范化处理，具有组配功能并能显示词间语义关系的动态的词或词组。

叙词具有概念性、描述性、组配性，经过规范化处理后，还具有语义的关联性、动态性、直观性。叙词语言综合多种检索语言的原理和方法，具有多种优越性，是目前应用较广的一种检索语言。叙词语言的优点如下：

(1) 概念化：叙词建立在概念基础上，表达概念的功能完善、直接。

(2) 规范化：为保证叙词与概念之间紧密具有相互依存的关系，叙词与概念保持一一对应，为此需要对叙词进行规范，包括同义规范、词义规范、词类规范和词形规范等。

(3) 组配性：一篇文献往往会涉及多个主题，有时仅用一个叙词难以表述清楚，检索时需要多个概念组配才能完成。

(4) 关联性：为揭示叙词概念之间在语义上的相互关系而形成的一种语义脉络。通过"用""代""属""分""参"等表示叙词间的相互关系。

(5) 动态性：根据学科发展及检索系统用词的变化情况，删增更新叙词表。

(二) 《医学主题词表》

《医学主题词表》(Medical Subject Headings, MeSH)，是美国国立医学图书馆 (National Library of Medicine, NLM) 1960 年编制的用于对生物医学文献进行标引和检索的权威性主题术语控制工具,主要由字顺表和树状结构表两部分组成。MeSH 有供读者使用的黑白本和供标引人员使用的注释本两种版本,在许多国家使用。中国曾编制出版过英汉对照《医学主题词注释字顺表》和《医学主题词树状结构表》。MeSH 每年都有修订变动。

目前 NLM 只出版网络版 MeSH Browser(MeSH 浏览器,http://www.nlm.nih.gov/mesh/MBrowser.html,图 1-2),每周一至周五进行内容更新。

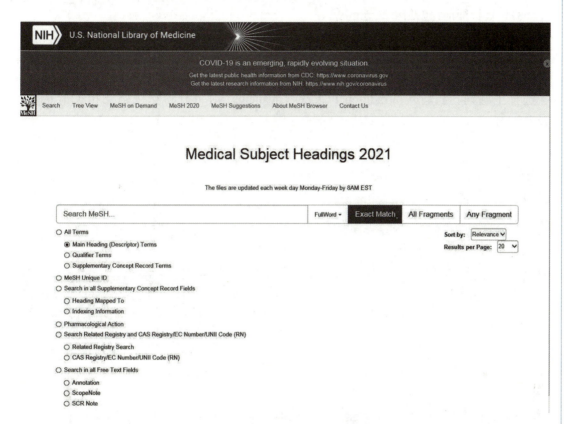

图 1-2 MeSH Browser 主页

1. MeSH 收词范围 主要包括叙词、款目词、副主题词、类目词和特征词 5 个类型的词汇。

(1)叙词:是构成主题词表的主体,由经过规范化处理的有独立检索意义的名词术语构成。

(2)款目词:也称入口词,起到将自由词指向主题词的作用。例如:在 MeSH Browser 检索框中输入 "Renal Failure(肾衰竭)",查找结果显示:"Renal Failure(肾衰竭)" 位于 "Renal Insufficiency(肾功能不全)" 一词的 "Entry Term" 项中,可知 "Renal Failure" 是入口词,"Renal Insufficiency" 是主题词。

(3)副主题词:副主题词对文献主题起到方面限定作用,构成主题的一些通用性概念。例如:查找 "药物治疗肾衰竭" 的文献,可用 "drug therapy(药物疗法)" 作为副主题词,对主题词 "Renal Insufficiency(肾功能不全)" 进行方面限定。MeSH 提供了 79 个副主题词,按英文字母顺序排列,对于每个词进行释义,还限定每个副主题词所允许组配的主题词类别。

(4)类目词:类目词是为保证分类表体系的完整性而设立的一类词汇,通常是一些学科范围较大的词,一般不作为检索用词使用。如 "Neonatal Diseases and Abnormalities(新生儿疾病和畸形)" 就是类目词。

(5)特征词:特征词用于表达文献中的某些特征,其作用在于检索时对文献集合中有某种特征的文献进行限定或排除。特征词的种类包括:

1)对象特征词:指文献研究的对象,包括种属(动物)、性别、年龄、是否妊娠状态、病例报告等。

2)时间特征词:包括年代、时代等。

3)位置特征词:包括国家、地区等。

4)文献类型特征词:包括临床文献、教材、历史传记、专题讨论、综述、读者来信等。

2. **MeSH Browser 主题词注释表** 主题词注释表显示该主题词及其注释、参照系统与树状结构号等,表达该主题词的历史变迁、族性类别,揭示主题词之间的语义关系,利于选择主题词。如输入"Traditional Chinese medicine"时可获得该主题词相关信息,见表1-2。

表1-2 主题词注释表

MeSH Heading①	Medicine,Chinese Traditional
Tree Number(s)②	E02.190.488.585.520
	I01.076.201.450.654.558.520
Unique ID③	D008516
Annotation④	not for medicine in China(= MEDICINE + CHINA);medicinal plants in Chinese medicine:consider DRUGS,CHINESE HERBAL;index bianzheng shizhi(differentiation of signs & symptoms)under MEDICINE,CHINESE TRADITIONAL(IM)+ DIAGNOSIS,DIFFERENTIAL(IM);taking of pulse in traditional Chinese medicine = TRADITIONAL PULSE DIAGNOSIS.
Scope Note⑤	A system of traditional medicine which is based on the beliefs and practices of the Chinese culture.
Entry Version⑥	MED CHINESE TRADITIONAL
Entry Term⑦	Chinese Medicine,Traditional
	Chinese Traditional Medicine
	Chung I Hsueh
	Traditional Chinese Medicine
	Traditional Medicine,Chinese
	Traditional Tongue Assessment
	Traditional Tongue Diagnosis
	Zhong Yi Xue
See Also⑧	Acupuncture Therapy
	Drugs,Chinese Herbal
	Medicine,Tibetan Traditional
	Yang Deficiency
	Yin Deficiency

笔记栏

续表

Allowable Qualifiers⑨	AE EC HI IS MT PX ST TD UT
Online Note⑩	to search MEDICINE, CHINESE & CHINESE MEDICINE use MEDICINE, CHINESE TRADITIONAL 1975-83 & MEDICINE, ORIENTAL TRADITIONAL 1967-74
History Note⑪	88(84);was see under MEDICINE, ORIENTAL TRADITIONAL 1984-87 ; was MEDICINE, CHINESE see under MEDICINE, ORIENTAL 1981-83 ; was CHINESE MEDICINE see under MEDICINE, ORIENTAL 1967-80
Date of Entry⑫	19990101

注：①主题词；②树状结构号；③主题词 ID 号；④主题词含义注释；⑤概念范围；⑥版本情况(多为缩写形式)；⑦款目词；⑧相关主题词参照；⑨组配注释(可组配的副主题词缩写)；⑩联机检索注释；⑪历史注释；⑫收入 MeSH 主题词表时间。

为了将概念相近的词集中起来便于族性检索，有时 MeSH 主题词采用倒置形式，即把中心词置前，其他修饰词置后。如：Shock, Cardiogenic(心源性休克)；Shock, Hemorrhagic(失血性休克)；Shock, Traumatic(创伤性休克)。

3. 参照系统 网络版 MeSH Browser 常见 Entry Term、See Also 和 Consider Also 参照。Entry Term 揭示该主题词的款目词；See Also 是提示该主题词的相关主题词，选择这些词可以提高查全率；Consider Also 常用在解剖类主题词，比如主题词 "Liver"，其 Consider Also terms at HEPAT-，表示以 HEPAT 开头的这类词与 liver 有关。

4. 树状结构表(tree structures) 是从学科分类角度对所有主题词进行编排而成的等级制分类表。

(1)结构：为了显示主题词间的学科体系，将 MeSH 字顺表中的所有主题词(包括类目词)按学科属性从分类角度进行划分，编制成树状结构表(也称范畴表)。共分出 16 个大类，再细分出 117 个二级子类目，各子类目下又层层细分，逐级展开，最多可达 12 级。有的主题词可能隶属于两个或多个子类目，该主题词后同时列出多个树状结构号，并分别排在其所归属的类目中，其一级类目和著录格式如图 1-3、图 1-4 所示。

(2)作用

1)用树状结构号可确定主题词在范畴表中的位置，是字顺表和树状结构表相互联系的桥梁，是确定副主题词可组配类别的依据。

1. ⊞ **Anatomy [A]**
2. ⊞ **Organisms [B]**
3. ⊞ **Diseases [C]**
4. ⊞ **Chemicals and Drugs [D]**
5. ⊞ **Analytical, Diagnostic and Therapeutic Techniques and Equipment [E]**
6. ⊞ **Psychiatry and Psychology [F]**
7. ⊞ **Phenomena and Processes [G]**
8. ⊞ **Disciplines and Occupations [H]**
9. ⊞ **Anthropology, Education, Sociology and Social Phenomena [I]**
10. ⊞ **Technology, Industry, Agriculture [J]**
11. ⊞ **Humanities [K]**
12. ⊞ **Information Science [L]**
13. ⊞ **Named Groups [M]**
14. ⊞ **Health Care [N]**
15. ⊞ **Publication Characteristics [V]**
16. ⊞ **Geographicals [Z]**

图 1-3 树状结构表一级类目

Neoplasms [C04]
Neoplasms by Site [C04.588]
    Abdominal Neoplasms [C04.588.033] +
    Anal Gland Neoplasms [C04.588.083]
    Bone Neoplasms [C04.588.149] +
 ▶ Breast Neoplasms [C04.588.180]
      Breast Neoplasms, Male [C04.588.180.260]
      Carcinoma, Ductal, Breast [C04.588.180.390]
      Hereditary Breast and Ovarian Cancer Syndrome [C04.588.180.483]
      Inflammatory Breast Neoplasms [C04.588.180.576]

图 1-4 树状结构表著录格式

2) 可用于扩大或缩小检索范围。选择下位词便于缩小检索范围,提高查准率;选择上位词便于扩展检索,提高查全率。

3) 通过树状结构号可以了解某主题词的学科属性及该词与其他词的隶属关系,加深对医学知识的了解。例如:"Heavy chain disease(重链病)[C15.604.515.435]",依据其树状结构号,可以找到该病的上位类是"Lymphoproliferative Disorders(淋巴组织增生性疾病)[C15.604.515]",再上位类是"Lymphatic Diseases(淋巴疾病)[C15.604]",故由此可以确定"Heavy chain disease"属于"Lymphatic Diseases"的范围。

5. MeSH Browser 使用方法 MeSH Browser 提供了"搜索检索词或字段"与"浏览树形结构表"(navigate from tree top)两种方式。在搜索检索词或字段时先在"Enter term or the beginning of any root fragments"下面的输入框中输入标目词;再在"Search for these record types"栏下选择该词的类型(主题词、限定词、新增概念等),若查找化学物质,则在"Search in these fields of chemicals"栏下选择该词的类型;最后选择点击下方"精确查找(Find Exact Term)""全部字段(Find Terms with ALL Fragments)""任一字段(Find Terms with ANY Fragment)"(图 1-2),确定一种匹配方式来查找。

其他相关内容参见第五章第一节。

(三)《中国中医药学主题词表》

《中国中医药学主题词表》由中国中医研究院(现名为"中国中医科学院")中医药信息研究所编制,1987 年首次面世,1996 年、2007 年分别修订第 2 版和第 3 版。该表借鉴了 MeSH,主要用于标引中医药学文献,促进中医药学词语标准化,满足中医药文献的特点。

本词表包括六部分:①字顺表(又称主表):系将全部主题词及入口词按汉语拼音顺序排列。主题词款目结构包括汉语拼音、主题词名称、主题词英译名、树形结构号、注释及参照项。②树形结构表(又称范畴表):系将主题词按学科门类划分,分列于 15 个类目 68 个子类,各类目之下列出隶属于该类目的主题词,按属分类关系逐级展开,呈树状结构,每个主题词均有双字母数字号码以显示主题词的级别。③副主题词表:包括专题副主题词表及编目副主题词表。④出版类型表。⑤医学家姓名附表。⑥索引表。

1. 字顺表 包括主题词、款目词、类目词和副主题词 4 种词类。《中国中医药学主题词表》2007 版共收录正式主题词 8 307 条,入口词 5 598 条。

(1)正式主题词款目示例

汉语拼音　　　　gan jing

主题词名称　　　肝经

主题词英译名　　Liver Meridian

树形结构号　　TA17.015.005.010.030.005.005

　　　　　　　TA17.015.005.010.030.025.005

　　　　　　　TA17.015.005.010.035.010.005

标引注释　　　属厥阴经及足三阴经

定义　　　　　十二经脉之一；起于足大趾爪甲后丛毛处，向上沿足背至内踝前 1 寸处，

　　　　　　　向上沿胫骨内缘，在内踝上 8 寸处交出足太阴脾经之后（略）

历史注释　　　1995（1998）；1987—1994 为足厥阴肝经或肝经

检索注释　　　1995 年前用足厥阴肝经或肝经检索

参照项　　　　C　穴位，肝经

代参照项　　　D　足厥阴肝经

　　　　　　　D　足厥阴经

（2）入口词款目示例

gan huo kang sheng

肝火亢盛　　　Y　　　肝火炽盛

前者为入口词，后者为用以标引或检索的正式主题词，"Y"为用项符号，表示"肝火亢盛"用"肝火炽盛"一词标引或检索。

（3）参照项：除利用树形结构表全面揭示各主题词之间的关系以指导标引和检索外，字顺表中的词间关系参照项也是揭示词间关系的重要方法。本词表参照项有三种：用（Y）、代（D）、参（C），其中用（Y）项列在入口词之后，指明该入口词用以标引或检索的主题词（表 1-3）。

表 1-3　参照项种类、作用和符号

参照项名称	符号	简称	作用
用项	Y	用	由入口词（相当于同义词）或代词指引至相应的正式主题词
代项	D	代	指出正式主题词的同义词或代词
参项	C	参	指引至概念相关的主题词

2. 树形结构表　为突出中医特点，将主表中的主题词根据学科体系仿照 MeSH 分类，分类号、大类号同 MeSH，仅在其前冠以 T（traditional）组成双字母。如 TA 表明收录的是中医方面的解剖学名词，TC 表明收录的是中医病证名词。各大类目下列出隶属于该类的全部主题词，呈树状结构。

树形结构表示例：

　　　　［中医病证］　　　　　　　　　　［TC］

第一级　症状体征和证候　　　　　　　TC23+

第二级　　证候　　　　　　　　　　　TC23.005+

第三级　　　气血津液证候　　　　　　TC23.005.040+

第四级　　　　津液病　　　　　　　　TC23.005.040.005+

第五级　　　　　津液内停　　　　　　TC23.005.040.005.020+

第六级　　　　　　痰饮　　　　　　　TC23.005.040.005.020.015+

第七级　　　　　　　痰证　　　　　　TC23.005.040.005.020.015.005+

第八级　　　　　　　　痰湿　　　　　TC23.005.040.005.020.015.005.065+

第九级　　　　　　　　　痰湿中阻　　TC23.005.040.005.020.015.005.065.015

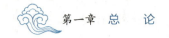

3. 副主题词表 收录副主题词 93 个,其中包括 MeSH(2007)副主题词 83 个,中医药学副主题词 10 个:中医药疗法、中西医结合疗法、针灸疗法、穴位疗法、针灸效应、按摩疗法、气功疗法、气功效应、中医病机、生产和制备。在标引和检索时用副主题词限定主题词,使主题方面更加专指。每个副主题词都规定了明确的定义和范围,对其允许组配的主题词类目做了严格的限定。

中医药学副主题词定义及允许组配的类目如下:

(1)中医药疗法[可与 C、F3、TC(除外 TC24 中医病因病机)、TF3 组配]:与疾病、症状及证候主题词组配,指以中医基础理论为指导,投予中药或正骨、刮搓、割治治疗疾病。如投予口服药物,可不加组配用法主题词,否则应组配投药途径,如外治法、熏洗疗法、直肠投药(保留灌肠法)等。中西药合并治疗时,不用此副主题词,而用"中西医结合疗法"。以气功、推拿、按摩等非药物疗法治疗疾病时,则用相应的副主题词。

(2)按摩疗法[可与 C、F3、TC(除外 TC24 中医病因病机)、TF3 组配]:与疾病、症状及证候主题词组配,指用按摩、推拿、捏脊等手法治疗疾病,但穴位按压用"穴位疗法"。

(3)气功疗法[可与 C、F3、TC(除外 TC24 中医病因病机)、TF3 组配]:与疾病、症状、证候主题词组配,指使用气功(如外气)或指导患者练功,以达到治疗疾病的目的。

(4)穴位疗法[可与 C、F3、TC(除外 TC24 中医病因病机)、TF3 组配]:与疾病、症状、证候主题词组配,指在穴位上施用各种刺激,如激光、微波、红外线、指压或药物穴位贴敷、穴位注射、穴位埋线、穴位埋药、穴位磁疗等物理、化学刺激方法以治疗疾病。针刺及灸法用副主题词"针灸疗法"。

(5)针灸疗法[可与 C、F3、TC(除外 TC24 中医病因病机)、TF3 类组配]:与疾病、症状、证候主题词组配,指按照中医理论及经络学说,用针刺、灸法(包括电针、耳针、头针、艾卷灸、艾炷灸等)治疗疾病,但不包括穴位埋藏疗法、激光、微波、穴位按压等非针和灸的穴位疗法及药物穴位贴敷等方法,也不包括穴位注射,此等疗法用"穴位疗法"。用此副主题词一般尚需组配专指的针灸疗法主题词。

(6)中西医结合疗法[可与 C、F3、TC(除外 TC24 中医病因病机)、TF3 类组配]:与疾病、症状、证候主题词组配,指同时采用中西医两法或综合应用中西药物疗法治疗疾病。

(7)生产和制备[可与 TD 类组配]:与中草药、中成药、剂型等主题词组配,指其生产、加工、炮制和制备。如为中草药的炮制,应组配主题词"炮制"。

(8)气功效应[可与 A、D6、D8~13、D24、F1~2、G4~12、TA、TF1、TF2、TG7 组配]:与器官、组织、内源性物质、生理或心理过程主题词组配,指气功对其产生的效应。

(9)针灸效应[可与 A、D6、D8~13、D24、F1~2、G4~12、TA、TF1~2、TG7 组配]:与器官、组织、内源性物质、生理或心理过程主题词组配,指针灸对其产生的效应。

(10)中医病机[可与 A、C、F3、TA、TC(TC24 除外)、TF3 组配]:与脏腑、器官、疾病、症状、证候主题词组配,指按照中医基础理论对疾病、脏腑、器官、组织、气血等病理生理过程及其机理的认识。

4. 索引表 提供了英文和拉丁文与中文的对照,包括中医主题词英汉对照索引和中草药及药用植物拉丁(英)汉名称对照索引等。

四、检索技术

检索技术包括手工检索技术和计算机检索技术,本部分主要介绍计算机检索技术。计算机检索依赖于信息在计算机中的存储方式及提问表达的方法,常用的检索技术有布尔逻辑检索、截词检索、同义词检索、位置检索、限定检索、主题词检索、禁用词检索、加权检索、扩展检索、二次检索、聚类检索等。

1. 布尔逻辑检索 是计算机检索常用的技术,通过布尔算符把简单概念的检索词连接组配成为一个具有复杂概念的检索式,用以表达用户的检索要求。布尔算符有"与"(AND)、"或"(OR)、"非"(NOT)三种,大部分检索系统的逻辑运算优先级为"非"最高,"与"其次,"或"最低,如要改变运算顺序需要用"( )"。

(1) 逻辑"与":表示概念之间的交叉或限定关系,常用符号为"AND"或"*"或空格。如"A AND B"或"A*B"或"A B",表示文献中同时包含检索词 A 和检索词 B 的文献才是命中文献(图 1-5)。使用逻辑"与"可以提高查准率。例如:查找"胰岛素治疗糖尿病"文献的检索式为:insulin(胰岛素)AND diabetes(糖尿病)。

(2) 逻辑"或":表示概念之间的并列关系,常用符号为"OR"或"+"。如"A OR B"或"A + B",表示包含检索词 A 的文献或者包含检索词 B 的文献或者同时包含检索词 A 和 B 的文献为命中文献(图 1-5)。使用逻辑"或"可以提高查全率。例如:查找"肿瘤"文献的检索式为:cancer(癌)OR tumor(瘤)OR carcinoma(癌)OR neoplasm(赘生物)。

(3) 逻辑"非":表示概念之间的排除关系,常用符号为"NOT"或"–"。如"A NOT B"或"A–B",表示包含检索词 A 但不包含检索词 B 的文献为命中文献(图 1-5)。使用逻辑"非"可以提高查准率。例如:查找"不使用胰岛素治疗糖尿病"文献的检索式为:diabetes(糖尿病)NOT insulin(胰岛素)。

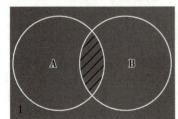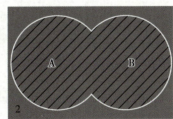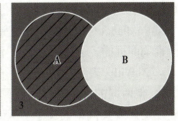

图 1-5 布尔运算图示
1. 逻辑"与";2. 逻辑"或";3. 逻辑"非"

2. 截词检索 指使用截词符在检索词的适当位置截断检索的方法,常用于外文检索系统,对于提高查全率、预防漏检有较明显的效果。按截断的位置分为前截词、中截词和后截词三种,后两种截词方法较为常用;按截断字符数目分为无限截词和有限截词两种,有限截词即一个截词符代表零到一个字符,无限截词即一个截词符可代表多个字符。不同的检索系统所使用的截词符不同,常用"$""?"代表有限截词,用"*""%"代表无限截词。

(1) 前截词:前截词是将截词符号置放在一个字符串左方,以表示其左的有限或无限个字符不影响该字符串的检索。从检索性质上讲,前截词是后方一致检索。

如:*acid 是一个无限前截词的表达式,可检出 acid、triacid……但不能检出 acidic、acids……前截词同后截词一样,存在隐含 OR 运算。

(2) 中截词:中截词是把截词符号置放在一个检索词的中间。从检索性质上讲,中截词是前后方一致检索。一般地,中截词仅允许有限截词。

英语中有些单词的拼写方式有英式、美式之分,有些词则在某个元音位置上出现单复数不同,如 man 与 men、woman 与 women 等检索时可写成 m?n 与 wom?n。

笔记栏

（3）后截词：后截词是最常用的截词检索技术，将截词符号置放在一个字符串右方，以表示其右的有限或无限个字符不影响该字符串的检索。从检索性质上讲，后截词是前方一致检索。

如：chondrop* 是一个无限后截词检索，数据库中凡前 8 个字母为 chondrop 的所有单词均满足条件，可检出的词汇有：

①chondroplast　　②chondroplastic
③chondroplasty　　④chondroporosis
⑤chondroproteid　　⑥chondroprotein
……

3. 同义词检索　有的数据库以《医学主题词表》和《中国中医药学主题词表》为基础，参考各个学科的主题词表，通过多年的标引实践，编制了相对规范的关键词用代词表（同义词库）。比如维普用户在传统检索输入"消渴"，点击查看同义词，即可检索出消渴的同义词"上消""下消""消瘅""消渴病""中消""消渴证""消渴症"。可以根据实际情况选择，以扩大搜索范围。

4. 位置检索　又称邻近检索，是运用位置算符来表达检索词间的位置关系进行检索的方法。位置算符主要有同句、同字段、相连等形式，常用的位置算符有"Near"和"With"两种。此检索技术可见于专利及 ScienceDirect 等数据库检索中。

（1）Near：表示该算符两侧的检索词同时出现在一个句子中，两词次序可以颠倒，两词之间允许有一个空格，不允许有任何字母或词语。如表达式"insulin near diabetes"，可检索出"insulin diabetes"和"diabetes insulin"出现在同一句中的文献。Near 后加正整数（N）表示检索词间可插入 0~N 个词，且不论次序。

（2）With：表示该算符连接的两个检索词同时出现在同一个字段中，如题名、文摘、主题词等，但两词的先后顺序不能颠倒。如表达式"cancer with cells"，可检索出"cancer cells"出现在题名或文摘中的文献。With 后加正整数（N）表示检索词间可插入 0~N 个词，而前后顺序不能颠倒。

位置算符可以说是特殊的布尔运算"AND"，"AND"算符在功能上不限制两个词出现的位置和顺序，而位置算符弥补了"AND"的这种不足。

5. 限定检索　是将检索词限定在特定字段进行检索的方法。检索字段通常分为表示文献内容特征的（如题名、主题词、关键词和文摘）和表示文献外部特征的（如作者、文献类型、语种、出版年）。

每个字段都有一个用两个字母表示的字段代码。不同的检索系统所设立的字段是不同的，即使同一字段，也可能采用不同的字段代码。

6. 主题词检索　是基于文献内容的主题概念的检索，有利于提高查全率和查准率。

7. 加权检索　根据每个检索词在文献中的重要程度赋予一定的数值或权重。加权检索除了要求命中文献含有检索词，还要根据检索词在文献中的重要程度来确认命中结果。运用加权检索可命中核心概念文献，提高查准率。

8. 扩展检索　①主题词扩展检索：对当前主题词及其下位主题词进行检索；②副主题词扩展检索：对当前副主题词及其下位副主题词进行检索。

9. 二次检索　二次检索是先检出一部分文献，在此结果基础上，再用逻辑符号与其他检索词组配做进一步检索，从而提高查全率和查准率。

> **知识链接**
>
> ### 聚 类 检 索
>
> 聚类检索是一个新出现的检索概念,是在对文献进行自动标引的基础上,通过一定的聚类方法,计算出文献与文献之间的相似度,并把相似度较高的文献集中在一起,形成不同的文献类。根据不同的聚类水平的要求,可以形成不同聚类层次的类目体系,主题相近、内容相关的文献聚在一起,而相异的则被区分开,聚类检索具备族性检索和特性检索的功能。

第五节　图书馆文献资源利用

图书馆以文献信息资源的丰富性、多样性、连续性成为人们终身学习的最佳场所,所以了解图书馆的各项功能、熟悉图书馆的各种信息资源很有必要。

一、联机公共检索目录

联机公共检索目录(online public access catalog,OPAC)是一个基于网络的书目计算机检索系统,供读者查询馆藏信息并使馆藏资源得到共建共享。

1. 中国国家图书馆联机公共目录查询系统(http://opac.nlc.cn/F)　中国国家图书馆是世界上入藏中文文献最多的图书馆,全面收藏国内正式出版物,同时重视国内非正式出版物的收藏,是国务院学位委员会指定的博士论文收藏馆,图书馆学专业资料集中收藏地,全国年鉴资料收藏中心,并特辟中国香港、中国台湾、中国澳门地区出版物专室。中国国家图书馆的外文书刊购藏始于 20 世纪 20 年代,在国内收藏外文书刊最多,并大量收藏了国际组织和政府出版物,也是联合国资料的托存图书馆。随着信息载体的发展变化和电子网络服务的兴起,国家图书馆不仅收藏了丰富的缩微制品、音像制品,还入藏了国内外光盘数据库近百种,内容涉及社科、人文、经济和科技等。在中国国家图书馆收藏的文献中,比较有特色的是古籍善本、联合国资料、外国政府出版物、学位论文、地方志、家谱及众多特色数据库等。根据相关协定,中国国家图书馆不收藏专利文献,也不全面收藏标准文献。

通过查询该目录,可检索中国国家图书馆的馆藏纸本图书、期刊、报纸、学位论文、古籍善本、特藏专藏、年鉴、工具书或电子出版物、缩微资料、视听资料等,查看各类文献的书目信息。

2. 中国科学院文献传递系统(http://dds.las.ac.cn/publication.html)　由中国科学院文献情报中心创建,该系统实现了印本资源和电子资源的整合检索,可检索到中国科学院所属图书馆文献的收藏情况及国内 400 余家图书馆关于该资源印本的收藏情况,并提供原文传递服务。学科范围覆盖数学、物理、化学、天文、地理、生命科学、农业、医药、信息科学、工业技术、社会科学等。电子资源知识库可通过题名、主题词、出版者、出版年、作者、ISSN、ISBN、分类号等进行检索。

3. WorldCat(https://worldcat.gg363.site/search?q=)　创建于 1971 年,是由联机计算机图书馆中心(Online Computer Library Center,OCLC)组织、世界上 170 个国家 72 000 多个图书馆参加的全球联合编目数据库。目前包括 2 亿多种图书和其他资料的书目,以及这些资

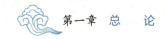 笔记栏

料的 18 亿个馆藏地点;包括 470 多种语言或方言,覆盖了从公元前 1000 年到现在的资料;可检索各参加馆的馆藏,还可访问所查图书馆的其他服务。

4. 中国高等教育文献保障系统　详见本节第二部分介绍。

二、文献保障体系

文献保障体系是一个集文献的收集、贮存、揭示、传递、利用等诸多功能于一体的社会系统。至今我国已初步建成文献保障体系,以中国高等教育文献保障系统、中国高校人文社会科学文献中心、国家科技图书文献中心为代表。

(一) 中国高等教育文献保障体系

中国高等教育文献保障系统(China Academic Library & Information System,CALIS;http://www.calis.edu.cn)1998 年开始启动建设,整合高校文献资源和人力资源,建设以中国高等教育数字图书馆为核心的教育文献联合保障体系,实现信息资源共建、共知、共享。CALIS 管理中心设在北京大学,下设文理、工程、农学、医学 4 个全国文献信息服务中心,华东北、华东南、华中、华南、西北、西南、东北 7 个地区文献信息服务中心和东北地区国防文献信息服务中心。

CALIS 提供书目查询、数据库检索、虚拟参考咨询、学科导航、馆际互借与文献传递等服务。

1. 书目查询　通过联合目录公共检索系统(即 CALIS OPAC)实现书目查询。该系统始建于 1998 年,由参加联机编目的成员馆合作编制,涵盖印刷型图书和连续出版物、电子期刊、古籍等多种文献类型,中文、西文和日文等语种,可提供简单检索、高级检索、浏览等检索方式。

2. 数据库检索　通过页面导航实现中外文数据库检索,主要有 CALIS 高校学位论文库、万方数据库、中国资讯行数据库、特色库、CALIS 西文期刊篇名目次数据库、外文资源数据库等。

3. 虚拟参考咨询　实时解答读者使用数字图书馆遇到的问题。

4. 学科导航　提供重要学术网站的导航和免费学术资源的导航。

5. 馆际互借与文献传递　以馆际互借或文献传递的方式获取文献。

(二) 中国高校人文社会科学文献中心

中国高校人文社会科学文献中心(China Academic Social Sciences and Humanities Library,CASHL;http://www.cashl.edu.cn)是全国性的人文社会科学文献收藏和服务中心。该中心于 2004 年启动并开始提供服务,CASHL 的资源和服务体系目前由 2 个全国中心、7 个区域中心、8 个学科中心及 34 个服务馆、855 个成员馆组成。

CASHL 提供数据库检索和浏览、书刊馆际互借与原文传递、相关咨询服务等,迄今为止,可供服务的人文社科核心期刊和重要期刊达 6.2 万种、印本图书 336 万种、电子图书 200 万种、电子资源数据库 16 种,累计提供文献服务近 2 200 万件,其中手工文献服务已突破 130 万。

1. 数据库检索和浏览　可检索和浏览中心及成员馆馆藏图书、期刊信息及 JSTOR、PAO 等数据库。

2. 书刊馆际互借与原文传递　以馆际互借或文献传递的方式获取 CASHL 提供的书刊文献。

3. 相关咨询　包含免费服务和有偿服务两个层次。免费解答与 CASHL 有关的各类问题,或解答人文社会科学方面的一般问题;如需人文社会科学方面的某一课题的详细信息和

深度咨询服务,则根据实际情况适当收费。

(三) 国家科技图书文献中心

国家科技图书文献中心(National Science and Technology Library,NSTL;http://www.nstl.gov.cn/)是 2000 年 6 月组建的一个虚拟科技文献信息服务机构,由中国科学院文献情报中心、中国科学技术信息研究所、机械工业信息研究院、冶金工业信息标准研究院、中国化工信息中心、中国农业科学院农业信息研究所、中国医学科学院医学信息研究所、中国标准化研究院标准馆和中国计量科学研究院文献馆等机构组成。已建设 40 个服务站,覆盖全国 29 个省、市、自治区,旨在通过资源共建共享的方式,构建国家科技文献资源战略保障服务体系。文献类型包括中外文期刊、会议、学位论文、专利、标准、计量检定规程和国外科技报告。文种涉及中、西、日、俄等,覆盖自然科学、工程技术、农业科技和医药卫生四大领域的 100 多个学科或专业。NSTL 主要功能有文摘数据库、文献检索、非英语语种文献检索、引文检索、全文获取、代查代借、参考咨询、预印本服务等。

三、图书馆服务项目

图书馆作为文献信息资源中心,承担着为读者提供各种信息服务的任务。除传统的图书借阅外,随着新技术的不断发展和服务理念的拓展,图书馆的服务方式和内容也日趋丰富和深化,逐渐发展为学习中心、文化中心、交流中心。

(一) 馆际互借

是图书馆之间相互利用馆藏满足读者需求的一种资源共享服务,但限于有协议的图书馆之间,外借资源也根据各馆情况有一定要求。目前某一系统或某一地区组成的信息资源共享服务协作网络已很常见。

(二) 文献传递

是图书馆利用本馆和外馆文献资源帮助读者获取原始文献的服务。服务的申请分两种情况:一是本馆读者申请获取本馆收藏或未收藏的文献;二是外馆读者申请索取本馆收藏的文献。申请之前需了解申请馆的资源收藏分布情况。传递的主要方式有电子邮件、网络即时通信工具和传真等。

(三) 用户教育

传统的用户教育指通过对用户采取各种形式的教育培训,培养其信息意识,提高其检索技能,提升其信息能力和信息道德水平,从而提高对图书馆信息资源利用率的一种教育活动,包括文献检索课程、资源利用讲座和新生入馆教育等。随着现代信息技术的发展和图书馆职能的拓展,图书馆可利用慕课、多媒体学习平台等资源向用户开展网络教育,使图书馆成为用户的终身学习场所。

(四) 科技查新

指查新机构根据查新委托人提供的需要查证其新颖性的科学技术内容,按照查新规范操作,并做出结论的一种信息咨询工作,由具备相应文献资源和查新资质人员的查新机构承担。科技查新为科研立项、成果鉴定等学术活动提供有效的文献保障,防止重复研究造成的人力、财力浪费。

(五) 定题服务

是一种根据读者需求,一次性或定期不断地将符合需求的最新文献信息传送给读者的服务模式。

(六) 代检代查

由图书馆专职人员根据用户的文献需求所提供的文献检索服务。

(七) 参考咨询

图书馆员对读者在利用文献和寻求知识、情报方面提供帮助的活动。它以协助检索、解答咨询和专题文献报道等方式向读者提供事实、数据和文献线索。

(八) 学科服务

与传统的参考咨询服务相比,学科服务是一项开拓性的主动参与式的创新服务。它要求学科馆员深入用户的科研或教学活动中,帮助他们发现和提供更多的专业资源和信息导航,为用户的研究和工作提供针对性很强的信息服务,是图书馆创新精神和个性化服务特征的具体体现。

(九) 知识服务

指从各种显性和隐性知识资源中按照人们的需要有针对性地提炼知识,并用来解决用户问题的高级阶段的信息服务过程。这种服务的特点在于它是一种面向知识内容和解决方案的服务。

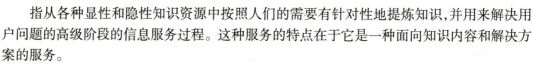

（高巧林　李董男　袁圳伟　窦学俊）

泛在图书馆

复习思考题

1. 什么是信息素养? 其内涵如何?
2. 如何实施检索策略? 常用检索途径有哪些?
3. MeSH 字顺表的词汇主要有哪些类型? 各有什么功能?
4. 主要用于计算机检索的检索技术有哪些?
5. 如何评价检索效果?
6. 影响检索效率的因素有哪些?
7. 怎样提高查全率和查准率?

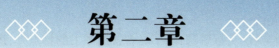

第二章

参考工具

参考工具相对于"检索工具"而言,属于三次文献,主要提供某一学科或学术领域的特定知识。医学参考工具不仅能提供疾病的症状、体征、鉴别诊断、理化检查、处方用药等简单事实、数值,还能提供名词术语、本草、方剂、临证验案、医史人物等具体的知识。在当今网络参考工具逐渐发展的大环境下,印刷型参考工具在医学文献检索,特别是在古代中医药文献检索中仍具有不可替代的重要作用。

参考工具类型多样、内容丰富,每一种参考工具都有其编撰的目的和检索功能。在面临较为复杂的问题时,需要多角度、多途径综合利用中医药参考工具,才能获得全面、准确的检索结果。对于具体知识的解答一般首选各类常用参考工具。如研读中医经典文句,可利用中医经典专用辞典,以准确理解原文含义。中医文献中体现着优秀传统文化的元素,当所需信息查不全或查不到的时候,再查其他类型的有关参考工具或综合利用各类型参考工具。这样才能准确理解文献的真正内涵,进一步实现文献中优秀传统文化创造性转化、创新性发展。

第一节　概　　述

一、概念

参考工具是根据特定需求,全面系统汇集相关知识内容及文献信息,并按一定的方式加以编排,专供查考的图书。

(一) 参考工具的类型

1. 按功用划分　有字典、词典、类书、百科全书、丛书、表谱、图录、名录、年鉴、手册和指南等。该分类方法最为常用。
2. 按文种划分　有中文、外文参考工具。
3. 按内容划分　有综合性、专科性参考工具。
4. 按时代划分　有古代、近代和现代参考工具。
5. 按载体划分　有印刷型、电子型、网络型参考工具。

(二) 参考工具的特点

参考工具是一种特殊的文献资源,除了具备普通图书的特点外,还具有以下特点:

1. 易检性 参考工具将汇集的知识信息加以取舍,按分类、部首、笔画、音序等编排方式科学地形成一个有机整体,检索方便、快捷。

2. 知识性 参考工具对知识内容进行了高度概括、提炼与浓缩,所含知识信息的密度高于一般图书。

3. 资料性 参考工具广采博收,旁征博引,力求全面覆盖相关知识领域和文献范围。

4. 完整性 参考工具广泛吸收已有研究成果,所提供的知识、信息叙述简明扼要,系统完整。

(三) 参考工具的作用

1. 指引读书门径,解决疑难问题 参考工具以其比较成熟的基本知识、较为可靠的数据信息和方便快捷的检索途径,使人们的学习和研究收到事半功倍的效果,因此具有辅导自学、指引读书门径的功能。而人们在读书学习中遇到的疑难问题,也可通过查阅参考工具找到答案。

2. 提供权威资料,解答数据查询 参考工具能为学习和研究提供可靠程度较高的权威资料,较之一般图书,其负载的知识信息更为成熟。而在临床医疗和教学科研中,需要获取的准确数据或概念也可在参考工具中找到答案。

3. 传播思想文化,掌握学术进展 参考工具涵盖知识面广,理论系统完整,有利于文化知识的传播。通过年鉴、百科全书等参考工具,可查获学科领域的最新学术进展和研究状况。

二、排检方法

参考工具因内容不同,体例也会有所不同。为有效获取所需知识,在使用前应仔细阅读前言、凡例,深入了解参考工具的排检方法。排检方法是参考工具主体部分和辅助索引的编排与检索的方法,除主要应用于参考工具、检索工具的编制外,也用于图书馆、档案馆等文献和卷宗等排架及医院病案等的排序。总的来说,参考工具在选择使用排检法时,具体的要求是简易、准确、便捷。

常用的参考工具排检方法主要有以下 5 种:

(一) 字顺排检法

是根据文字的音形特征区分次第的排检法,也是参考工具的主要编排方法。其中最常用的有以下几种:

1. 形序法 是按形体结构排检汉字的方法,分为部首法和笔画法。

(1)部首法:首创于东汉·许慎的《说文解字》,是根据汉字的形体结构,按照偏旁、部首归类的一种排检方法。部首法又可分为新部首法、旧部首法,两者的区别在于"定部原则"及部首的数目不同等。①旧部首法定部原则是"从义归部",按字的意义取部,共有 214 部,以《康熙字典》和《中华大字典》为代表;②新部首法又称改良部首法,定部原则是按"字形定部",共 250 部,以 1979 年版《辞海》为代表。

(2)笔画法:是根据汉字的形体结构,按笔画数目的多少为排列次序排检汉字的方法。笔画数相同的,再按每个字的部首或起始笔形排序。此法在中医药参考工具中普遍使用。笔形起笔顺序主要有"、一丨丿乛"和"一丨丿、乛"两种形式。

此外要注意:①还有一种排检法为形序法的变形——四角号码检字法;②有很多参考工具和检索工具将涉及同一主题内容的文献集中起来编制辅助索引,再按主题的字顺进行排检,这种方法使用范围较广,但实质上仍属于字顺排检法。

知识链接

四角号码检字法

四角号码由王云五发明,1925 年 5 月由商务印书馆出版《号码检字法》。目前,历史文献学者和古籍编撰保护人员还在使用,但总体趋势是使用的人越来越少。

四角号码把每个字分成四个角,每个角确定一个号码,再把所有的字按着四个号码组成的四位数的大小顺序排列。它把汉字笔形分为十类——头、横、垂、点、叉、插、方、角、八、小,再分别用数字 0~9 表示。每个字四个角的笔形按其位置左上、右上、左下、右下的顺序取号。查字时,按四位号码大小查找该字。四角号码取号歌诀是:横一垂二三点捺,叉四插五方框六,七角八八九是小,点下有横变零头。为避免相同号码不便查找,每个字四个号码之外另取一个附号。四角号码检字法查字速度快,方法较简单,但由于有些汉字的四角不易辨认笔形,查找时会有一定困难。

取角注意:

1. 角形有两单笔或一单笔一复笔的,不论高低,一律取最左或最右的笔形。
2. 有两复笔可取的,在上角取较高的复笔,在下取较低的复笔。
3. 当中起笔的撇,下角有他笔的,取他笔作下角,但左边起笔的撇,取撇笔作角。

例:"如"字左上为叉 = 4,右上为口 = 6,左下为叉 = 4,右下为口但已被右上所用 = 0,所以"如"的四角号码为 4640。

2. 音序法 是按字音特征排检汉字的方法,从音查字,位置相对固定,能满足以音求形、求义的需求。可分为汉语拼音排检法、注音字母排检法、声部排检法、韵部排检法等。

(1)汉语拼音排检法:是按汉字的汉语拼音字母次序排检的方法。现代医学参考工具多用此方法。

(2)韵部排检法:是中国古代按韵部排检汉字的方法。把同韵的字集中排列在一起构成一个韵部。历代各朝采用的韵部数目不等,以金·王文郁《平水新刊礼部韵略》的 106 韵最为常用,简称"平水韵"。《佩文韵府》《辞通》等采用韵部排检法编排。

(二) 分类法

分类法是将文献或知识按学科体系或事物性质、主题内容等归并排列的方法。古代的分类法有多种。魏晋前多使用"六艺、诸子、诗赋、兵书、数术、方技"六分法,"六分法"始于汉代刘向、刘歆的《七略》。魏晋后多采用"四分法",四分法始于西晋荀勖的《中经簿》;唐代之后采用"经、史、子、集"四部分类法。古代的类书也有按照"天、地、人、事、物"五类分类的。国内现代的检索工具多用《中国图书馆分类法》及其配套的版本进行分类。

(三) 号码法

号码法是以序号和代码的顺序为基础进行排检的方法,多用于序号排列。许多期刊式的检索工具采用该法排列。

(四) 时序法

时序法是按照事件、事物发生、发展的时间顺序对文献进行排检的方法,多用于年表、历表、年谱等参考工具的编制。

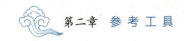

(五) 地序法

地序法是按照一定时期的地理区划或行政区划的顺序编排文献资料的一种排检方法,多用于人名录、机构名录、地图集等参考工具的编制。郭霭春主编的《中国分省医籍考》等采用地序法排列。

三、综合利用

在面临比较复杂的问题时,仅依靠单一的参考工具不能圆满解决问题,需要从多角度、多途径配合使用各类参考工具,才能准确快捷地获得全面系统的检索结果。前提是要熟悉参考工具,要了解各类参考工具的性质、特点,以及相互之间的联系和区别,掌握重点参考工具的内容结构及编排体例,包括内容和时间范围、相关附录和辅助索引等,这样才能快速选择最符合需要的参考工具。还可利用参考工具指南、参考工具教材等来大致了解各类参考工具的概况。

在学习和研究过程中,对于具体知识的解答一般首选各类相应的常用参考工具,当所需内容查询不到或者查不全的时候,再利用其他类型的有关参考工具,或者综合利用各类型参考工具。例如在研读中医经典遇到蕴义深奥的文句和词语时,可利用中医经典专用字辞典,以准确理解原文含义;又如需查检经典文句的出处,可利用经典文句索引类参考工具。只有熟悉、了解各类知识信息在不同参考工具中的分布情况,才能做出最佳选择。

此外,同一种参考工具可能出版发行过多次,在具体选择使用时,注意选择较新的版本或修订本等,其内容大多更加准确翔实,设置的检索途径多,方便利用。

第二节 字典、词(辞)典

一、概述

字典是以字为编排单元,解释其形、音、义及用法的参考工具。词(辞)典是以词(辞)为编排单元,解释其概念、意义及用法的参考工具。因为古代字与词的概念没有明显区分,所以将字典、词典统称为"字书"。现代的字典、词(辞)典大多同时收录并解释字、词,仅是各有侧重。字和词是构成文献的基本单位,中华民族在漫长的发展过程中,积累了数量庞大,形、音、义复杂的词汇,古今字词语义的变迁带来了阅读古医籍的障碍。为了准确理解古医籍中的文理和医理,必须借助字典、词(辞)典。

字典、词(辞)典按内容可划分为综合性字典、词(辞)典和专科性字典、词(辞)典两大类。综合性字典、词(辞)典提供百科词汇检索或供语言学习时使用,如《汉语大字典》《汉语大词典》《辞海》及各种中外文对照词典;专科性字典、词(辞)典供检索相关专业知识术语,如《医用古汉语字典》《中国药学大辞典》《中国医籍字典》等。

二、字典举要

(一) 综合性

1.《说文解字》 东汉·许慎撰,宋·徐铉校定,中华书局 2013 年印。

《说文解字》是我国最早的一部以六书理论系统地分析解说汉字形义、辨别声读和考究字源的字典。全书共分 540 个部首,收字 9 353 个,另有重文(即异体字)1 163 字,分为目录 1 篇和正文 14 篇。本书首创部首排列法,字体以小篆为主,有古文、籀文(大篆)等异体则引为重文。每字的解释包括字义、形体结构和读音。书后附音序、部首检字。

该书保存了大量古文字资料,集中反映了汉代学者对古文字的研究成果。对于阅读古籍、研究文字具有重要的参考价值。

2.《康熙字典》 清·张玉书、陈廷敬等奉敕编,上海古籍出版社 1996 年据道光重刊王引之校改本出版。

该书编成于康熙五十五年(1716 年),是我国第一部以"字典"命名、规模和影响较大的字书。正文采用旧部首法编排,按笔画排列单字,字典全书分为十二集,以十二地支标识,每集又分为上、中、下三卷,并按韵母、声调及音节分类排列韵母表及其对应汉字,共收 47 035 字。每个单字之下,先注音后释义。注音以《唐韵》《广韵》《集韵》等书的反切为主,释义则以《说文》为主。一般引用古书来注释。每字必载古体,其重文、别体、俗书、讹字则附在注后。书前附有"总目""检字""辨似""等韵"各一卷。书后有"补遗"各一卷,专收冷僻字;"备考"一卷,专收不通用的字;附有四角号码索引。该书是研究古文献的实用字典。

3.《中华大字典》 陆费逵、欧阳溥存等编,中华书局 1978 年据 1935 年版重印。

该书是继《康熙字典》之后又一大型字典,收 48 000 余字。编辑体例与《康熙字典》相近,也按地支分为 12 集,但每集不再分卷。全书有 214 个部首,每个单字用反切和直音注音,以《集韵》为主,分条解释字义,引证注明篇名出处。

该书编制和校点均比《康熙字典》严谨,排版清晰,使用方便,还校正了《康熙字典》2 500 多处错误。其中一些近代方言和科学上的新事物,都是《康熙字典》所没有的,对于研究、阅读古代文史书籍,实为一部比较详备的工具书。

4.《汉语大字典》 汉语大字典编辑委员会编,徐中舒主编,湖北辞书出版社、四川辞书出版社 1986—1990 年分卷出版。

该书是一部大型语文工具书,全书以历代辞书为依据,参阅古今著作中增收的单字,共收字 54 000 多个,数量超过以前所有的字书。单字条目的组成,一般包括字头、解形、注音、释义、引证。多义字按本义、引申义、通假义的顺序列释,引证标明书名、篇名或卷次。全书分 8 卷,共有 200 个部首。各分卷附有该卷部首检字表,末卷附有总检字表。第 8 卷附有上古音字表、中古音字表、通假字表、异体字表、历代部分字书收字情况简表、简化字总表、现代汉语常用字表、汉语拼音方案、普通话异读词审音表、国际音标表 10 个附录,并刊有总笔画检字表及该书的补遗部分。

该书古今兼收,源流并重,集国内外汉语字典之大成,为研究古今汉语文字提供了方便。1992 年湖北辞书出版社出版汉语大字典(缩印本)。2010 年出版第二版《汉语大字典》,收单字 60 370 个,总字数超过 1 500 万。

5.《中华字海》 冷玉龙、韦一心主编,中华书局、中国友谊出版社 1994 年出版。

本书收汉语单字 85 568 个,主要由两部分构成:一部分收自现存汉语辞书,如《说文解字》《玉篇》《广韵》《集韵》《康熙字典》《中华大字典》等书中的全部汉字;另一部分是历代工具书失收而应该收录的字,其中有佛经难字、道藏难字、敦煌俗字、宋元明清俗字、方言字、科技新造字,以及当今还在人名和地名用字。此外,流行于中国台湾、中国香港、中国澳门地区的俗字、方言字,以及在日本、韩国、新加坡等国通行的汉字,书中也予以收录。按部首分部排列,同部首字按笔画多少排列,同笔画字按笔顺排列;部首设立以《康熙字典》214 部为基础,酌情删增共 210 部。注音用汉语拼音字母,并在其后加注直音(以现代读音为据)。释义时先本意,次引申义。

(二) 专科性

中医药古籍中存在许多疑难字、冷僻字,或者虽是常见字,但中医药文献中却有着特殊

笔记栏

的含义,这些字在一般综合性字典中很难查到。如《素问·八正神明论》中"慧然独悟"的"慧"字,在《中华大字典》和《辞源》中无法找到确切的解释,使用《中国医籍字典》就录有王冰注:"慧然,谓清爽也。"中医药的专科性字典如下:

1.《中医难字字典》(修订本)　李戎主编,上海科学技术文献出版社 2001 年出版。

该书选收中医药常见难字 2 000 余个,按其选收来源以中医院校课程设置分类排列,共分中医、中药、方剂等 16 部分。多义字按基本义、常用义和中医古籍常用义分别列述,反映了文字的源流及其从本义向中医用义发展的基本情况,书后附"简化字繁体字对照表""异体字整理表""古今昼夜时间对照表""夏历月份异名表""四季别名表"等。

2.《中国医籍字典》　上海中医学院(现上海中医药大学)中医文献研究所编,江西科学技术出版社 1989 年出版。

该书从中国医学典籍及《尔雅》《方言》《说文解字》《释名》等古籍中采集有关医学的常见单字和疑难单字及古药名、别名共 4 400 余条。每字均注音并释义,释义侧重医学意义,兼及通用的古义和今义,引例一般注出处。正文按部首笔画编排,后附有"笔画查字表""药用衡量折算表""历代尺度比较表""历代容量比较表""历代重量比较表"供查阅。

3.《实用中医字典》　王晓龙主编,学苑出版社 2001 年出版。

该书收录中医经典著作及历代医籍中的常用字、疑难字共 6 000 个。对每一字均按字形、注音、释义、举例、近义词辨析、古今同形字辨析等加以说明;对字的本义、引申义、假借义做了明确的注释,对某些易误读、误释的字做了考辨。该书以简化字为字头,繁体字和异体字加圆括号附后。所有的简化字、繁体字和异体字都列入书前的"音序检字表"和"笔画检字表"中,以便检索。

三、词(辞)典举要

(一) 综合性

1.《尔雅》　中华书局 1936 年铅印本。

该书为我国最早解释词义的专著,由汉初学者缀辑周汉诸书旧文,递相增益而成。全书分类排列,收集了比较丰富的古代汉语词汇,按同义词分为 19 篇。每篇对词语的训释大致分为两种:一是把意义相同或相近的词分编成组,每组用一个常用词解释;另一种是采取分别解释的方法,叫"义训"。查《尔雅》的条目,可利用《十三经索引》。

2.《汉语大词典》　中国汉语大词典编辑委员会、汉语大词典编纂处编纂,罗竹风主编,上海辞书出版社 1986—1994 年分 12 卷出版,1999 年出版 3 册缩印本。

该词典是一部字词兼收、以词为主的巨型汉语语文词典。全书正文 12 卷,检字表和附录 1 卷,收单字 22 000 个、词语 375 000 余条,插图 2 253 幅。编排以字带词,单字按 200 个部首编列,各字头下词语按字数及笔画排列。词汇古今兼收,源流并重,繁体字与简化字并用(字头、词条及古代引文使用繁体字,释义及现代引文使用简化字)。对古今一般词语和较常见的百科词汇均予收录,既释词又注音,义项齐全,书证翔实。各卷正文前有该卷部首表、难检字表、部首检字表。该词典已被联合国教科文组织列为世界权威参考工具之一。《汉语大词典》(第二版)编纂于 2012 年 12 月启动。

3.《辞源》(第三版)　何九盈、王宁、董琨任修订主编,商务印书馆 2015 年出版。

《辞源》1915 年初版,首创了兼有字典和词典双重功能的现代辞书模式,在内容、注释、体例、编排、检索等方面为中国现代辞书的编纂开创了科学范式,成为专家治学和大众求知的重要工具书。1958 年由商务印书馆开始修订,1964 年出版第二版第一分册(征求意见稿）。1975 年由广东、广西、河南、湖南四省（区）分别成立修订机构,协助商务印书馆共同完成修订工作,1979—1983 年陆续出版第二版 4 个分册。2007 年,再次启动修订工作,由何九盈、王宁、董琨 3 位主编和 22 位分主编在内的 127 位专家团队,集合近百所高校及科研院所的专业力量,于 2015 年出版第三版。根据与新版《辞海》和《现代汉语词典》分工的原则,《辞源》修订本侧重收载古汉语词语典故和古代名物典章制度等方面的内容,收词下限截至1840 年鸦片战争。第三版分上、下两册,从整理字形、考订注音、增补辞目、改进释义、优化书证、沟通系统、增补插图、完善体例、科学建档等九个方面进行了修订。收单字 14 210 个、复音词 92 646 个,插图 1 000 余幅,共 1 200 万字。其中,增补 1 302 个字头、复语词 8 512个,新增百科词语 6 500 个,书证和释义改动 4 万条。按 214 个部首排列,在汉字头下先注音（汉语拼音、注音字母、反切）,后释义及引书证,再列词条;词条也按义项、书证次序叙述;间或附插图;所引书证均注明作者、书篇名、卷次等,以便读者查对复核;正文前有该册的部首目录及难检字表,正文后有四角号码索引。同时,第三版顺应数字技术发展和信息时代阅读需要,启动《辞源》出版的数字化工程。

4.《辞海》（第七版,彩图本）　陈至立主编,上海辞书出版社 2020 年出版。

《辞海》是我国唯一一部以字带词,集字典、语文词典和百科词典的主要功能于一体,而以百科知识为主的大型综合性辞书。第七版《辞海》全书总字数约 2 350 万字,共收录单字字头 18 100 余个（附繁体字和异体字 4 400 余个）,总条目近 13 万条,图片 18 000 余幅。在各相关学科的收词和释文中,充分反映近十年尤其是党的十八大以来,党和国家在政治、经济、文化、社会、生态文明建设中取得的伟大成就。字头按汉语拼音次序排列,附有"中国历史纪年表""中华人民共和国行政区划简表""中国少数民族分布简表""世界国家和地区简表"等 14 个附录,索引部分包括部首索引、笔画索引、四角号码索引和词目外文索引。应信息化时代的要求,《辞海》（第七版）同步推出网络版。

5.《中国人名大辞典》　臧励龢等编,商务印书馆 2003 年重印。

该书共收清末之前的人名 4 万多个,每个人名下注明朝代、籍贯、生平事迹。书后附有补遗、姓氏考略、异名表、四角号码人名索引。本书收集人名较多,叙述简明,体例简括,提供了很多历史人物有关的资料线索。

6.《中国历史地名大辞典》　史为乐主编,中国社会科学出版社 2005 年出版。

全书收录 7 万余词条,按笔画排序。内容包括古国、都邑、各级政区、山川、泽薮、津梁、关隘、城镇、堡塞、交通道路、水利工程及与重大历史事件和人物有关的地名。本书征引有据,尽可能使用最早出处,并注明版本、卷次。除了标明隶属关系与方位外,还增加了里距、有关边疆和中外交通的地名,对地名的由来和含义也尽可能根据史料做出解释。

(二) 专科性

中医药学有着大量的专业名词术语,这些名词术语只有少数被语文性词（辞）典收录,且释词深度远远不能满足专业需求。像"风为百病之长""朝天子""鸣天鼓"等,如不利用中医药专科词典,很难真正理解其含义。故检索中医药名词术语,应主要使用综合性的中医词（辞）典。目前我国的中药资源近 13 000 种,中成药达数千种,历代方剂十几万首,查检中药、方剂词语,在古代主要通过本草专著、大型方书,如《神农本草经》《普济方》等,现代则可以通过中药词（辞）典、方剂词（辞）典。

1.《中医大辞典》　中国中医研究院（现中国中医科学院）、广州中医学院（现广州中医药大学）主编,人民卫生出版社 1981—1987 年出版,1995 年修订出版合编本第 1 版,2005 年出版合编本第 2 版。

该书是我国第一部现代中医大型综合性辞书,是中医药科研、教学、临床等多方面、多层次读者的必备工具书。曾分中医基础理论、医史文献、中药、方剂、内科、妇科儿科、外科骨科五官科、针灸推拿气功养生 8 个分册出版，收载相关词目 4 万余条。1995 年修订出版合编本，收录词目 36 300 条，插图 140 幅。2005 年合编本第二版修改订正辞目约 10 000 条，新增辞目 2 217 条，删除辞目 41 条，共收辞目 38 505 条，经过修订，收词范围更加广泛、释文定义更加准确，各类辞目均注明确切出处，书末还增加汉语拼音索引。

2.《中国医学大辞典》 谢观主编，商务印书馆铅印 1921 年初版，中国中医药出版社 1994 年出版修订本，天津科学技术出版社 1998 年重新整理出版。辽宁科学技术出版社 1994 年出版修订本，改名为《中华医学大辞典》，分为上、下两卷。

该书从 2 000 多种中医文献中收集各种名词术语 7 万余条，设病名、药名、方名、身体、医家、医书、医学理论等方面的内容，并附有大量插图，词目按笔画编排，查阅方便，是常用的中医药类工具书。

3.《中医辞海》 袁钟、图娅、彭泽邦等主编，中国医药科技出版社 1999 年出版。

该书分上、中、下 3 册，收词 50 000 余条（包括互见条），内容包括中医基础理论、中医诊断学、古典医籍、医史、中药学、方剂学、中西医结合、内科学、外科学、骨科学、妇科学、针灸学、推拿学、药膳学、养生学、气功学等。按照《辞海》检字表的顺序排列词条，每册均有所收词条的汉语拼音索引。收录词条均注明定性词，均使用"中医术语"定性或按较为通用的分类方法定性，再逐一详述；另外对于一些古今沿用的、与中医学关系密切的术语如节气、天干等，一律未加定性词。综合性医书、医学全书、医学丛书按"图书联目"用法分类；而一些不易严格分类者，统称"医书"。上册附古今度量衡比较表，下册附中国医史年表和全国中医机构及刊物简介。

4.《中药大辞典》 江苏新医学院编，上海科学技术出版社 1977—1979 年出版，2006—2009 年出版修订本。

该书分上、下 2 册，附编 1 册，共载中药 5 767 味，其中植物药 4 773 味，动物药 740 味，矿物药 82 味，传统加工单味药 172 味。各味药以正名为词目，词目注有顺序号，下列异名、基原、原植（动、矿）物、栽培（饲养）、采集、制法、药材、成分、药理、炮制、性味、归经、功用主治、用法与用量、宜忌、选方、临床报道、各家论述、备考等 19 项，依次著录，并附图数千幅。附编包括 8 个部分：中文名称索引，药用植、动、矿物学名索引，化学成分中英名称对照，化学成分索引，药理作用索引，疾病防治索引，成分、药理、临床报道参考文献，古今度量衡对照。该书内容详备，尤其以附编编纂见长，方便检索，且具有一定的国际影响，在中国台湾、中国香港都有出版，并有日文译本。

南京中医药大学在 2006—2009 年对该词典进行修订，增补了近 30 年来有关栽培（饲养）技术、药材鉴定、化学成分、药理作用、炮制、现代临床研究等方面的中药研究成果。共收载中药 6 008 种，新增了新开发的药物，删去了报道失误和重复的内容，新增了自 1979 年以来在化学成分研究、药理研究、炮制研究、药材资源开发与保护、临床应用研究等方面的新成果，并根据《中华人民共和国药典》纠正了原书的不符之处；同时删除了个别重复内容。《中药大辞典》（第二版）缩印本全书分装为上、下 2 册，上册为 1~8 画，下册为 9~20 画以上，书末附有中文名称索引。

5.《中华本草》 国家中医药管理局《中华本草》编委会编，上海科学技术出版社 1999 年出版。

该书共 34 卷，前 30 卷为传统中药卷，后 4 卷为民族药专卷（藏药、蒙药、维药、傣药各 1 卷）。中药部分包括总论 1 卷，药物 26 卷，附编 1 卷，索引 2 卷（包括中文名称索引，药用植、动、矿物学名索引，化学成分中英名称对照索引，化学成分英中名称对照索引，化学成分结构式、药理作用索引,药物功能索引和药物主治索引);全书共收载药物 8 980 余味,插图 8 534 幅,引用古今文献 1 万余种,是检索中药的主要参考工具。

1998 年,上海科学技术出版社出版《中华本草》精选本,从《中华本草》中精选出 535 味最常用的药物,连同部分总论内容汇辑而成。

6.《中医方剂大辞典》　彭怀仁主编,人民卫生出版社 1993—1997 年出版。

该书收载秦至 1986 年底的 1 800 余种中医药及有关文献中有方名的方剂 96 592 首,以 1911 年以前的为重点收录对象,以后的则择优选录。方剂词目按笔画笔形及时间先后顺序排列。词条内容有:方名、方源、异名、组成、用法、功用、主治、宜忌、加减、方论选辑、临证举例、现代研究及备考等。其中方源、组成、功用和主治为必备项,其余若无资料则从缺。全书共分 11 册出版,前 10 册为正编,每册均有本册的方名目录,按笔画为序,并编有顺序号,第 11 册为附编,设有方名总目录、病证名称索引、参考书目索引、古今度量衡对照表等,便于检索利用。

7.《黄帝内经词典》　郭霭春主编,天津科学技术出版社 1991 年出版。

该书以人民卫生出版社 1963 年版的《黄帝内经素问》《灵枢经》为文字依据,收录其全部单字和词语编成。共计收录单字 2 747 个(含繁体字、异体字 608 个)、词语 7 118 条(单字条 2 139 条、复词条 4 979 条)。词目按首字笔画排列,释义简明扼要,引用书证时标明篇句出处。附有《黄帝内经书目汇考》及《黄帝内经论文索引》(1910—1988)。

8.《伤寒论研究大辞典》　傅延龄主编,山东科学技术出版社 1994 年出版。

该书共收载《伤寒论》研究有关的词目 3 677 条,其中上编《伤寒论》原文词目 1 800 条,下编分为人物、著作、方剂、方证、病证、基础理论类,收词目 1 877 条。除《伤寒论》原文外,该辞典还收录了《平脉法》《辨脉法》《伤寒例》三篇中的词条,对数百部伤寒类原著的学术特点及其作者均有相应介绍,并将出现于各种文献的属于《伤寒论》学科方面的名词术语都摘录出来,予以注释。该书正文前为词目表,正文后附历代《伤寒论》类著作名录 729 种,另有日本医家所著 89 种《伤寒论》类著作名录,以备查阅。书末尚有笔画索引,方便检索。

9.《简明中医病证辞典》　邹积隆、丛林、杨振宁主编,上海科学技术出版社 2005 年出版。

该书是汇集中医疾病、证候和症状类词汇的专业性工具书,将散见于中医文献中的各种病、证、症名称 13 000 条加以整理、归纳及注释。

10.《针灸推拿学辞典》　梁繁荣主编,人民卫生出版社 2006 年出版。

该书共收词 10 422 条,内容涉及经络、腧穴、刺法、灸法、针灸治疗、推拿穴位、推拿手法、推拿功法、推拿治疗、小儿推拿、针灸推拿医籍和医家及相关的中医学内容。

11.《简明汉英中医词典》　李照国编,上海科学技术出版社 2002 年出版。

该书是一部关于中医学名词术语英译的工具书。书中共收录了中医学基础理论及临床各科名词术语 2 万余条,并有附录“汉拉英中草药名称”和“针灸经穴国际标准化名称”。

12.《实用英文中医辞典》(*A Practical Dictionary of Chinese Medicine*)　Nigel Wiseman、冯晔著,原书由 Paradigm Publications 于 1998 年出版,人民卫生出版社 2002 年引进出版。

该书由中外中医学者联合编著,包含了常用的中医专业词汇,每一词汇均附有中文、汉语拼音,并以英语加以解释。

其他重要词典:

《中药辞海》:中国药科大学、中国医药科技出版社主编,中国医药科技出版社 1993—1998 年出版。

笔记栏

《中华医方精选辞典》:彭怀仁主编,上海科学技术文献出版社 1998 年出版。

《千金方医方辞典》:苏礼主编,人民卫生出版社 2006 年出版。

《温病学大辞典》:李顺保主编,学苑出版社 2007 年出版。

《金匮要略辞典》:艾华主编,学苑出版社 2006 年出版。

《中医证病名大辞典》:韩成仁主编,中医古籍出版社 2000 年出版。

《中国针灸学辞典》:高忻洙、胡玲主编,凤凰出版传媒集团、江苏科学技术出版社 2010 年出版。

《中华养生大辞典》:王者悦主编,大连出版社 1990 年出版。

《内经辞典》:张登本、武长春主编,人民卫生出版社 1990 年出版。

《伤寒论辞典》:刘渡舟主编,解放军出版社 1988 年出版。

《伤寒杂病论字词句大辞典》:王付编著,学苑出版社 2005 年出版。

《黄帝内经章句索引》:任应秋主编,人民卫生出版社 1986 年出版。

《中医经典索引》:顾植山主编,安徽科学技术出版社 1988 年出版。

《中西医病名对照大辞典》:林昭庚主编,人民卫生出版社 2002 年出版。

《中医人物辞典》:李经纬主编,上海科学技术出版社 1988 年出版。

《中医人名辞典》:李云主编,北京国际文化出版公司 1988 年出版。

《新世纪汉英中医辞典》:南京中医药大学主编,人民军医出版社 2004 年出版。

《英汉·汉英中医词典》:Nigel Wiseman 编译,湖南科学技术出版社 2006 年出版。

《简明汉英日中医药词典》:史载祥主编,人民卫生出版社 1998 年出版。

《十三经索引》

第三节 表谱、图录、名录

一、表谱

(一)概述

表谱是汇录历史时间、历史大事等知识,以编年或表格形式记载事物发展内容的参考工具,能直观、形象与简明地反映事物原貌,是一种实用价值很高的参考工具。表谱主要有:

1. 年表 包括历史纪元年表、大事年表、专科年表,如《医学文化年表》。

2. 历表 历表是一种把不同历法的历日按一定的次序汇编在一起,以相互对照的表格,提供查找和换算不同历法的年、月、日的工具书,如《中西回史日历》。

3. 其他历史表谱 包括人物生卒年表、职官年表、地理沿革表、年谱、家谱等,如《张仲景生平年表》《中西度量权衡表》。

(二)常用表谱举要

1.《中国历史纪年表》 方诗铭编著,上海书店出版社 2013 年出版修订本。

该表起于公元前 841 年西周共和元年,到公元 1949 年中华人民共和国成立为止。分公历纪年、干支纪年和王朝三栏,按年代先后分为十二诸侯(周、春秋)、战国、秦、汉、三国、晋及十六国、南北朝、隋、唐、五代十国、宋辽金、元、明、清、民国十五个纪年表。另附三代(夏、商、周)纪年表、辛亥革命期间所用黄帝纪年对照表及韵目代日表。修订本尤注意与出土文物符合。

2.《中国医史年表》 郭霭春编撰,黑龙江人民出版社 1978 年出版,1984 年出版第 2 版。

该表采用系年方法,将上古至辛亥革命之间在时间上并行或连续发生的各项有关中国医史的事件简要编排起来。1984 年版还纠正了初版的错误,并补充了 1912 年至 1966 年上半年有关医事的条目 581 条。年表栏目包括公元、朝代、建元、干支、记事及资料来源 6 个项目。书后附人名索引及书名索引供查检。

3.《中国史历日和中西历日对照表》　方诗铭、方小芬编著,上海人民出版社 2007 年出版。

该表分上编、下编和附编。"上编"起于西周共和元年,迄于西汉哀帝元寿二年,即公元前 1 年。"下编"起于西汉平帝元始元年,即公元 1 年,迄于中华民国三十八年,即公元 1949 年(其间三国、南北朝、宋辽金元、明清之际朔闰不同之处,则分别加以排列)。中华民国成立后改用阳历,以辛亥年十一月十三日为民国元年(1912 年)1 月 1 日,《民国历日表》即采用阳历编次。1949 年 10 月 1 日中华人民共和国成立,采用公历纪年。"附编"则列有殷历日表、共和元年前西周历日表、1949—2000 年历日表、韵目代日表、六十干支表。本表上、下、附三编中,凡属公元前的历日表,仅标年、月、日、干支;公元后的则增加阳历月、日,亦即中西历日对照;书后附有年号索引,是目前查阅中国史历日及中西历对照较为完备的历表之一。

其他重要表谱:

《中外历史年表》:翦伯赞编,中华书局 1961 年、1963 年出版。

《中国历史纪年表》:《辞海》七版附录,上海辞书出版社 2020 年出版。

《中西回史日历》:陈垣编,中华书局 1962 年修订重印本。

《中国年谱辞典》:黄秀文著,百家出版社 1997 年出版。

《历代职官表》:清·黄本骥编,上海古籍出版社 2005 年再版。

《历代地理沿革表》:清·陈芳绩撰,扬州古籍书店 1991 年出版影印版。

二、图录

(一) 概述

图录是汇录图片、图像、地名等知识,以图形、画像揭示事物形象,并配以文字说明的参考工具,也称为图谱。图录可分为历史图谱、文物图录、人物图录、艺术图录、器用图录、地图等多种类型,其中医学图谱品种繁多,主要包括解剖图谱、经脉图谱、本草图谱、医学地图集等,用以直观、形象地反映医学图片、实物照片等资料,参考价值大。随着计算机技术的发展,医学类图谱向数字化、高清晰、多维立体、虚拟仿真等方向发展,成为教学、科研、学习的重要参考工具。

(二) 常用图录举要

1.《中国本草彩色图鉴》　钱信忠主编,人民卫生出版社 1996—2003 年陆续出版。

介绍药物达 5 000 种,每种药物除用文字介绍外,还附有精美彩色图谱。根据药物的形态特征精心绘制,一药一图,细微特征附局部放大图,内部结构有鉴别意义的,则附放大的解剖图。填补了历来药物文库中彩色图谱短缺的不足。共分为四篇:常用中药篇、民族药篇、草药篇和其他篇(含原料药卷、海洋药卷、动物药卷)。常用中药篇 3 册于 1996 年出版,草药篇 5 册于 2003 年出版。

2.《中国中药材真伪鉴别图典》(第 3 版)　中国药品生物制品检定所、广东省药品检验所编著,广东科技出版社 2014 年出版。

该套书根据《中华人民共和国药典》(2010 年版)等文献资料,全面认定了相关中药材的药用部位,确定了中药材的拉丁名称和植物来源。同时,将中药材各品种的正品、非正品和伪制品归纳在一起进行分析、比对,使真伪鉴别一目了然。全书共收载常用中药材正品、非正品和伪制品5 000余种,分为:①常用贵重药材、进口药材分册;②常用根及根茎药材分册;③常用种子、果实及皮类药材分册;④常用花叶、全草、动矿物及其他药材分册。四册陆续出版,所收中药品种多、规格全,鉴定准确,图片特征清楚、颜色逼真,能真实反映实物的外貌,是一部充分记述中药材品质发展史的重要参考资料。

3.《中国历史地图集》 谭其骧主编,中国地图出版社1982年出版。

该书是一部以历代疆域政区为主的普通地图集,讲述了我国从原始社会到清朝的历史变革。它采用古今地名对照注记的方法,使读者能从现在的地理概念去理解其历史变化,加深对历史的理解。该图集按历史时期分为8册:第一册:原始社会·夏·商·西周·春秋·战国时期;第二册:秦·西汉·东汉时期;第三册:三国·西晋时期;第四册:东晋十六国·南北朝时期;第五册:隋·唐·五代十国时期;第六册:宋·辽·金时期;第七册:元·明时期;第八册:清时期。全书共收地名7万多个。地图上的内容包括:已知原始社会遗址和其他时期重要遗址的分布,中国历史上各民族建立的政权的疆域政区或活动范围、民族分布,秦以前见于记载的全部可考地名,自秦代开始全部县以上地名、一二级政区的界线,可考的长城、关津、堡寨、谷道、陵墓、庭帐等,主要的河流、湖泊、山岭、海岸线、岛屿等,共收地名7万多个。各册均有中、英文的编例和地名索引,是国内外同类地图中质量较高、内容较详、印制较精的地图集。

三、名录

(一) 概述

名录是收载人物或机构名称,并介绍其主要情况的参考工具,可分为人名录、地名录和机构名录。利用人名录可查检某个人物的学术专长、主要论著、科研成果等资料,如《中国医学人名志》;利用机构名录可查检某个机构的性质、开展的业务,如《中国中医机构志》。

(二) 常用名录举要

1.《中国历代医家传录》 何时希编,人民卫生出版社1991年出版。

该书分上、中、下三册,介绍了自上古至辛亥革命22 000多名医家的生活年代、师承脉络、学术专长及道德操行等,共30 000余条目。所录医家之多,收集资料之丰,均为前所未有。附有历代医家师承传受表、医家别名斋号表、历代医书存目等,别具特色。

2.《中国中医人名辞典》 史宇广主编,中医古籍出版社1991年出版。

该书共收集中医药人物12 000余名,收录范围以1949年在世或者1989年底前取得高级技术职务的中医药人员、中西医结合人员和民族医药人员为主。

3.《中国当代中医名人志》《中国当代中医名人志》编辑委员会编,学苑出版社1991年出版。

该书是一部较为全面、系统地反映海内外中医、中西医结合名家耆宿及医坛新秀的人物资料图书。全书共分4卷,各卷词条以姓氏笔画为序,词条内容以本人提供的素材及亲笔撰写的稿件为依据,多为首次公开的祖传、家藏、师授秘方和经验秘方。

4.《中国中医医疗机构全书》 吴刚主编,中医古籍出版社2007年出版。

该书分为上、中、下三卷,上卷为"重要会议报告与政策法规",收录了2000—2007年的中医药重要会议领导讲话及中医药相关政策法规;中卷为"特色中医院介绍",涵盖了中国内地31个省、自治区等基本信息;下卷为"中医药机构名录",收录了全国中医医疗机构、中医药卫生行政部门等相关单位的通信方式。

第四节　类书、百科全书、丛书

一、类书

（一）概述

类书是采辑古代原始文献,依内容按类别或韵目编排,以供查询、征引的参考工具。类书取材广泛,内容丰富,汇辑的文献资料一律采用原文,并标明出处,便于寻检与征引,被称为我国古代的百科全书,是检索和利用古代文献的重要途径。

类书根据取材范围可分为综合性类书和专门性类书。前者如《太平御览》《永乐大典》《古今图书集成》;后者如《佩文韵府》《册府元龟》及《幼幼新书》等中医药类书。中医药类书在保存中医药古代文献方面起着重要作用,是考证、征引、辑佚、补遗中医药文献的主要参考工具。

（二）类书举要

1.《永乐大典》　明·解缙、姚广孝等编纂。

该书始于永乐二年(1404 年),成书于永乐六年(1408 年),全书共 22 877 卷,是我国历史上最大的一部类书,共有正本、副本两部。清初时略有残缺,到清代中叶以后,屡遭盗窃和劫掠,几乎损失殆尽。中华人民共和国成立后,经多方搜集共得 795 卷。

《永乐大典》残本中 72 卷列载有关医药内容,零章碎简,极难查找,为便于查阅和利用,将其辑集出来按原书卷次顺序编成《永乐大典医药集》,由人民卫生出版社于 1986 年出版。书中辑录的均为宋、元时期医籍,包括医经、著名医籍、临床各科证治、法医学、中药、养生、保健、名医传记、医疗掌故等内容。《永乐大典》的监修和编修者,多为当时的大儒名医,取材严谨,所取医籍的版本多为善本,且标明出处,便于查考核对。《永乐大典医药集》对研究中医药学和整理中医古籍具有很高的参考价值。

2.《古今图书集成》　清·陈梦雷原编,蒋廷锡等重编。

成书于 1726 年,全书共 6 个汇编 32 典,6 117 部,10 000 卷。本书包罗了我国上古至清初历史政治、文化艺术、科学技术及诸子百家各个方面多种学科的内容与成就,是我国现存的一部规模最大、内容最广博的类书。

将"博物汇编、艺术典"下的全部医学文献单独汇编共 520 卷,称为《古今图书集成医部全录》(人民卫生出版社 1962 年据中华书局影印本影印出版,1982 年、1988 年均有排印本和点校本)。该书辑录自《黄帝内经》到清初的历代文献 120 余种,分类编纂而成。编辑体例独具一格,纵向从基础理论到分科治疗,横向以各科疾病为主,引列有关疾病的历代医学文献。前为医论后为方药,所引文献均标明出处,以便对原书查考。全书根据内容性质分为医经注释、脉法、外诊法、脏腑身形、诸疾、外科、妇科、儿科、总论、医术名流列传、艺文、纪事、杂录及外编等,是我国历史上最大、最完整的一部医学类书。

3.《古今医统大全》　明·徐春甫辑,人民卫生出版社 1991 年出版点校本。

《古今医统大全》又名《古今医统》,成书于公元 1556 年,共 100 卷。该书辑录明代以前历代医籍及有关资料共 282 种,分类编写而成。全书包括历代医家传略、《内经要旨》各家医论、脉候、运气、经穴、针灸、各科疾病证治、历代医案、验方、本草、救荒本草、制药、通用诸方及养生等内容。其特点是:"合群书而不遗,析诸方而不紊,舍非取是,类聚条分"。如对各科病证的诊治,每一病证基本上按病机、脉候、治法、方药等依次论述。卷 1 辑有明初以前历代医家简明传略,共 270 人,凡该书所采用的古代医书及有关经史古籍,均附有简介。该书详征博引,集各家精华于一书,对系统学习中医或进行某一专题研究有较大的帮助。

该书所辑资料既引录古籍,也有徐氏自己对医学理论的阐发。有些病证还附有验案,更有助于领会正文。全书分类编排,引录文献均注明出处。

4.《证治准绳》 明·王肯堂编撰,上海卫生出版社 1957 年据万历刻本缩影出版。

又称《六科证治准绳》,成书于 1602 年,共 44 卷,以证论治,内容包括杂病、杂病类方、伤寒、疡医、幼科、女科六个部分,全面阐述了临床各科病证的辨治,每一病证先综述历代医家治验,后阐明王氏己见,且立论平正,不偏执于一家,故广为流传,多为后人所习用。

该书资料收集丰富,理法方药齐备,体例井然有序,具有"博而不杂,详而有要"的特点,不仅有"医家圭臬"之称,还可使"不知医不能脉者,因证检书而得治法"。

5.《本草纲目》 明·李时珍著,人民卫生出版社 2005 年出版校点本上、下两册。

该书是系统总结明以前医药经验,引据《神农本草经》之后诸家本草,结合作者长期学习、采访所积累的大量药学知识,历时 27 年而编成的一部巨著。载药 1 892 种,收集医方11 096 个,分为 16 部、60 类,全书共 190 多万字,插图 1 100 多幅。提出了较科学的药物分类方法,并反映了丰富的临床实践。本书广泛涉及相关的生物、化学、天文、地理、地质、采矿等领域,被英国生物学家达尔文誉为"中国的百科全书",对世界医药学、植物学、动物学、矿物学、化学的发展产生了深远的影响。书末增加了"正文标题笔画索引"和"正文标题拼音索引"。

6. 古代医案类书 中医医案又称诊籍、脉案、方案、病案,是中医记录临床实践所形成的文字资料。古今许多名医将其诊疗经过载入医案,因而医案反映了医家辨证论治的思维过程和知常达变的心得,以及医家的诊疗精华和学术特色,是宝贵的财富。常用的医案汇编有:

(1)《名医类案》:明·江瓘父子编集,成书于 1552 年,全书 12 卷,后经清代名医魏之琇重订。2005 年人民卫生出版社据知不足斋本影印出版。

该书大量搜集自《史记》迄明嘉靖前的名医验案,同时博采经、史、子、集相关资料,结合江氏父子医案,按病证分类编纂,共分为 205 门,录病案 2 400 余则。收辑内容广泛,涉及病种丰富,涵盖了传染病、内科杂病、外科病、五官科病、妇科病、儿科病、精神疾病等多种疾病,往往一病数案,以供鉴别。所载病案,大多有姓名、年龄、体质、症状、诊断、治疗等项,对部分重要医案还附有编者按语,提示该案要点,故该书对于学习和吸取古代医家的诊疗经验很有参考价值。

(2)《续名医类案》:清·魏之琇编,成书于 1770 年,2000 年人民卫生出版社据信述堂重刊本(1885)影印出版。

该书是《名医类案》的续补,编写体例依照《名医类案》。全书分 345 门,一方面补籍清以前历代名医验案,另一方面大量增录清乾隆以前医案。包括伤寒、温病、内科杂病及外、妇、儿、五官、针灸等科。全书分类清楚,选案广泛,特别是对温热病的病案记载更为详细,反映了各种流派的学术经验。往往一病收载数案,既有成功的经验,又有失败的教训,可以相互参证。所附按语引申发挥,对读者颇有启发。

其他重要中医类书:

《圣济总录》:宋·赵佶编,人民卫生出版社 1996 年出版点校本。

《类经》:明·张介宾编,成书于 1624 年。人民卫生出版社 1965 年影印出版。

《医学纲目》:明·楼英辑,1565 年刊行。上海科学技术出版社 2000 年再版。

《杂病源流犀烛》:清·沈金鳌编著,刊于 1773 年。上海古籍出版社 1996 年再版。

《类证治裁》：清·林珮琴编著,1839年刊行。上海科学技术出版社1959年出版。

《东医宝鉴》：(朝鲜)许浚等编著,人民卫生出版社1982年影印出版。

《杂病广要》：(日本)丹波元坚编著,人民卫生出版社1958年重新排印出版。

《中国医药汇海》：蔡陆仙编辑,中华书局1937年出版,北京中国书店1985年据中华书局版影印出版。

《十部医经类编》：任应秋等主编,学苑出版社2001年出版。

《外台秘要》：唐·王焘撰,人民卫生出版社1955年影印出版。

《备急千金要方》：唐·孙思邈撰,人民卫生出版社1955年、1982年据江户医学本两次出版影印本,1997年出版繁体字校释本。

《太平圣惠方》：宋·王怀隐等编,人民卫生出版社1958年影印出版。

《普济方》：明·朱橚等编,人民卫生出版社1959年、1982年影印出版。

《医方类聚》：(朝鲜)金礼蒙等编集,人民卫生出版社1981年出版。

《医心方》：(日本)丹波康赖撰,成书于982年。人民卫生出版社1955年影印出版。

《经史证类备急本草》：宋·唐慎微撰,人民卫生出版社1958年影印出版。

《古今医案按》：清·俞震纂辑,1778年刊行,人民卫生出版社2007年出版。

《二续名医类案》：鲁兆麟主编,辽宁科学技术出版社1996年出版。

《宋元明清名医类案》：徐衡之、姚若琴主编,湖南科学技术出版社2006年出版。

《清代名医医案精华》：秦伯未撰辑,人民卫生出版社2006年出版。

二、百科全书

(一) 概述

百科全书是以学科术语词组为条目,扼要、系统地介绍各学科或某一门类知识,并着重反映最新内容的参考工具。百科全书的编撰代表了一个国家或一门学科的科学文化水平,一般由资深专家撰写条目,因而具有权威性、标准性,是准确了解人类科学文化知识的主要依据。

按收录知识的范围来划分,百科全书可分为综合性和专业性。医学百科全书着重反映医学各分支学科的重要内容和最新学术成就,可提供相关的概念、定义、发展、医林人物、医界大事等资料,是汇集医学领域内各学科知识的大型参考工具。

(二) 百科全书举要

1.《中国大百科全书》 中国大百科全书出版社编辑,1980—1993年分卷出版第1版,2009年出版第2版,2011年出版第2版简明版。

该书是我国第一部大型综合性百科全书,内容包括哲学、社会科学、文学艺术、文化教育、自然科学、工程技术及军事科学等各个学科和领域古往今来的基本知识。全书总卷数为32卷,共收条目约60 000个,约6 000万字,插图约30 000幅,地图约1 000幅。编排上与第1版不同,采用当代世界各国的一般通行做法,按条目标题的汉语拼音字母顺序排列,使读者更加便于寻检查阅。第1版中,中国传统医学、现代医学、生物学、化学等卷与中医药学相关。

2.《不列颠百科全书》(*Encyclopedia Britannica*) 国际中文版(2007修订版)由中国大百科全书出版社和美国不列颠百科全书公司合作出版。

该书被认为是当今世界上最知名也是最权威的百科全书,是当今颇权威的学术性、知识性工具书,也是世界上第一部用英文出版的百科全书。该书内容广泛、资料齐全,并配有大量插图、照片和表格。该书有关生命科学的内容阐述比较全面,并有一定深度。1974年该书第 15 版问世,共 30 卷;1985 年增至 32 卷,分为 4 个部分:《索引》2 卷;《百科类目》1 卷,是全书知识分类目录;《百科简编》12 卷,有短条目 80 000 余条;《百科详编》17 卷,有长条目 670 余条,系统地介绍各学科知识、重要人物、历史、地理等。1986 年,该书由中国大百科全书出版社引进。

📖 知识链接

世界三大百科全书

《美国百科全书》《不列颠百科全书》和《科利尔百科全书》,其中《不列颠百科全书》(*Encyclopedia Britannica*,又称《大英百科全书》,简称 EB)被认为是当今世界上最知名也是最权威的百科全书,已有 200 多年的历史。

3.《中华医学百科全书》 中国医学科学院、中国协和医科大学出版社 2015 年起陆续出版。

2010 年,由吴阶平、巴德年、刘德培、侯云德、陈可冀等 40 多位院士共同发起,中国医学科学院牵头组织,中国中医科学院、中国疾病预防控制中心、中国军事医学科学院等国家级医疗科研机构及重点高校的著名专家学者和港、澳、台地区及国外的华人医学科学家共同实施该书的编撰。按基础医学类、临床医学类、中医药学类、公共卫生类、军事与特种医学类、药学类的不同学科分卷出版,一学科辑成一卷或数卷。计划包括 6 类 144 卷,总字数约 1.5 亿。最终将以图书版、电子版和网络版三种形式出版。

4.《中国医学百科全书》《中国医学百科全书》编委会编,上海科学技术出版社 1981 年起陆续分卷出版。

该书是一部大型医学百科全书,按学科共分 93 卷,内容包括祖国医学、基础医学、临床医学、预防医学和特种医学,以疾病防治为主体,全面而精确地概述中西医药科学中的重要内容和最新成就。其中祖国医学部分 18 卷,1997 年在分卷本的基础上出版《中国医学百科全书·中医学》综合本。

三、丛书

(一) 概述

丛书指汇辑多种书籍并冠以总书名的一套书的统称,也称丛刊或丛刻。丛书本不属工具书之列,但由于它可集数量较大、不同种类的书籍于一体,或集同一门类中不同时代、不同作者的著作于一处,故被看作具有工具书性质的参考工具。

丛书主要分为综合性丛书和专门性丛书。综合性丛书综合了各种图书汇编成一套书,而专门性丛书只把同一门类的图书汇编到一起。中医丛书不仅可以反映某一历史时期、医家、学术流派、地方文献的情况,而且还常附一些篇幅单薄或流传较少的稀见医籍,对于古代散佚医籍的保存有重要的作用。中医丛书又可细分为中医综合性丛书(如《古今医统正脉全书》《医宗金鉴》等)和中医专门性丛书(如《刘河间伤寒三书》《丹溪心法》《薛氏医案》等)。

(二) 丛书举要

1.《四库全书》 清·永瑢、纪昀等编,1782 年成书。

《四库全书》是中国历史上一部规模最大的丛书。该书 1772 年开始编纂,经 10 年编成。据文津阁藏本,该书共收录古籍 3 461 种,79 337 卷,装订成 36 000 余册。分为经、史、子、集四个书库,保存了丰富的文献资料,而且从《永乐大典》中辑出了不少珍本图书。

《四库全书》收录清代乾隆以前中医古籍 97 种,其中一些为传世佳本,而有些则是从《永乐大典》中辑出的珍本。这套丛书所收医书,包括了清初以前历代各家各派的主要著作,涉及医经、藏象、骨度、病源、本草、方书、伤寒、金匮、温病、临床各科、针灸等内容。其中既有必修的经典,也有临床实践的总结,颇具参考价值。1991 年上海古籍出版社据文渊阁本《四库全书》汇编出版了《四库医学丛书》。

2.《古今医统正脉全书》　明·王肯堂辑,中国书店据 1923 年北京中医学社补刻本 1985年影印出版。

本书成书于 1601 年,辑录医书 44 种,主要辑录自《黄帝内经》至明代的重要医著,如《素问》《灵枢》《针灸甲乙经》《中藏经》《伤寒论》《脉经》及金元四大家著作,如《河间六书》《东垣十书》《丹溪心法》《儒门事亲》和《伤寒六书》等,为较早汇刻、影响较大的医学丛书。

3.《医宗金鉴》　清·吴谦等著,人民卫生出版社 2006 年出版。

该书是清政府组织太医院院判吴谦等编撰的一部大型医学丛书,也是清代广为流传的医学教科书。将中医内容分门别类,编成医书 15 种。其中,上册包括《伤寒论注》《金匮要略注》;中册包括《删补名医方论》《四诊心法要诀》《运气要诀》《伤寒心法要诀》《杂病心法要诀》《妇科心法要诀》《幼科杂病心法要诀》《痘疹心法要诀》和《幼科种痘心法要旨》;下册包括《外科心法要诀》《眼科心法要诀》《刺灸心法要诀》和《正骨心法要诀》。涉及临床各科疾病的辨证论治,论理深入浅出,语言简要,切合临床。《四库全书总目》称赞其"有图、有说、有歌诀,俾学者既易考求,又便诵习"。书末附方剂索引,便于阅读。

4.《珍本医书集成》　裘庆元著,中国中医药出版社 2012 年出版。

本书成书于 1936 年,辑录医书 90 种,分隶 12 类,即医经、本草、脉学、伤寒、通治、内科、外科、妇科、儿科、方书、医案、杂著。该书由古代医籍中选取较为实用的精本、孤本、未刊稿等汇辑而成,内容丰富,校勘精良,有一定的学术价值。

5.《中国医学大成》　曹炳章著,中国中医药出版社 1997 年出版。

本书成书于 1936 年,原书共计 365 种,分 13 类,为医经、药物、诊断、方剂、通治、外感、内科、外科、妇科、儿科、针灸、医案以及痘疹、推拿、疑难杂症等。每书均写有提要,以明此书之来历、内容要点;每一类之中均按年代先后次序排列,以便考证。因日本入侵,被迫中断,故仅有 136 种问世,主要辑录从魏晋至明清历代重要医籍及部分日本医家著作。每种图书均经点校,并列有内容提要。

其他重要中医丛书:

《刘河间伤寒三书》:金·刘完素撰,上海江左书林 1913 年石印本。

《东垣十书》:辑人不详,上海中一书局受古书店 1929 年石印本。

《济生拔萃》:元·杜思敬著,台湾商务印书馆有限股份公司 1970 年出版。

《景岳全书》:明·张介宾撰,上海卫生出版社 1958 年影印出版。

《聿修堂医学丛书》:(日本)丹波元简等著,上海中医书局皇汉医学编译社 1935 年铅印本。

《皇汉医学丛书》:陈存仁辑著,人民卫生出版社 1955 年出版。

《三三医书》:裘庆元辑,中国中医药出版社 1998 年出版。

《中医古籍整理丛书》:人民卫生出版社 1990 年出版。

笔记栏

第五节 年鉴、手册、指南

一、年鉴

(一) 概述

年鉴是系统汇集出版之前一年内各方面或某一方面的情况、资料、统计等,以供查检的连续参考工具。根据编辑内容可分为综合性年鉴、专科性年鉴。综合性年鉴内容广博,卷帙浩繁,包括国内外重大事件、各种统计资料、各门各科的新知识和新成果,如《中国百科年鉴》;专科性年鉴汇集某一特定学科或专业的新知识和有关资料,范围明确、实用性强,如《中国中医药年鉴》。

(二) 医学年鉴举要

1.《中国中医药年鉴》 国家中医药管理局主办,中国中医药出版社出版。

首部出版于 1983 年,原名《中医年鉴》,1989 年更为现名。该书是反映中医药事业和学术进展的资料性参考工具,它忠实记录中医学术和中医事业发展的基本情况,及时地提供全面系统的资料。所收内容均以上年度 12 月底为限,主要以公开发表的资料为依据,少数资料是由主管部门或有关部门直接提供的。2002 年起分行政卷和学术卷两卷出版。《中国中医药年鉴(行政卷)》是由国家中医药管理局主办,综合反映上一年中医药工作各方面情况、进展、成就的史料性工具书,分为:①重要文选;②大事记;③专题工作;④国家中医药工作;⑤地方中医药工作;⑥军队中医药工作;⑦港澳台中医药工作;⑧直属单位及社会组织;⑨机构与人物;⑩统计资料;⑪附录。本书是中医药工作人员推荐工具书,有很高的使用和收藏价值。《中国中医药年鉴(学术卷)》是一部全面反映中国中医药学术成就和学术进展的综合性、前沿性、史料性工具书,也是一部属于国家历史档案性质的工具书。

2.《中国医药年鉴》 《中国医药年鉴》编辑委员会编辑,中国医药科技出版社出版。

首部出版于 1991 年,国家药品监督管理局主管,是一部历史性、资料性和综合性的医药参考工具书,比较全面、科学、概括地反映了一段时间内我国医药事业的发展概况,是查找我国医药政策法规、药品行政保护公告、医药生产与流通、各省市医药发展概况、部分医药企业概况、医药科研与教育、医药统计资料、医药大事记、批准新药目录、进口药品品种目录、国家专利局授予医药专利一览等方面信息资料的最具权威性的参考工具书。1999 年更名为《中国药品监督管理年鉴》,由国家药品监督管理局主办,2004 年停刊。

3.《中国药学年鉴》 由国家药监局组织编写(彭司勋主编)。

首部出版于 1984 年,为 1980—1982 年度合刊。该书是我国唯一的药学学科专业年鉴,逐年连续出版,2014 年版是至今已出版的第 30 卷。该书概括、系统、全面地反映了我国药学领域各方面的发展概貌和主要成就,是科学性、权威性、史料性与进展性相结合的药学参考工具书。全书共分药学研究、新药研究与开发、药学教育、药物生产与流通、医院药学、药品监督管理、药学人物、药学书刊、学会与学术活动、重要药学记事、附录等 11 个大栏目,对从事医药教学、科研、生产、使用、经营、管理的药学工作者具有良好的参考价值。

4.《中国食品药品监督管理年鉴》 由国家食品药品监督管理局主管、中国医药报社主办。

1999 年出版首卷,该书是一部综合反映我国对食品、药品、医疗器械、保健品和化妆品监督管理情况、进展和成就的大型信息性、资料性参考工具书。分别收载国家食品药品监督管理局当年重点工作情况,国家关于食品药品监督管理的重要会议、报告、政策法规,食品、保健品、化妆品安全综合监管,药品、医疗器械研制、生产、流通、使用中安全监管工作情况,以及地方食品药品监管和解放军食品药品管理等内容。

二、手册

(一) 概述

手册是以简明、缩略方式提供专门领域内基本的既定知识和实用资料的参考工具。按内容可分为综合性和专业性两大类。综合性手册的内容涉及各个领域;专业性手册的内容只涉及某一领域的专业知识,针对性强,开本小巧,方便携带,专供随时查阅,利用率很高。医学手册主要用来查找某种疾病的病因、病史、诊断、治疗及药品处方、药物用法用量、禁忌事项等常用数据、图表等事实和技术资料。

(二) 中医药手册举要

1.《实用中医手册》 王莒生等编,人民军医出版社 2007 年出版。

该书根据中医辨证论治原理,结合长期辨证分型和遣方用药经验,选择了中医疗效突出的内、外、妇、儿及皮肤科等共计 120 多个常见病证,以表格形式着重介绍了其中医辨证治疗的具体方法。此外,本书在正文后还附有急腹症一章。本书内容丰富,讲解通俗易懂,具有很强的实用性和可操作性,适合广大农村和城市基层中医工作者阅读参考。

2.《中国针灸手册》 陈汉平等主编,上海科学技术文献出版社 2004 年出版。

该书内容包括基础知识篇、经络理论篇、腧穴理论篇、临床治疗篇与针刺麻醉五部分。对基础和经络理论部分,从新的角度做阐述和分析。将腧穴部分有关内容列表说明,一目了然,并将"循经"论述和"分部"论述有机地结合在一起,较好地解决了这对矛盾。临床治疗篇介绍 78 种证候、199 种疾病的针灸疗法及针灸在临床上的其他 8 项应用。针刺麻醉部分介绍了 23 种外科手术中的针刺麻醉方法等。

3.《实用推拿手册》 邵铭熙主编,人民军医出版社 2006 年出版。

该书共分三篇,上篇为推拿基础,包括推拿特点与分类、推拿手法、常用腧穴、作用原理、治则治法、诊断检查和推拿练功等;中篇为推拿临床,详述了伤科、内科、妇科、男科、儿科、五官科等 140 余种常见病症的临床诊断和推拿治疗方法;下篇为推拿保健。

4.《新编常用中药手册》 王锦鸿主编,金盾出版社 2011 年出版。

该书为适应中医临床用药发展需要而编写。全书共收载常用中药 18 类 539 味,其中主药 418 味,附药 121 味,并介绍了古今用药的经验、某些中药研究成果和多种新的中药剂型。对每味药都具体叙述了来源、成分、药理、功能、临床应用、用法用量和注意事项等,还列有一章有毒药物的中毒与解救。

5.《实用中医方药手册》(第 4 版) 王世民、王永吉主编,科学出版社 2016 年出版。

该书内容精炼,阐述简明,实用性强,分方剂和中药两部分。方剂部分共精选经方、验方 1 000 余个,按功能效用分类,分别介绍其组成与用法、主治和临床应用;中药部分共精选中药 550 余味,以表格形式阐述,包括性味、功能、主治病证和常用剂量等。

三、指南

(一) 概述

指南本义是指引方向,指汇集某一方面基本知识或基本数据,专供随时查阅的参考工具。临床医学指南是系统开发的多学科临床指导意见,可以帮助临床医生、患者及其他利益相关者对特定的临床问题做出恰当处理、选择和决策。

笔记栏

(二) 指南举要

1.《临床诊疗指南》丛书　中华医学会编写,人民卫生出版社 2005—2009 年陆续出版。

该丛书是由国家财政部支持、卫生部领导、中华医学会组织编写的指导全国临床医务人员诊断治疗行为的第一部医学学术巨著,系统、全面地介绍了医学科学的最新进展,既有科学可靠的临床诊断标准,又有优化先进的临床治疗方案,充分体现了科学性、先进性、权威性的有机统一,使各级医疗机构的医务人员在日常医疗工作中有章可循、有据可依,有利于提高广大医务工作者的综合素质和医疗工作质量,推进我国医疗卫生工作科学化、规范化、法制化的进程。

2.《中医临床诊疗指南》(第 3 版)　陆付耳主编,科学出版社 2013 年出版。

该书共分两篇:第一篇为证治药方篇,以 17 种基本证为纲,系统地介绍了各证的证候、治法、药物和方剂,较第二版增加了临床常见的危重证"闭证与脱证"。第二篇为临证备要篇,收录了辨证、选方、用药的相关资料,进一步充实了"以症求证"的内容,使基于常见症状的分析辨证更成体系,满足临床辨证的需要,同时着意增加了"针灸精要"和"中医调护"两章,旨在使中医临床治疗和调护的方法与措施更为完善,便于临证中查阅辨证分析、脏腑用药、中药配伍、针刺穴位、调养护理及中药功效和方剂组成等相关资料。

其他重要中医指南:

《中医临床诊疗指南释义》:中国中医药出版社 2009 年出版。

《中医循证临床实践指南》:中国中医科学院编,中国中医药出版社 2011 年出版。

《中医常见病诊疗指南》:中华中医药学会编,中国中医药出版社 2012 年出版。

《中医医疗技术相关性感染预防与控制指南(试行)》:国家中医药管理局编,2017 年发布。

《中医药服务监督工作指南(试行)》:国家中医药管理局编,2020 年发布。

(高巧林　李培硕　高伟芳)

复习思考题

1. 参考工具的特点是什么?
2. 论述参考工具的作用。
3. 参考工具常用的排检方法主要有哪几种?
4. 如何查找经典医籍中的字词含义?
5. 我国历史上最大的医学类书是哪一部? 它包括哪些内容? 具有什么特点?
6. 检索历代医家资料可以通过哪些途径?

PPT 课件

◇◇◇ 第三章 ◇◇◇

检 索 工 具

  检索工具是用来存贮、报道和查找文献资料的工具,它是将大量分散的、无序的文献按一定的逻辑次序组织起来,在一次文献的基础上,经过加工整理、编辑出版的二次文献。检索工具一般具有以下四个特点:一是规范描述原始文献的外部特征和内容特征,形成各条文献记录款目;二是对每条文献记录必须有检索标识,如标题、作者、主题词、关键词等,以此作为检索的依据;三是按照一定的规则和方法,将所有文献记录按一定顺序组织成一个有机的整体,从而形成文献信息的集合,如书目、索引等;四是能够提供多种检索途径,满足多种检索需要。一个完整的检索工具通常包括四部分内容:一是著录部分,系统揭示文献的外部特征和内容特征,是检索工具的主体;二是索引部分,提供多种检索途径;三是说明部分,为使用者提供必要的指导材料;四是附录部分,为各种补充性资料和查询等辅助材料。

  检索工具种类繁多,可以进行不同的分类,按照著录方式及揭示文献内容的程度进行划分,一般分为书目、索引和文摘三类,目前印刷型的检索工具使用最多的是书目。

  在信息技术尚不发达的年代,人们主要依靠手工方式对文献进行有效的管理和检索,手工检索工具是获取信息的主要途径。随着科学技术的发展,以计算机技术为基础的数字检索工具(网络信息检索工具)文献检索方式逐渐占据主要地位。许多数据库和检索系统通过授权,可在线检索并进行文献的自动传递,实现了资源共享。本章主要介绍手工检索工具。

数字检索
工具

第一节 书 目

一、概述

  书目(目录)是著录一批相关的文献,并按照一定的次序编排而成的一种揭示与报道文献的工具。书目一般分为古代书目和现代书目,其中现代书目的著录项目主要包括出版物的名称、作者、出版项(出版者、出版地、出版时间、版次等)和稽核项(页数、开本、定价等)。

(一) 书目的结构

  一部完整的书目一般由前言与凡例、目次、正文、辅助资料四部分组成。

笔记栏

1. 前言与凡例　前言又称序言、引言、编辑说明、编者的话等,是书目的重要组成部分。它简明扼要地说明书目编制的目的、性质、用途、结构、收录文献的范围及时限、编排方式、使用方法等。凡例又称序例、编例、编写条例等,是对书目编制体例的介绍。前言和凡例的重要性是不言而喻的,一部书目的优点和特色一般会在前言中提到,读者仔细阅读前言及凡例可以更好地了解和利用书目。

2. 目次　是反映书目内容的大纲,相当于普通图书的"目录"。通过目次,可以直接迅速地了解书目的内容、结构及体例。

3. 正文　是书目的主体,由著录项、提要和小序三部分组成,但不是每部书目都包含提要和小序。

(1) 著录项:即记录、登记图书的项目。它可以直接反映图书的外部特征,通常包括书名、作者、篇卷、版本、真伪、存佚等。其中存佚指的是古书的现存及丢失情况,大体分为存、佚、未见、阙4种形式。作者项在古籍中的记载很复杂,有名、字、号、朝代、官衔、学衔、籍贯等内容,应用时应加以注意。各种书目对图书内容项目的著录不完全一致,有的全部项目都著录,有的则择录几个项目著录。

(2) 提要:也称叙录、解题、书录,是用来揭示和报道图书的有效方法之一。提要扼要介绍作者生平、图书内容、版本情况、学术思想及评价等,使读者对不熟悉的图书预先获得一个初步的印象。我国古代的书目提要根据取材内容和撰写方法的不同,可分为三种类型:

1) 叙录体:叙录体提要的内容一般可以归纳为三个部分:记录校勘情况;介绍作者事迹,如其生平、学术思想及流派等;评价图书内容,这是叙录的主体,包括解释书名、说明图书内容、学术价值,对某些内容的批评和议论等。叙录体提要既记录图书的形式,又注重阐述图书内容、叙述作者著书意图,属于提要中最为完备的一种体例。《四库全书总目提要》《中国医籍提要》属叙录体书目。

2) 传录体:传录体提要是一种简略的提要,只在书名之后为作者立一小传,介绍作者的生平事迹,对该书的内容不加评述。《中国分省医籍考》即属此类。

3) 辑录体:辑录体提要是广泛辑录与某书相关的资料,来反映图书内容、评价图书价值的一种体例。辑录体提要的取材范围十分广泛,材料主要来源于官修目录、史志目录、私家目录,此外还有传记、序跋、笔记、语录、诗话、文集内的议论等,凡是与此书有关的资料,均汇集在一起,间或附以编者之按语。由此可以充分揭示图书内容,对该书的来历、流传情况与学术价值均有论及。这种提要搜集资料丰富,揭示内容全面,有助于读者通晓各家之说,以利考证。《中国医籍考》《中国医籍通考》均属此类。

(3) 小序:小序指各种分类编排的书目中的部序和类序,是和总序相对而言的。书目中有三种序:一是全书之序,是介绍整个书目的说明性文字,又叫总序;二是大类之序,是介绍书目中每大类(略、部)的说明性文字;三是小类之序,是介绍书目中每小类(种、类)的说明性文字。小序中往往论述某一部类图书的学术流派、演变和特点,说明某部类图书的分类沿革及类目变更、设置及缘由等,同时阐明编目者的思想观点和编制目的,这对于掌握和了解该类图书起到提纲挈领、鸟瞰全局的作用。

书目正文条目主要采用分类方法编排,通常专科性书目按所收图书的学科属性分类编排;综合性书目按我国古代传统的四部分类法(经、史、子、集)分类编排,这是我国古代目录分类体系中,长期占统治地位的一种分类法。可在综合性书目的子部医家类中查找中医药文献。

笔记栏

4. 辅助资料 是附录在正文之后的各种资料。一般包括辅助索引(人名索引、书名索引)、引用文献、对照表、作者生平、著译年表等。

总的来说，前言与凡例、目次和辅助资料都是为正文服务的，旨在帮助读者进一步了解和利用正文。上述四个部分互相联系、相互配合，构成一部完整的书目，以完成向读者揭示图书、指导学习的任务。

(二)书目的类型

书目分类的标准主要根据其内在特征和外部特征来进行划分，按照不同的标准可以将书目划分为不同的类型，我国学术界根据编撰方式和时间等特点，一般将书目分为古代书目和现代书目两大类。

1. 古代书目 古代书目可概略地分为官修书目、史志书目、方志书目、私家书目等。

(1)官修书目：官修书目是由政府组织人员，调查国家藏书之后修撰的国家藏书目录。我国自西汉开始，几乎每个朝代都编有国家藏书目录。宋以前的官修书目已基本亡佚，其内容大多保存在该朝的史书中。清代的《四库全书总目提要》是官修目录的代表。

(2)史志书目：史志书目指史籍中含有的图书目录。我国古代史家修史，力图全面反映一朝一代的历史面貌，所以书中有记录文化学术的内容，其中记录图书情况的称"艺文志"或"经籍志"。史志书目又可分为正史目录、国史目录和专史目录，其中最有代表性的是正史目录。正史目录指正史中记录典籍书目的专门篇章。东汉·班固的《汉书·艺文志》创史书目录之先河，二十四史中，原有史志书目者共六部。清代以来，许多学者纷纷为之作补志，对已编各志也有所补正加注。这些后补的书目都汇入《二十五史补编》。这一系列书目基本构成了我国两千多年来系统完整的典籍目录，反映了古代的图书概况。

(3)方志书目：指地方志中的图书目录。历代各省、府、州、县地方志，一般都列有"艺文志"或"经籍志"一项，主要收录当地历代名人的著作或内容与本地有关的书籍。方志书目收录图书的数量远超正史目录，一般以县志记载最为详细，它可以补充正史目录的不足或遗漏。如郭霭春编《中国分省医籍考》，就利用了大量的方志书目资料。

(4)私家书目：指个人编撰的目录和私人的藏书目录。这类书目大多出自藏书名家之手，有较高的学术研究价值。现存最早、最负盛名的私家书目是宋代晁公武所编《郡斋读书志》。宋代之后，随着印刷术的广泛应用，书籍大量出现，私人藏书家逐渐增多，私家编目之风日盛，私人藏书目录亦形成一个体系，与官修书目、史志书目并称。私家书目的编撰各有特点，有的偏于藏书，有的偏于版本，有的偏于鉴赏，有的偏于治学。私人藏书目录可以补充官修书目、史志书目的不足。

2. 现代书目　根据不同的划分标准,可以分成多种类型。根据编制目的和社会职能可将书目分为登记书目、通报书目、推荐书目、研究书目、书目之书目五种;根据著录文献的内容范围可将书目分为综合性书目和专科性书目;根据著录内容的详略程度可将书目分为单纯书目和提要式书目;根据目录反映的收藏情况可将书目分为馆藏目录和联合目录。以下介绍几种常见的类型。

(1) 国家书目:是全面系统地揭示与报道某一时期内一个国家出版的所有文献的目录。国家书目分为两种,一种是报道最近出版物的现行国家书目,如《中国国家书目》和《全国总书目》,另一种是反映过去一定时期内出版物的回溯性国家书目,如《民国时期总书目》。

(2) 综合性书目:是将各个学科门类的图书汇总编成的一种目录,其收录的文献涉及各个学科领域和知识门类,可满足各类读者查检多种学科图书的需要,《四库全书总目提要》《全国总书目》即属于综合性书目。

(3) 专科性书目:为一定范围的读者对象全面系统地揭示与报道关于某一特定学科、某一专门研究方向和研究课题的文献而编制的书目。这种书目能最大限度地反映本学科和本专题的研究成果,对于科研具有较大的参考价值和指导作用。《中国医籍通考》《现存本草书录》即属于专科性目录。

(4) 馆藏目录:是反映一个图书馆收藏的全部或部分文献的目录。馆藏目录的特点是著录中注明本馆索书号,主要供读者了解图书馆的收藏情况及馆藏文献的内容,它可以是反映全馆藏书的综合性书目,也可以是反映馆藏某一类型文献状况的专科书目,如《北京图书馆善本书目》。

(5) 联合目录:是揭示与报道多个文献收藏单位所藏文献的目录。它以反映文献的收藏处所为特征,揭示与报道有关图书馆的部分或全部文献。按地域范围可分为国际性、国家性和地区性的联合目录,按文献类型可分为图书联合目录、期刊联合目录等,按收录文献的内容范围可分为综合性、专科性联合目录。联合目录在实现资源共享、馆际互借中发挥了重大的作用。如《中国中医古籍总目》《中国丛书综录》。

(6) 书目之书目:又称书目指南。是专门汇辑和介绍书目、索引、文摘等检索工具的书目。读者可以通过书目之书目了解目前已出版的书目,以便选择使用。如《全国图书馆书目汇编》。

总之,现代书目类型的划分有多种不同的标准,不同类型的书目具有不同的作用和社会价值。一部书目可以从不同角度划分而兼属数种类型,如《中国国家书目》既是国家书目,又是综合性书目;《中国中医古籍总目》既是联合目录,又是专科性书目。在实际使用时可以根据不同的需求灵活运用。

(三) 书目的综合运用

书目的基本职能是揭示和报道图书,是检索图书的工具。中医药学的主要理论和临床经验都保存在浩如烟海的历代图书当中,因此,中医古籍的检索和利用对于中医药的守正创新有重要意义。中医药古代图书历史悠久,数量庞大,种类繁多,版本复杂,在长期流传过程中存在许多复杂现象,如散佚、伪托、讹误及内容增删、书名变化等,欲全面、迅速、准确地检索中医药古代图书,利用书目是重要途径之一。

书目的种类很多,必须熟悉各种书目,了解其不同的种类和内容特点,才能合理地使用。书目大多是为某种特定目的而编写的,因而其取材范围必然会有一定的限制。一般在选择书目时应该遵循由近及远、由易到难的原则。一些复杂的问题不是通过查检一种书目就能解决的,通常需用不同类型的书目互相配合,在掌握了大量信息后才能最后确定资料的价值。一般来说,编辑时间直接关系到书目资料获取的最迟时间,因而内容也必然截至这个时间之前,如查找清代的图书不可能用宋元时期编纂的工具书。另外,书目的编制还受时代的限制,当时的政治思想、科学技术及人们对周围事物认识的深度和广度都会反映在书目之中。因此,相对来说编辑出版时间较晚的书目比出版时间早的书目收集的内容应该更完善和真实,错误更少,收录的资料也应能覆盖以前的书目内容。

1. 中医药图书的源流检索 欲了解一部古代中医药图书的流传情况,包括其书名、篇卷、著述(作者,著作方式)、刊刻(时间,地点,版本)、存佚(存、佚、阙)等,可以查阅历代史志书目及《宋以前医籍考》《中国医籍考》《中国医籍通考》等;欲了解民国时期的中医药图书情况,可以通过《民国时期总书目》(自然科学·医药卫生分册)进行检索;欲了解 1949 年之后的中医药图书情况,可以通过《新中国 60 年中医图书总目》进行检索。

2. 现存古代中医药图书情况检索 古代中医药图书数量庞大,代有散佚,欲了解一部古代中医药图书的现存情况,如其现存版本、具体收藏单位等,可以查阅《中国中医古籍总目》《中国丛书综录》等。

3. 古代中医药图书的内容与学术价值检索 欲了解某种古代中医药图书的主要内容、学术价值、版本优劣等情况,可以查阅《四库全书总目提要》《四库及续修四库医书总目》《中国医籍提要》《中国医籍大辞典》《宋以前医籍考》《中国医籍考》《中国医籍续考》等。

4. 古籍丛书的检索 欲了解历代丛书所收中医药古籍情况,或者中医药古籍丛书收录图书情况,或者欲查找一些单行本难觅的珍本、秘本医书,并且了解其内容提要时,可以使用《中国丛书综录》《中国丛书广录》《中医古籍丛书综录》《中医古籍珍本提要》等。

以上只是概要介绍书目的使用,实际检索时根据检索要求不同,还会用到其他一些书目或以上书目的不同功能。如:欲了解历代史书或书目中对某部中医药图书的记载,可以查阅《历代史志书目著录医籍汇考》;欲专门查找某部古代中药学著作,可以查阅《历代中药文献精华》;欲获取现存针灸学古籍的相关信息,可以查阅《中国针灸荟萃·现存针灸医籍》;欲了解某位古代医家的生平事迹,可以查阅《宋以前医籍考》《中国医籍考》《中国分省医籍考》;欲研究某地区历代中医药发展概况或了解一些地方医学流派的著作情况,可以查阅《中国分省医籍考》;欲知道某部中医古籍的现代出版情况(有无现代版本、有哪些现代版本等),可以查阅《新中国 60 年中医图书总目》等。总之,对于书目的充分合理利用,是建立在对各种书目特点的充分把握基础之上的。

二、书目举要

(一)综合性书目

综合性书目一般均收录有中医药图书,同时学习中医药学也需要研读参考有关的古代文献,因此,检索中医药古籍和经史百家文献,综合性书目是不可或缺的。

1.《四库全书总目提要》 清·纪昀等编纂,中华书局 1965 年出版。

《四库全书总目提要》(简称《四库全书总目》)为清乾隆年间所编大型丛书《四库全书》的总目录,共 200 卷,著录书籍 3 461 种,另收"存目书"(原书未收入《四库全书》,仅录提要)6 793 种。其中著录医书 97 部,存目医书 94 部,附录兽医书 6 部。全书按经、史、子、集四部分类法分类,四部之下分 44 个小类,各小类又分 67 个子目。四部之首有总序,小类之首有小序,在某些子目或提要后附按语,阐明各种学术思想的渊源、流派、相互关系,以及划分类目的理由等。全书对每一图书的作者生平、著述渊源及书的内容、性质、版本、文字,以及其他方面的优缺点都做了简要的介绍、考证和述评。书后附有"四库撤毁书提要""四库未收书提要""四库全书总目校记"及按四角号码编排的书名索引、作者索引及索引字头笔画检字,可通过分类、书名、作者等途径检索。

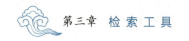

该书是古典目录学的集大成之作,影响深远。其价值主要体现在分类、提要和数量上:分类采用的是四部分类法,并在前人基础上经过修改完善,类目清晰,便于查检图书;提要由当时一批知名学者详加考证、精心撰写,有利于古籍文献研究;著录图书数量为当时之冠,保留了大量图书信息。因此本书成书以后,成为阅读古籍的必备工具。虽然书中部分观点有一定的时代局限性,但仍为后世的学术研究工作提供了许多宝贵的资料和线索。

2.《中国丛书综录》 上海图书馆编,上海中华书局 1959—1962 年出版,上海古籍出版社 1982—1983 年再版,2006 年重印。

《中国丛书综录》是我国目前最完备的一部丛书联合目录,它收录了全国 41 个主要图书馆(上海古籍出版社版增至 47 个)实际馆藏的历代丛书 2 797 部,古籍 38 891 种。

全书分三册:第一册是"总目分类目录",也就是丛书目录,将 2 797 部丛书分类编排。正文分"汇编"和"类编"两个部分,"汇编"著录综合性丛书,分杂纂、辑佚、郡邑、氏族、独撰 5 类;"类编"著录专科性丛书,分经、史、子、集 4 部,各部之下再分若干细目。子部医家类中,共收医学丛书 139 种,每种丛书均著录书名、编辑者、版本,并详列丛书所收图书的书名、卷数等情况。如:

南雅堂医书全集

(清)陈念祖撰

清同治四年(1865)文奎堂刊本

灵素提要浅注十二卷	神农本草经读四卷
张仲景伤寒论原文浅注六卷	医学三字经四卷
长沙方歌括六卷	时方妙用四卷
金匮要略浅注十卷	时方歌括二卷
金匮方歌括六卷	景岳新方砭四卷
医学实在易八卷	伤寒真方歌括六卷
医学从众录八卷	伤寒医诀串解六卷
女科要旨四卷	十药神书注解一卷

书后"全国主要图书馆收藏情况表"记录各丛书的馆藏情况。表中用"○"表示完整收藏,用"×"表示残缺收藏;"丛书书名索引"按丛书书名四角号码顺序排列,并给出丛书所在页码(","前的数字)及在"全国主要图书馆收藏情况表"中的收藏顺序号(","后的数字),用于查找丛书及其馆藏情况;"索引字头笔画检字"可利用笔画查出丛书书名首字的四角号码。2006 年重印本增加了上海图书馆新编的"丛书编撰者索引"。

第二册是"子目分类目录",收录子目 7 万多条。正文分经、史、子、集四部,部下又分类。每书著录其书名、卷数、作者及所属丛书。如:

医学源流论二卷

(清)徐大椿撰

四库全书·子部医家类

徐氏医书六种(乾隆本、同治本)

徐灵胎十二种全集

徐氏医书八种

徐灵胎医学全书(六艺书局石印本、锦文堂石印本、广益书局排印本)前集

中国医学大成第十三集·医论丛刊

某些子目本身又包括几种著作,则另编"别录",附于四部之后。医家类在子部,下分22大类,内科、外科、五官科等又加以细分,共载录医书1 357种。

第三册是"子目书名索引"和"子目作者索引",是为第二册服务的工具,均按四角号码排列。书前附"四角号码检字法""索引字头笔画检字""索引字头拼音检字",以便读者进行多途径检索。

《中国丛书综录》三册相互联系,有机结合,从丛书书名、子目书名、子目作者、著作类别的任一角度都可以进行检索,方便查找中医图书所属丛书及丛书的馆藏情况,对研究我国古代文化起到重要作用。

3.《贩书偶记》 孙殿起编,上海古籍出版社1982年出版。

《贩书偶记》编于1936年,收录了作者经营书店一生中所见的清乾隆以后刊印的著述,同时也兼收少量未被《四库全书总目》收录的其以前的著作,以及辛亥革命后至抗战前夕的著作。每书著录书名、卷数、作者、版本等项,不著提要。如果卷数和版刻有异同,作者姓氏需要考订及图书内容有待说明的,也偶有备注。全书按经、史、子、集四部分类,医家类在卷九,不再分细目,共收医书153种。书前有分类总目,可按所属类别查检。书后附有按四角号码编排的书名和作者综合索引及笔画检字表,可通过分类、书名和作者等途径检索。

该书对见于《四库全书总目》之书概不收录(卷数、版本不同者除外),所以在《四库全书总目》中查不到的明末作者的著作、《四库全书总目》刊行后的清人著作,以及《四库全书总目》未收的小说等文艺作品,可利用本书查找。故本书可作为《四库全书总目》之补编使用。

4.《中国古籍善本书目》 《中国古籍善本书目》编辑委员会编,上海古籍出版社1989年出版本书经部,其余丛部、史部、子部、集部分别于1990年、1993年、1996年、1998年出版。

《中国古籍善本书目》是一部大型全国性善本古籍目录,凡具有历史文物性、学术资料性、艺术代表性而又流传较少的古籍均予以收录。本书分为经、史、子、集、丛五部,收录了全国各省、市、县公共图书馆、博物馆、文管会、文献馆、高等院校、中国科学院及所属各研究所、其他科研单位等所藏古籍善本6万多种,13万多部。各书著录书名、卷数、编著注释者、版本、批校题跋者等。特别是一些新发现的善本,填补了某些学科领域的空白。该书各卷条目下均有编号,卷后附有藏书单位代号表和藏书单位检索表,方便检索。

该书是全国各图书馆所藏古籍善本的全面记录,为检索和利用古籍善本提供了方便。

其他重要综合性书目:

《四库提要辨证》:余嘉锡撰,科学出版社1958年出版。

《增订四库简明目录标注》:清·邵懿辰标注,邵章续录,上海古籍出版社1963年出版。

《续修四库全书提要》:王云五主持编撰,台湾商务印书馆1972年出版。

《中国近代现代丛书目录》:上海图书馆编,上海图书馆1979—1982年出版。

《贩书偶记续编》:孙殿起录,雷梦水整理,上海古籍出版社1980年出版。

《书目答问补正》:清·张之洞原撰,范希曾补正,上海古籍出版社1983年出版。

《中国善本书提要》:王重民撰,上海古籍出版社1983年出版。

《中国丛书综录补正》:阳海清编撰,蒋孝达校订,广陵书社1984年出版。

《中国丛书广录》:阳海清编撰,湖北人民出版社1999年出版。

(二) 中医药专科书目

1.《中国医籍通考》 严世芸主编,上海中医学院出版社1990—1994年出版。

笔记栏

该书是规模较大的一部辑录体医学书目,辑录我国清末之前及日本、朝鲜的中医古籍,凡见载于文献者,皆竭力搜罗,共收书 9 000 余种。全书分 4 卷,按类及成书时间编排,另有索引 1 册。第 1 卷为医经、伤寒、金匮、藏象、诊法、本草、运气、养生;第 2 卷为温病、针灸、推拿、方论一至四;第 3 卷为方论四至六;第 4 卷为方论七至九、医案医话、丛书、全书、史传、书目、法医、房中、祝由、补编等。方论为临床著作(包括方书),按综合、妇科、儿科、外科、伤科、五官科的顺序编排。每书大体按书名、作者、卷帙、存佚、序跋、作者传略、载录资料、现存版本等项著录,部分书还附有编者所作考证的按语。索引包括书名索引和作者索引,均以笔画为序。

该书目规模宏大,资料丰富,为研究我国古代医学文献提供了很大的方便。

2.《中国医籍大辞典》 裘沛然主编,上海科学技术出版社 2002 年出版。

这是一部全面反映我国历代中医药文献概况的中医书目辞典,收录时限上自先秦、下迄 20 世纪末,共收录存世或公开出版的中医药学各学科历代医药书籍词目 17 600 余条,亡佚医籍词目 4 700 余条。本辞典收录的词目按照中医药学科分类编年法排列,分上、下两册。所收图书涵盖中医药学各学科,以及与中医药学科发展密切相关的各种古今文献。同一学科的词目根据成书或初刊年代排列;成书年代不详者,或据作者卒年,或据刊本年代入编;无从考证者,按照古代文献排列于民国初年前、近代文献排列于 1949 年末的原则入编;"亡佚类"收录的词目,按照书名首字笔画笔形顺序编排。每一条医籍词目扼要介绍卷册数、著作者、成书或刊行年代、流传沿革、内容提要、学术特点或价值、出版单位、版本存佚情况、藏书单位等项,内容全面丰富。

该书所有的词目名后均以上标方式标注"词目检索序号",序号由"学科类别标志码"加"词目顺序号"组成,每一种书给出一个词目检索序号。书末附有"词目(书名)索引"和"作者姓名字号索引"。凡检索词目及其著作者姓名字号的,均据"词目检索序号",当检索到所需词目或作者的检索序号,即可在相应的学科类内依其序号查找,使用极为方便。

该书收录时限长,对古今中医图书均有介绍,分类清晰,检索方便,其提要对于了解某部图书的内容、价值、版本等均有参考价值。

3.《中国中医古籍总目》 薛清录主编,上海辞书出版社 2007 年出版。

该书是一部全国性的中医药图书联合目录,收录了全国 150 个图书馆(博物馆)馆藏的 1949 年以前出版的中医药图书 13 455 种,是迄今为止收录现存文献范围最广、种类最多的中医书目。

全书由四部分组成:凡例、参加馆代号表、类表;书目正文;附录;书名索引、作者索引。正文按分类编年体例排序,以体现中医学术的发展源流和传承轨迹。本书以学科分类为主,兼顾中医药古籍的体裁特征,将现存中医药古籍分为医经、基础理论、伤寒金匮、诊法、针灸推拿、本草、方书、临证各科、养生、医案医话医论、医史、综合性著作 12 大类。大类之下又分成若干小类,有的还进一步展开形成 3 级类目。各类图书按成书时间的先后排序,每书的著录项目包括序号、书名(包括卷数、异名、附录、丛书子目)、成书年代、作者(包括朝代、姓名、字号、著作方式)、版本(包括出版时间、地点、出版者、版本类别)、收藏馆代号。版本部分按出版时间的先后排列。该书目之首冠有参加馆代号表,书末附有书名笔画索引、书名音序索引、作者笔画索引、作者音序索引,方便读者从各种途径进行查找。另有四种附录:甲子表,岁阳、岁阴表,历代建都简表,历代帝王名讳表。

该书全面、系统、准确地反映了中医药古籍的存世状况和在全国各地图书馆(博物馆)的收藏情况,是检索现存中医药古籍重要、常用的书目。

笔记栏

《中国中医古籍总目》的沿革情况

1961 年我国第一部全国性的中医图书联合目录《中医图书联合目录》出版,它收录了北京图书馆、中国中医科学院等国内 59 个图书收藏单位所藏的 1959 年以前出版的中医图书 7 661 种;1991 年在《中医图书联合目录》的基础上扩大了收录范围,出版了《全国中医图书联合目录》,该目录收录全国 113 个图书馆收藏的 1949 年以前出版的中医药图书 12 124 种。两本联合目录一直被人们称为"旧版联目"和"新版联目",在检索中医古籍、研究医史文献、交流中医学术、共享文献资源等方面发挥了积极作用。2007 年进一步扩大收录范围,出版了《中国中医古籍总目》。

4.《新中国 60 年中医图书总目》 裘俭等主编,人民卫生出版社 2010 年出版。

收录 1949—2008 年全国各地出版的中医图书 37 572 种,收集的图书内容涉及中医药学的各个领域,不仅记载了古医籍的发掘、整理、再版的脉络,更集中反映了中医药事业在科研、临床、教育及管理等诸多方面所取得的成就。全书 400 余万字,内容纵贯古今,既收录流传至今的经典古代医籍,也收录现代中医药学研究的最新成果。尤其是书中特别设立了少数民族医学类目,专门收录用汉语言文字和少数民族语言文字著述的民族医药书籍,是本书的一大创新点和亮点。每书著录项目包括正书名、其他书名信息、责任者朝代、国别、责任者、版次及 ISBN、价格等 10 余项;以《医学专业分类表》为分类标准,增设类目多达 30 余类。书末附有书名笔画索引与作者笔画索引,便于查阅。

5.《中国医籍考》(又名《医籍考》) (日本)丹波元胤编,人民卫生出版社 1956 年出版,学苑出版社 2007 年出版整理并加标点本。

收辑自秦汉至清道光年间历代医书 2 876 种(学苑版统计为 2 880 余种)。全书分为医经、本草、食治、藏象、诊法、明堂经脉、方论、史传、运气等 9 大类,大类之下再分小类,每小类所列医书以时代先后为序。每书之下,注明其出处、卷数、存佚、提要等,提要辑录该书序跋、作者传略、诸家评论、有关考证等资料。书后附有书名、人名笔画索引,便于检索。

该书收录医书数量众多,收集资料十分详尽,至今对研究与查考中医古籍仍具有较高的实用价值。

6.《宋以前医籍考》(日本)冈西为人编,人民卫生出版社 1958 年出版,学苑出版社 2010 年出版整理并加标点本。

收集我国宋代以前已佚和现存的医书 1 860 种(学苑版统计为 1 873 种),按内容分为内经、运气、难经、脉经、五藏、针灸、女科、幼科、外科、口齿、眼科、养生、月令、按摩导引、房中、祝由、兽医、医史医制、仲景方论、医经、经方、本草、食经等 23 类。每一条目之下辑录该医籍的出典、考证、序跋、版本等项,可供全面查考某一中医古籍的出处、卷数、存佚、作者、内容、版本等情况。该书资料主要辑自历代医书、文史著作、书目、地志、博物、笔记杂录等。不少内容比《中国医籍考》更全面详细,版本一项,尤为突出。书后附有参考书志、书目 400 多种及书名、人名笔画索引。检索方法与《中国医籍考》相同。

该书是研究我国宋以前医籍的一部很有参考价值的专科目录,书中所录医书大部分已经亡佚,通过此书可大致了解原书状况,对于研究宋以前医学文献的流传情况和医学发展史具有十分重要的意义。

7.《中国分省医籍考》 郭霭春主编,天津科学技术出版社 1984 年、1987 年出版。

这是一部传录体的书目,收录了全国近3000种地方志所载的8000余种医籍,以省区为单位分类编排。上册包括河北、河南、山东、江苏、浙江、江西6省(其中北京、天津隶属河北,上海隶属江苏),下册包括除上册省以外的全部省和自治区。每省之下,首列该省医学文献综述,简要论述该省医史、名医、著作等历史源流,而后分述医经(附运气、藏象)、伤寒(附金匮、温病)、诊法、本草(附食疗)、针灸(附按摩、推拿)、方论(分内、外、妇、儿、眼、喉等科)、医史、医话医案、养生、法医、兽医、杂录等文献,每类文献依历史朝代及作者生活年代为序编列,上始先秦,下至清末。每书著录书名、卷数、朝代、作者、出处等,且附医家小传。书末附有人名、书名索引。

通过该书可以了解历史上各地区医学发展的状况,尤其是政治、经济、文化等对医学发展的影响及各地区医学流派的形成发展等,为研究地方医学和编写地方医学史创造条件,为采访发掘我国各地中医世家之秘籍、稿本提供线索。同时由于其内容取材于各地方志,多为其他书目所不载,又可以补充其他书目的不足。

8.《中国医籍提要》《中国医籍提要》编写组编,吉林人民出版社1984年、1988年出版。

上册撰写了504部医籍的提要,主要是清代以前的著作,兼采日本、朝鲜几部比较著名的中医著作。下册撰写了402部医籍提要,主要是清代至现代(1960年以前)的中医著作。分为“基础理论”“临床各科”“综合”“医史、法医、养生”4大类。著录书名、成书年代、作者生平、内容提要和版本信息。丛书则在内容提要后分列子目。每书提要按原著卷目、章节、内容要点、学术成就、学术思想、学术源流及对后世的影响、作者生平传略等,分段阐述。书末附有书名、人名笔画索引。

9.《中国针灸荟萃·现存针灸医籍》　郭霭春主编,湖南科学技术出版社1985年出版第1版,1993年出版修订本。

本书是《中国针灸荟萃》丛书的第二分册,是一部针灸专科的辑录体书目。修订本收录上自先秦、下至1989年的针灸医籍共计355种。所录书籍分为两类:一为针灸专科医籍,即全书内容均为针灸或以针灸为主兼及相关学科;二为有针灸内容的综合性医籍。每类之下,按成书年代先后编排,每书先介绍书名、成书年代、作者,再详录该书序跋、目录、提要评价、现存主要版本等。书后附有书名索引和作者索引。

该书著录全面,资料丰富,为针灸医疗、科研、教学人员提供了专题资料,具有一定的学术价值。

10.《历代中药文献精华》　尚志钧、林乾良、郑金生等编著,科技文献出版社1989年出版。

这是一部中药学专门书目,共分上、中、下3编。上编为“本草概要”,扼要介绍了历代本草文献的发展源流。中编为“本草要籍”,重点介绍上自《神农本草经》《桐君采药录》《雷公药对》《李当之本草》《吴普本草》,下迄《植物名实图考》《本草思辨录》等历代77种药学名著,分述其命名、作者、成书、卷数、流传、存佚、版本及内容提要与评价等。下编为“本草大系”,广泛搜集有史以来见诸记载的药学著作,现存本草著作一般均有简要的介绍,总数达700余种。书末附作者、书名笔画索引。

其他重要中医专科书目:

《四部总录·医药编》:丁福保、周云青编,商务印书馆1955年线装铅印出版。

《中医学重要著作选介》:邱德文等编著,贵州人民出版社1984年出版。

《中医外科医籍存佚考》:张赞臣编著,余瀛鳌增订,人民卫生出版社1987年出版。

《中医古籍珍本提要》:余瀛鳌、傅景华主编,中医古籍出版社1992年出版。

《历代史志书目著录医籍汇考》:李茂如等编著,人民卫生出版社 1994 年出版。

《四库及续修四库医书总目》:刘时觉编注,中国中医药出版社 2005 年出版。

《中国古医籍书目提要》:王瑞祥主编,中医古籍出版社 2009 年出版。

《中国医籍续考》:刘时觉编著,人民卫生出版社 2011 年出版。

《中医古籍丛书综录》:刘从明、王者悦、黄鑫编著,中医古籍出版社 2011 年出版。

第二节 索 引

一、概述

索引是以单篇文献为著录对象,系统揭示文献的题名、作者和所在出版物位置的检索工具。如《中国科技期刊中医药文献索引》《全国报刊索引》《中文科技资料目录·医药卫生》等。通常索引是由一条条题录组成。题录是描述文献的名称、作者和出处等外部特征的条目。出处指文献所在出版物的位置。对于期刊论文来说,出处包括刊名、年、卷、期及页码;对于汇编论文来说,出处包括汇编资料名称、编印单位和索取号;对于会议论文来说,出处包括会议名称、召开时间与地点、会议论文集的编印单位和索取号。

二、印刷型索引举要

1.《中国科技期刊中医药文献索引》 中国中医科学院图书情报研究所主编,全国 22 个中医药图书情报机构协编,该索引分为累积本和年度本两种,累积本由光明日报出版社 1992—1993 年出版。

(1)累积本:收录 1949—1986 年间国内(包括港、台地区)公开出版的 425 种生物医学期刊及边缘学科期刊中刊载的有关中医药学、中西医结合医学论文 13 万余篇。这是我国 1949 年以来第一部正式出版的大型中医药学文献回溯性检索工具,它为检索这段时期的中医药学文献提供了极大方便。

累积本按学科分 9 个分册,各分册编排体例基本一致,包括前言、凡例、编写说明、分类目次、题录正文、引用期刊一览表、总类目简表、主题索引、作者索引等。题录正文按题录顺序号、文献题名、文献类型、作者或译者名、作者所在单位、期刊刊名、出版年、卷(期)、页码等依次著录。各分册均提供分类途径、主题途径、作者途径 3 种检索途径。

(2)年度本:年度本作为累积本的配套和继续,自 1990 年起陆续出版了 1987—1995 年各年度索引本。各年度索引的类目设置、编排体例、著录格式及检索方法和累积本基本一致。

2.《全国报刊索引》 原名《全国主要资料索引》,创刊于 1951 年 4 月,月刊,山东省图书馆编印。1955 年 3 月改由上海图书馆编辑出版,1956 年更名为《全国主要报刊资料索引》并在内容上开始增加了报纸的部分。1966 年 10 月—1973 年 9 月停刊,1973 年 10 月复刊,并改名为《全国报刊索引》。1980 年至今分为"哲学社会科学版"(简称"哲社版")与"自然科学技术版"(简称"科技版")两个分册。1981 年起增收该馆收藏的内部刊物,使之成为检索公开发行及一部分内部发行刊物所载论文资料的重要检索工具。

该刊每期主要包括编辑说明、目录、正文、索引、引用期刊一览表等,所收文献按学科内容分类编排,其正文题录著录格式及检索方法与《中国科技期刊中医药文献索引》基本相同。

下列印刷型索引曾发挥重要作用：

《医学论文累积索引(1949—1979)》：南京医科大学图书馆 1984 年编辑出版。曾是查找 20 世纪 80 年代以前中西医药文献的重要检索工具。

《中文科技资料目录》(医药卫生)：中国医学科学院医学信息研究所编辑出版,1963 年创刊,2007 年停刊。

《中文科技资料目录》(中草药)：国家药品监督管理局主管,中草药信息中心站和天津药物研究院编辑出版,1978 年创刊,2009 年停刊。

《国外科技资料目录》(医药卫生)：中国医学科学院医学信息研究所编印,1959 年创刊,2003 年停刊。

《国外医学》(中医中药分册)：中国中医科学院中医药信息研究所编辑出版,1978 年创刊,2005 年停刊。

第三节 文 摘

一、概述

文摘是以单篇文献为著录对象,系统揭示每篇文献的名称、作者、所在期刊的刊名、年、卷、期号、页码、内容提要的检索工具。如《中国医学文摘》《中国药学文摘》等。

文摘与索引均具有相同的检索功能,但文摘不仅描述了文献的外部特征,还精要摘录了文献的重要内容、学术观点、数据及结构等,对文献的揭示比篇目索引更为深入,含有更多的信息。使用者可通过文摘了解原文献的大概情况,节省查检原文的时间,提高检索效率;对于国外文献,可借助文摘克服语种上的困难了解文献的基本内容。

虽然文摘对文献的揭示程度比索引更为深入,但所收录的文献经过一定筛选,一般只对相对重要的论文才做文摘,故难以满足查全的要求。而索引收录报道的文献不受此限制,收录的文献量大于文摘。所以,两者配合使用,可起到互补之效果。

文摘按摘要的详简程度,可分为指示性文摘和报道性文摘两种。

(一) 指示性文摘

是对文献标题的补充说明,以最简短的文字介绍文献内容范围与研究目的,以使读者对文献内容不产生误解为原则。它一般不含有具体方法、数据、结果等内容,字数较少,多在 50~150 字。这种文摘可以帮助读者判断该文献是否符合自己的需要,并决定是否需要阅读原始文献。

(二) 报道性文摘

基本上能反映原文创造性部分的内容,如研究的范围与目的、采用的研究方法、所得到的结果与结论等。它对原文的创造性内容做详细、深入、全面的摘要,信息量大。报道性文摘的字数一般为 200~300 字,较多的 500 字,必要时可达 1 000 字,阅览报道性文摘有时可以代替阅读原文。同时,这种文摘在帮助读者了解难以得到的文献和克服语言障碍方面具有重要的作用。

二、印刷型文摘举要

1.《中国医学文摘·中医》 该刊是《中国医学文摘》系列刊物的一个分册,由中国中医科学院中医药信息研究所编辑出版,原名《中医文摘》,1960 年创刊,双月刊,是我国唯一正式公开发行的报道性中医药综合文摘。共收录 108 种中医药期刊及与中医药关系密切的综合性生物医学期刊。每期报道中医药、中西医结合论文 400~500 篇,不收录译文。

按自拟类目分类编排,主要栏目包括医史、历代医家论述、基础理论、内科、外科等 18 个类目。著录项目依次为顺序号、论文题目、作者、期刊名称、年、卷(期)、页码、文摘内容、文摘员姓名。各期需通过分类目录进行检索。每年最后一期有年度主题索引,主题词按首字汉语拼音字母顺序编制,查检方法与前述检索工具基本相同。

2.《中国药学文摘》 由国家药品监督管理局信息中心主办,1982 年创刊,月刊,是国内药学文献较完备的文摘式检索工具。内容包括国内公开发行的 700 多种有关期刊中的中西药学文献(不包括译文),以文摘、提要、简介和题录等形式混编报道。每期收录的内容按自拟分类体系编排,共设一级类目 12 个。正文中每条文摘都标有自拟分类号和《中图法》分类号,著录项目主要有论文题目、作者、期刊名称、年、卷、期、起止页码等,大多附有文摘。

该文摘每期后附有主题索引和外文药名索引,年终单独出版年度主题索引。每年第 1 期和年度主题索引后附有引用期刊一览表。检索时可从分类目次、主题索引或外文药名索引入手。

3.《中药研究文献摘要》 刘寿山(第一至第四编)、刘嘉森(第五编)主编。本摘要共分五编,收录的文献多,时间跨度大且前后衔接,累积收录了 1820—1987 年近 170 年间 2 万余篇有关中药学的研究文献,内容涉及中草药栽培、药理、化学及临床应用等各方面。内容分正文和索引两部分,正文按药名笔顺排列,分列植物、栽培、生药、化学、药理和临床 6 部分,附有生物学名索引、化学成分索引、药名索引、临床病证索引和方剂制剂索引。该系列摘要是回溯查找中药学文献的重要检索工具之一(表 3-1)。

表 3-1 《中药研究文献摘要》一览表

序号	收录时间	文献量(篇)	中药品种(种)	出版时间	出版者
一编	1820—1961 年	4 000	502	1963 年	科学出版社
二编	1962—1974 年	3 300	711	1979 年	科学出版社
三编	1975—1979 年	4 000	727	1986 年	科学出版社
四编	1980—1984 年	4 000	574	1992 年	科学出版社
五编	1985—1987 年	5 000	565	1993 年	中国医药科技出版社

(高日阳　林　怡　李董男)

复习思考题

1. 检索工具有哪些特点?与参考工具相比,最主要的区别是什么?

2. 书目的定义是什么?我国古代书目提要有哪几种类型?常用中医提要式书目各属于其中哪一种?

3. 使用书目需要注意什么原则?如何才能更好地利用书目?

4. 如何检索一部古代医籍的历代流传情况?

5. 如何检索现存中医古籍各版本的馆藏情况?

PPT 课件

◆◆◆ **第四章** ◆◆◆

中文文献数据库及电子图书检索

> ## 学习目标
>
> 1. 了解计算机检索的发展历史及基本原理,熟悉机检系统的构成。
> 2. 掌握常用中文检索系统的收录范围、功能特点和使用方法。
> 3. 综合运用各种检索技术在中文文献数据库中检索所需文献,灵活构建检索表达式以提高查全率、查准率。

第一节　计算机检索概论

随着信息社会的发展,科技文献量急剧增加,生物医药文献更是如此。为适应这种变化,计算机技术被最先引入对文献的处理上。文献检索从手工检索慢慢过渡发展到计算机检索阶段。计算机检索速度快、检索途径多、数据更新快、检索方便,已成为目前文献检索的主要手段。

一、发展简史

计算机检索是在计算机技术和通信技术发展的基础上建立起来的。它产生于 20 世纪 50 年代,发展于 80 年代中期,进入 90 年代后随着互联网技术的发展而进入了一个崭新的时期。

"二战"期间,美国军方为了处理大量的军事数据,在宾夕法尼亚大学成立了由莫奇利(Mauchly John William)和埃克特(Eckert John Presper)领导的研究小组,于 1946 年 2 月设计了最早的电子计算机 "埃尼阿克"(ENIAC)。在 ENIAC 的启迪下,IBM 公司于 1952 年 12 月研制出 IBM 第一台存储程序计算机 IBM 701。1954 年,美国海军武器中心图书馆采用 IBM 701 建成了世界上第一台计算机信息检索系统,该系统可采用逻辑 "与" 构建简单检索式,实现匹配检索,输出的检索结果为文献编号。1964 年,美国化学文摘社利用计算机进行刊物辅助排版,同时建立了机读数据库并实现了计算机检索。同年,美国国立医学图书馆(NLM)利用计算机研发了医学文献分析与检索系统(Medical Literature Analysis and Retrieval System,MEDLARS),并于 20 世纪 70 年代初建立了世界上第一个医学文献计算机联机检索系统(MEDLINE)。随着光盘存储技术的发展,美国国立医学图书馆于 1983 年推出了其光盘版。1983 年,美国国防部将阿帕网(ARPA)分为军网和民网,此后逐渐扩大为互联网。20 世纪 80 年代末至 90 年代初,美国麦吉尔大学(McGill University)学生 Alan Emtage、Peter Deutsch、Bill Wheelan 发明了 Archie,依靠脚本程序自动搜索网上的文件,然后对有关信息进行索引,供使用者以一定的表达式查询,形成了互联网检索的雏形。

　　文献计算机检索(以下简称机检)技术的发展是依托计算机技术发展的,从某种意义上说,机检的发展史就是计算机技术的发展历史。计算机技术、数据库技术及网络技术的发展和应用颠覆了传统文献加工、整理和传播的模式,使文献检索从内容上、形式上迅速发展起来。

(一) 脱机检索阶段(20 世纪 50 年代至 60 年代中期)

　　这一时期是计算机检索的原始阶段。进行脱机检索时,首先需要汇总用户检索项目,再由专业检索人员操作计算机,批量处理提问要求,并把检索结果反馈给用户。其主要特点是:①用户提出检索需求;②由专职人员操作计算机进行检索;③检索词之间的逻辑组配关系简单;④用户不能及时获得检索结果。

(二) 联机检索阶段(20 世纪 60 年代中期至 70 年代)

　　这一阶段用户通过终端设备完成检索式的输入及检索结果的显示,终端设备通过通信线路与中央计算机主机连接,中央计算机主机直接处理用户提交的检索请求。其主要特点是:①用户通过"人机对话"方式自主完成检索;②可构建复杂的检索关系式;③检索结果实时反馈用户;④线路通信成本较高;⑤检索命令复杂;⑥存在地域限制。

　　脱机检索和联机检索阶段的信息系统存储载体多为磁电媒介,在当时的技术条件下,以磁电作为存储载体存在价格昂贵、技术复杂、单位容量体积庞大等缺陷,这些问题限制了信息系统的传播及应用。

(三) 光盘检索阶段(20 世纪 80 年代至今)

　　光存储技术的发展为信息系统存储媒介提供了一个新的类型,用户通过计算机检索存储于光盘中的信息,实时获取检索结果。其主要特点是:①用户自主完成检索;②可构建复杂的检索关系式;③检索结果实时反馈用户;④线路通信成本低;⑤信息系统更新存在时差。

(四) 互联网检索阶段(20 世纪 90 年代至今)

　　进入 20 世纪 90 年代后,互联网发展势头迅猛,此时期计算机硬件及通信成本大大降低,计算机检索进入互联网检索阶段。用户通过接入互联网的计算机或移动终端设备即可检索海量信息,实时获取检索结果,并可根据个人需要浏览、打印或保存检索结果。其主要特点是:①用户通过网络自主完成检索;②人机界面友好,用户可构建复杂的检索关系式;③检索结果实时反馈用户并可以不同形式保存;④信息系统更新速度快。

二、计算机检索系统的构成

　　一个完整的计算机检索系统包括计算机硬件、计算机软件、网络或通信设备及资源(图 4-1)。

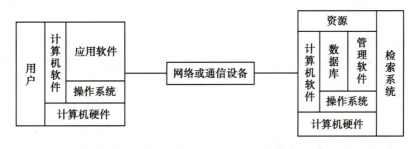

图 4-1　计算机检索系统的构成

(一)计算机硬件

计算机硬件是构成计算机系统的电子、机械和光电元件等各种物理装置的总称,包括检索系统提供商的计算机硬件和用户用于检索的计算机硬件。具体来说,就是用于提供检索服务的计算机服务器、相关的存储设备及用户所使用的计算机或移动终端设备。计算机硬件是构成计算机检索系统的物质基础。

(二)计算机软件

计算机软件是计算机实现各种功能的程序的总称,一般由操作系统、数据库和相关的管理应用软件组成。

1. 操作系统 是一组管理计算机硬件和软件资源的程序,是使用计算机和运行数据库及应用软件的基础。目前常见的操作系统主要有 WINDOWS 系统、UNIX 系统、LINUX 系统。

2. 数据库 是计算机检索系统的核心,其主要功能为存储、管理检索系统数据并提供检索功能。美国著名的管理和信息技术专家詹姆斯·马丁(J.Martin)给出了一个较为完整的定义:数据库是存储在一起的相关数据的集合,这些数据是结构化的,无有害或不必要的冗余,并为多种应用服务;数据的存储独立于使用它的程序;对数据库插入新数据,修改和检索原有数据均能按一种公用的和可控制的方式进行,当某个系统中存在结构上完全分开的若干个数据库时,则该系统包含一个"数据库集合"。简言之,数据库是存储数据的"仓库"。数据库按照数据模型的特点可分为网状数据库、层次数据库和关系数据库三类,目前应用比较广泛的是关系数据库。

数据库一般包括顺排文档和倒排文档两种文档。顺排文档由数据库中的记录按自然顺序(即记录录入数据库中的顺序)组成;倒排文档由数据库中的记录按某种排序规则(即记录索引)组成。记录是构成数据库的基本单位,由描述实体的若干属性组成,属性在数据库中表示为记录的字段,一条记录由多个字段组成。在计算机检索系统中,一条记录相当于一篇文献全文或一条文摘、题录,记录的字段对应计算机检索途径。

计算机检索系统的数据库分为两种类型:①文献型数据库,主要存储文献类型的数据记录,以二次文献为主,如书目数据库、文摘数据库等;②非文献型数据库,又称源数据库,指能直接提供原始资料或具体数据的数据库,如数值数据库、全文数据库、术语数据库、图像数据库、音视频数据库等。

3. 管理应用软件 是用于计算机检索系统运行、维护和管理的软件程序,运行于计算机检索系统的服务器端,用户一般不直接接触这些程序。

应用软件是由检索系统提供商研制开发提供用户使用的一组程序,用于实现阅读特定格式文件或进行检索等,如中国知识基础设施工程(China National Knowledge Infrastructure, CNKI)提供的个人数字图书馆、超星提供的超星阅读器等。此外还有由软件商研制开发的用于阅读或检索结果管理的一些通用软件,如 Adobe Reader 阅读软件、NoteExpress 文献管理软件等。

(三)网络或通信设备

网络或通信设备指符合 OSI 网络模型定义的中继器、集线器、交换机、网桥、网卡、路由器等硬件,其主要功能是实现用户和计算机检索系统之间的数据交换。目前计算机检索系统已经基本实行网络出版,因此网络通信设备亦应作为构成计算机检索系统的一部分。

(四)资源

资源指计算机检索系统提供给用户的信息内容。按计算机检索系统组织的对象不同而分为文字资源、图像资源、声音资源,各种资源在计算机检索系统中以数据形式存在。

三、计算机检索基本原理

计算机检索的实质是计算机检索系统组织的逆过程,其基本原理是根据检索需求提出检索提问式(检索词),计算机检索系统将检索提问式(检索词)与已经存贮在系统中数据库内的文献标识特征(标引词)进行匹配运算,运算结束后将命中的记录以格式文件反馈输出(图 4-2)。

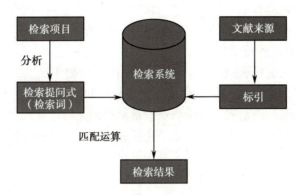

图 4-2　计算机检索基本原理

计算机检索的核心是匹配运算,所谓匹配运算指计算机在数据库中查找符合检索提问式(检索词)记录的过程。

四、机检检索表达式构建

(一)检索表达式的定义和作用

检索表达式是用检索系统规定的各种算符(表示逻辑关系、位置关系等)将检索词连接起来,构成的计算机可以识别和执行的检索命令式。最常用的是逻辑检索表达式,通常也简称为检索表达式或检式。检索表达式是自然语言描述的现实检索问题与各专业文献数据库、搜索引擎的人机界面之间的桥梁,好的检索表达式可提高查全率、查准率(图 4-3)。

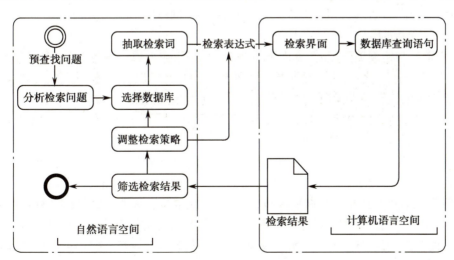

图 4-3　检索表达式的作用

(二)检索表达式的组成要素

检索表达式主要由检索词、检索项、逻辑运算、匹配、优先级、连接符、词频、排序等要素组成。

1. 检索词 检索词是从查找问题描述中提取的词汇,如查找"关于广西肝癌流行病学调查的研究论文",可提取的检索词有广西、肝癌、流行病等。

2. 检索项 检索项是各类型文献的基本属性,如期刊论文的检索项有文章标题、作者、作者单位、摘要、关键词、期刊名称、期卷、参考文献等,学位论文的检索项有论文题目、作者、关键词、摘要、学位授予单位、导师等。

3. 逻辑运算 逻辑运算有"与""或""非"三种,用来连接两个或多个检索项,表明各检索项之间的逻辑关系。如查找"关于广西肝癌流行病学调查的研究论文"时,广西、肝癌、流行病三个检索词所对应的检索项之间是逻辑"与"的关系。

4. 匹配 匹配方式有精确、模糊两种。精确匹配指根据所提出的条件给予一定精确程度的匹配;模糊匹配指根据所提出的条件给予大致程度的匹配。

5. 优先级 优先级是检索表达式中各逻辑运算符的先后计算次序。

6. 连接符 连接符是将检索词和检索项连接起来的符号,如作者=马智。

7. 词频 词频是规定某检索词在某文献中的出现次数。

8. 排序 排序是对查找到的文献按照某一指标进行排序,把用户最关注的排在前面。如按相关度、发表时间、被引、下载等排序。

(三) 检索表达式要素之间的联系

1. 文献类型和数据库共同决定可用的检索项

(1)不同类型文献,检索项设置不同:如期刊论文常用的检索项有篇名、作者、期刊名称、主题、关键词、摘要等;学位论文常用的检索项有题名、作者、导师、学位授予单位等;会议论文常用的检索项有篇名、作者、会议名称、主办单位等。

(2)同一类型的文献,不同的数据库提供的检索项亦有不同:如期刊论文,中国知网提供了主题、篇关摘、篇名、关键词、作者、单位、刊名、ISSN、CN、期、基金、摘要、全文、参考文献、中图分类号、DOI、栏目信息、发表时间等检索项;万方数据提供了全部、主题、题名或关键词、题名、创作者、作者单位、关键词、摘要、日期、DOI、期刊-刊名、期刊-期等检索项。

(3)同一个检索项,在不同的数据库中采用的名称可能不同:如中国知网的"篇名"与万方数据的"题名",中国知网的"作者"与万方数据的"创作者"等。

2. 每个检索词都有对应的检索项

(1)检索词与检索项匹配时,其匹配的难易程度不同:如属于参考文献、中图分类号、文献来源、支持基金、作者、作者单位等检索项的检索词容易辨识。而属于篇名、关键词、摘要、全文等检索项的检索词,则需要考虑查全率、查准率等诸多因素。

(2)同一个检索词匹配不同检索项,其检索结果数量不同:反映内容特征的检索词,按照检索结果由少到多,对应的检索项是关键词、篇名、摘要、全文。

3. 关键词和主题词的辨析 主题词与关键词最大的区别就是主题词经过了规范化处理。主题词是规范化的检索语言,它对文献中出现的同义词、近义词、多义词及同一概念的不同书写形式等进行严格的控制和规范,使每个主题词都含义明确,以便准确检索,防止误检、漏检。主题词表是对主题词进行规范化处理的依据,也是文献处理者和检索者共同参照的依据。而关键词是自然语言,来源于文献,不必经过规范化提炼,选词容易,使用起来比较灵活,常能揭示最新出现的专业名词术语,但容易出现误检、漏检。

4. 连接符、逻辑运算、匹配方式和优先级 连接符用于将检索项和检索词做一一对应,逻辑运算用于连接各个检索项,匹配方式指定了检索结果与检索词之间的一致性程度,优先级规定各个检索项的先后计算顺序。

5. 检索结果太多或太少　如果检索结果太多、不满意,可增加检索词、采用含义更小的检索词、限定时间、选择引用次数多的、选择科研实力强的单位、选择核心期刊、精确匹配、更换检索词所属的检索项(如将"篇关摘"变更为"关键词")等;如果结果太少或没有,可减少检索词、采用含义更广的检索词、模糊匹配、更换检索词所属的检索项(如将"关键词"变更为"篇关摘")、选择其他中文数据库、选择外文数据库等。

第二节　中国生物医学文献服务系统(SinoMed)

一、概述

中国生物医学文献服务系统(SinoMed)(http://www.sinomed.ac.cn/)由中国医学科学院医学信息研究所/图书馆开发研制(图 4-4)。该系统资源丰富,包括中国生物医学文献数据库(Chinese Biomedical Literature Database,CBM)、中国医学科普文献数据库、北京协和医学院博硕学位论文库、西文生物医学文献数据库(Western Biomedical Literature Database,WBM)等。系统数据加工规范、检索功能完备,并集开放存取(open access,OA,又称开放获取)、个性化定题服务、全文传递服务等功能于一体,能全面、快速反映国内外生物医学领域研究的新进展。

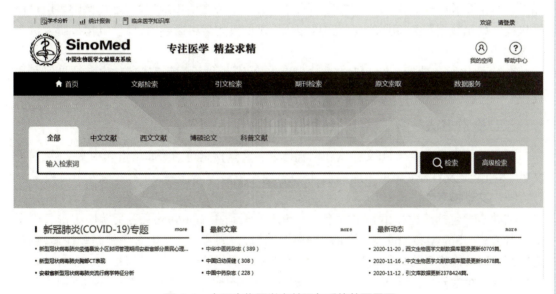

图 4-4　中国生物医学文献服务系统首页界面

(一) 中国生物医学文献服务系统资源

1. 中国生物医学文献数据库(CBM)　收录 2 900 种 1978 年以来的中国生物医学期刊、汇编、会议论文的文献,其中 2019 年在版期刊 1 890 余种,文献题录总量 1 080 余万篇。学科范围涉及基础医学、临床医学、预防医学、药学、口腔医学、中医学及中药学等生物医学的各个领域。全部题录均进行规范化主题标引和分类标引等加工处理,同时对作者、作者机构、发表期刊、所涉基金等进行规范化加工处理,可全面、准确地检索文献。2019 年起,新增标识 2015 年以来发表文献的通讯作者,全面整合中文 DOI(数字对象标识符)链接信息,以更好地支持文献发现与全文在线获取。

2. 中国医学科普文献数据库 收录1989年以来国内出版的医学科普期刊近百种,文献总量达43万余篇,重点突显养生保健、心理健康、生殖健康、运动健身、医学美容、婚姻家庭、食品营养等与医学健康有关的内容。

3. 北京协和医学院博硕学位论文库 收录1981年以来北京协和医学院培养的博士、硕士研究生学位论文,学科范围涉及医学、药学各专业领域及其他相关专业,可在线浏览全文,内容前沿丰富。

4. 西文生物医学文献数据库(WBM) 收录8 900余种世界各国出版的重要生物医学期刊文献题录2 900余万篇,其中馆藏期刊6 300余种,免费期刊2 600余种。年代跨度大,部分期刊可回溯至创刊年,全面体现协和医学院图书馆悠久丰厚的历史馆藏。

5. 中国生物医学引文数据库(CBMCI) 收录1989年以来中国生物医学学术期刊文献的原始引文2 000余万篇,经归一化处理后,引文总量达640余万篇。所有期刊文献引文与其原始文献题录关联,更好地支持多维度引文检索与引证分析。

(二)中国生物医学文献服务系统功能

1. 资源检索功能 SinoMed通过文献检索、引文检索、期刊检索各自的检索平台,实现文献、引文、期刊不同检索需求的检索。

2. 原文索取功能 SinoMed在原文请求后24小时内,以电子邮件、传真或特快专递方式提供所需原文。

3. 数据服务功能 SinoMed面向Web应用提供基于REST协议的API接口调用服务,如搭建集成检索平台、构建Web Widge插件、开发APP或微信小程序等;面向医院等用户提供机构文献元数据服务,用来构建机构知识库、评价机构学科影响力、评价机构科研人员产出等。

4. 个性化服务功能 SinoMed通过"我的空间"提供检索策略定制、检索结果保存和订阅、检索内容主动推送,以及短信或邮件提醒、引文追踪等个性化服务。

二、检索方法

SinoMed分文献检索、引文检索和期刊检索。文献检索包括跨库检索和中文文献、西文文献、博硕论文及科普文献的单库检索,均支持快速检索、高级检索、主题检索和分类检索。

(一)文献检索

文献检索包括跨库检索和单库检索。跨库检索是在SinoMed所有资源库中进行检索的一种方式。SinoMed首页的"全部"即是跨库检索(图4-4)。点击右侧的高级检索,直接进入跨库高级检索界面(图4-5)。SinoMed跨库检索提供快速检索、高级检索、主题检索、分类检索四种检索方式,每种检索方式的操作方法与单库检索相同,仅在结果显示界面不提供限定检索选择。

单库检索以CBM为例进行介绍。CBM提供快速检索、高级检索、主题检索、分类检索四种检索方式,并提供检索历史功能。

1. 快速检索 快速检索是一种默认在全部字段中执行智能检索的检索方式。检索时在输入框中输入检索词或检索表达式,点击"检索"按钮即可完成检索(图4-6)。

快速检索默认在全部字段执行智能检索。智能检索是检索系统自动实现检索词、检索词对应主题词等表达同一概念的一组词的同步检索。如:输入"艾滋病",系统自动检出含"艾滋病"和"获得性免疫缺陷综合征"等同一概念的所有文献。快速检索支持逻辑组配检索和通配符检索。检索词之间可直接使用逻辑运算符"AND""OR""NOT",构建成检索逻辑表达式进行检索。多个检索词之间的空格执行"AND"运算,如:肝炎 预防。检索系统支持单字通配符"?"和任意通配符"%",通配符的位置可以置首、置中或置尾,如:胃?癌、肝%疫苗、%PCR。当检索词中含有"-""("等特殊符号时,使用英文半角双引号来标识检索词,表明这些特殊符号也是检索词的一部分。如:输入"1,25-(OH)2D3",则可检索出化学成分为 1,25- 二羟维生素 D_3 的有关文献。

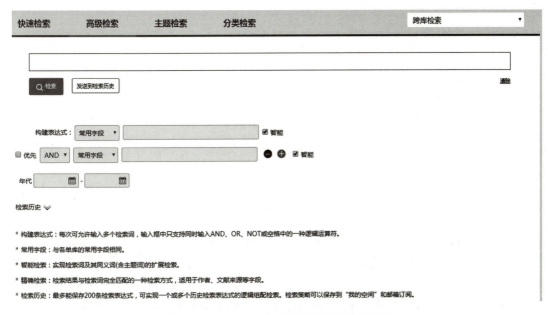

图 4-5　SinoMed 跨库检索的高级检索界面

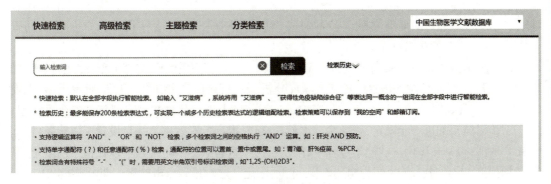

图 4-6　CBM 快速检索界面

2. 高级检索　高级检索是一种构建逻辑检索表达式的检索方式。检索时可在检索框中直接输入检索式进行检索,也可通过"构建表达式"选项构建逻辑检索表达式进行检索(图 4-7)。

(1)构建检索表达式:构建检索表达式指通过选择限定的字段,输入一个检索词,再选择逻辑组配关系(AND、OR、NOT),并发送到检索框,反复操作后构建一个理想检索表达式。CBM 允许每次输入多个检索词,输入框中只支持同时输入 AND、OR、NOT 或空格中的一种逻辑运算符。

(2)CBM 提供限定的检索项:包括全部字段、常用字段、核心字段、中文标题、英文标题、摘要、关键词、主题词、特征词、分类号、作者、第一作者、通讯作者、作者单位、第一作者单位、通讯作者单位、地区、刊名、出版年、期、ISSN、基金。其中,常用字段指中文标题、摘要、关键词、主题词四个字段的复合;核心字段指中文标题、关键词、主题词三个字段的复合。

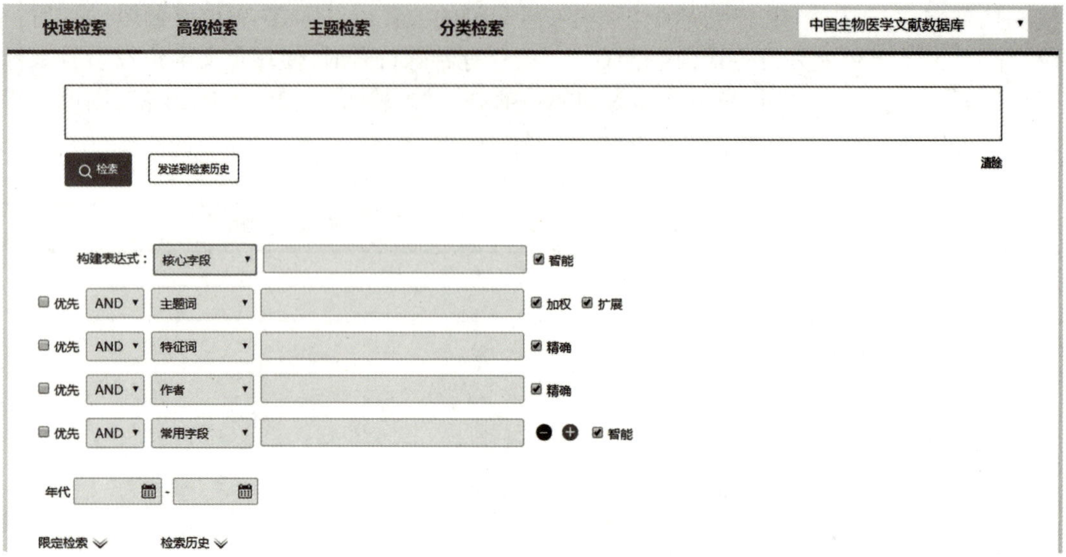

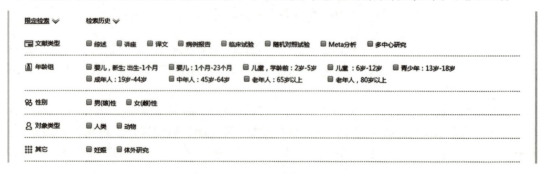

图 4-7　CBM 高级检索界面

（3）智能检索：实现检索词及其同义词（含主题词）的扩展检索。

（4）输入词提示：在作者单位、第一作者单位、通讯作者单位、刊名、基金字段支持规范名称的提示。

（5）关联提示：在作者、第一作者、通讯作者字段支持关联规范机构名称的提示。

（6）精确检索：检索结果与检索词完全匹配的一种检索方式，适用于分类号、作者、刊名等字段。如：在"作者"字段输入"马智"，勾选"精确"后点击"检索"按钮，则检出在作者字段中仅含"马智"的所有文献。若不勾选"精确"，则检出在作者字段中含"马智""马智平""马智超"等的所有文献。

（7）限定检索：是对检索内容进行限定的检索。可进行年代范围、文献类型（综述、讲座、译文、病例报告、临床试验、随机对照试验、meta 分析、多中心研究）、年龄组、性别、对象类型（人类或动物）、其他（妊娠、体外研究）等的限定检索。限定检索把这几种常用限定条件整合到一起，用于对检索结果的进一步限定，可减少二次检索操作，提高检索效率。一旦设置了限定条件，除非用户取消，否则在该用户的检索过程中，限定条件一直有效。限定检索可以在检索前限定，又叫"先限定"，或者对已有检索式做限定，又叫"后限定"，这时只需点击检索式即可（图 4-8）。

图 4-8　CBM 高级检索界面中的限定检索

3. 主题检索　CBM 根据 MeSH 和《中国中医药学主题词表》对文献进行规范化主题词的标引，方便检索者采取规范化的主题词，同时选择合适的副主题词并设置是否加权或扩展等进行主题概念的检索，有效提高查全率和查准率。主题检索是 CBM 重要的检索途径（图 4-9）。

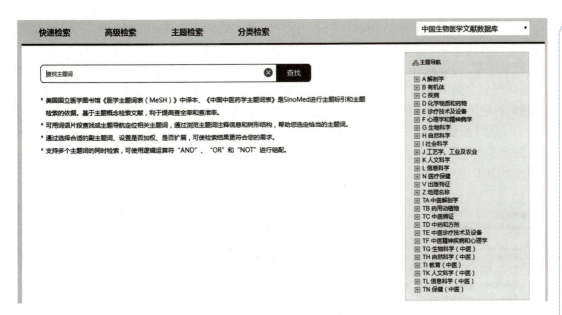

图 4-9 CBM 主题检索界面

（1）主题检索步骤

1）输入主题词：在主题检索状态输入中文主题词或英文主题词执行"查找"，系统将显示有关该主题词的列表。

2）选择主题词：在主题词列表中，点击选中的主题词，进入主题检索界面。根据主题词注释，选择主题词"加权检索""扩展""不扩展"及"主题树"中的主题词等。

3）选择副主题词：根据副主题词注释，选择限定主题词的副主题词，然后点击"发送到检索框"，再点击"检索"按钮，即可检出检索结果。

（2）主题检索注释

1）与副主题词组配检索：副主题词用于对主题词的某一特定方面加以限制，强调主题词概念的某些专指方面。如："肝／药物作用"表明文章并非讨论肝脏的所有方面，而是讨论药物对肝脏的影响。但不是所有的副主题词均能同每个主题词进行组配，副主题词列表中列出了当前主题词可组配的所有副主题词，选中一个或多个副主题词，即可实现对当前主题词与副主题词的组配检索。

2）扩展检索：包括主题词扩展检索及副主题词扩展检索。

主题词扩展检索指对当前主题词及其所有下位主题词进行检索，主题词不扩展检索则仅限于当前主题词的检索。如选择主题词"胃炎"进行不扩展检索，则仅检索"胃炎"一个主题词；若选择扩展检索，则除检索"胃炎"外，还对其下位主题词"胃炎，肥厚性""胃炎，萎缩性"同时进行检索。

副主题词扩展检索指对当前副主题词及其下位副主题词进行检索。在副主题词列表中，带"（+）"的副主题词与其他某些副主题词之间存在上下位关系，系统将自动进行扩展选择。如勾选副主题词"治疗（+）"，系统自动将其下位副主题词"膳食疗法""药物疗法""护理""预防和控制""放射疗法""康复""外科学""按摩疗法""气功疗法""穴位疗法""针灸疗法""中西医结合疗法""中药疗法"和"中医疗法"等一并勾选，此时系统允许手动更改不需要的副主题词。

3）加权检索：CBM 加权检索指对加"*"主题词（即主要概念主题词）进行检索。非加权检索表示对加"*"主题词和非加"*"主题词（即非主要概念主题词）均进行检索。

4）主题词注释：CBM 将 MeSH 和《中国中医药主题词表》嵌入主题检索界面中，使主题检索界面能够显示主题词的详细信息，包括主题词的中文名、英文名、树形结构号、标引注释、历史注释、检索注释、参见系统、树形结构等内容；能够显示副主题词的注释及带（+）副主题词所包含的下位词等。这些信息可帮助检索者正确使用主题词及副主题词，并为相关主题词的使用提供有益的线索，有助于提高查全率和查准率。

4. 分类检索　是按类查找相关文献的一种检索方式。CBM 根据《中国图书馆分类法·医学专业分类表》进行分类标引，检索时可通过类名及分类导航从文献所属的学科角度进行检索（图 4-10）。

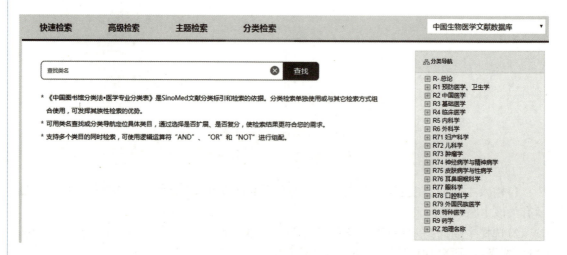

图 4-10　CBM 分类检索界面

（1）按类名检索：在检索输入框键入类名，点击"查找"按钮，系统显示类名类号列表。点击所需类名进入分类检索界面，查看可组配的复分号、详细解释和分类树。根据分类树选择是否对该类进行扩展检索，然后点击"发送到检索框"，再点击"检索"按钮，即可检出检索结果。

（2）按分类导航检索：依据分类树逐级展开，直至浏览到所需类目，点击进入分类检索界面。其后操作与按类名检索操作相同。

5. 检索历史　检索历史具有浏览检索历史并综合制定检索策略的功能。利用检索历史可查看最近的 200 条检索表达式；可选择一个或多个检索表达式并用逻辑运算符 AND、OR、NOT 组成更恰当的组配进行检索；不需要的检索表达式选中后点击"清除检索史"可进行删除；根据需求选择一个或多个有意义的检索表达式保存成特定的"检索策略"，在"我的空间"中可定期调用该检索策略，及时获取最新信息。检索策略可以保存到"我的空间"和邮箱订阅。

（二）引文检索

引文检索是一种通过论文参考文献来检索文献的检索方式，可了解某科研成果等在生物医学领域的引用情况（图 4-11）。检索时可通过常用字段、被引文献题名、被引文献主题、被引文献作者、被引文献第一作者、被引文献出处、被引文献机构、被引文献第一机构、被引基金等检索项的限定进行检索。

（三）期刊检索

期刊检索是查找特定期刊文献及浏览期刊信息的一种检索方式（图 4-12）。对中文学术期刊、科普期刊及西文学术期刊进行一站式整合检索，不但可以查看期刊的出版周期、出版单位、联系方式等信息，还可查看期刊某年、卷期发表的文献。检索时可按刊名、出版地、出版单位、期刊主题词或 ISSN 查找特定期刊,也可通过 "期刊导航" 或 "首字母导航" 查找浏览期刊。

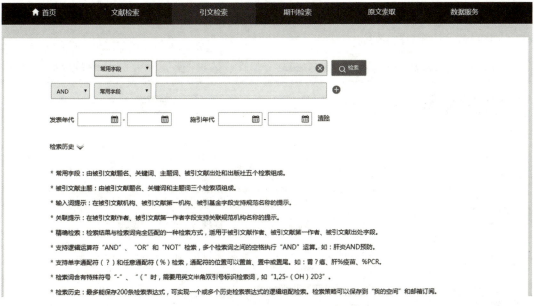

图 4-11 SinoMed 引文检索界面

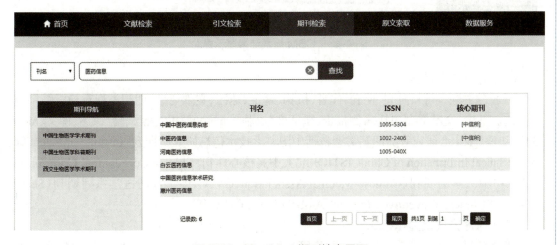

图 4-12 SinoMed 期刊检索界面

期刊检索步骤:

1. 检索特定期刊 在检索入口选择刊名、出版单位、出版地、期刊主题词或 ISSN,输入相应的检索词,点 "查找" 按钮,系统显示含有该检索词的期刊列表;点击刊名,进入期刊文献检索及浏览页面,可在本刊中检索文献,可浏览该刊某年某期的文献,还可浏览该刊编辑部等详细信息。

2. 期刊导航 点击选择中文学术期刊、科普期刊或西文学术期刊,显示期刊列表,点击欲查看的期刊刊名,进入期刊文献检索及浏览页面,可在本刊中检索文献,可浏览该刊某年某期的文献,还可浏览该刊编辑部等详细信息。

3. 首字母导航 点击首字母,系统显示该字母打头刊名的所有期刊;同样,点击刊名,进入期刊文献检索及浏览页面,可在本刊中检索文献,可浏览该刊某年某期的文献,还可浏览该刊编辑部等详细信息。

三、检索结果显示与下载

检索结果显示界面可实现结果聚类分析、检索结果筛选、排序方式及显示格式、结果列表、结果输出等功能(图 4-13)。

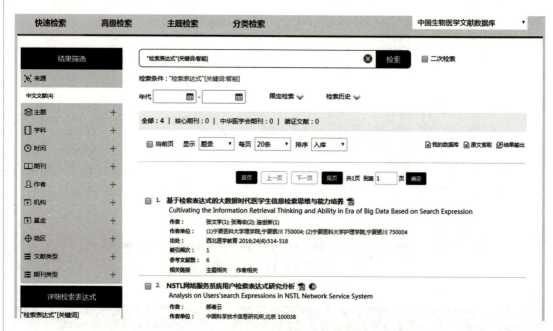

图 4-13 CBM 检索结果显示界面

(一)检索结果筛选

可通过主题、学科、时间、期刊、作者、机构、基金、地区、文献类型、期刊类型对检索结果进行筛选。其中,文献类型包括病例报告、循证文献、临床试验、随机对照试验、综述、译文、meta分析、讲座、多中心研究等。期刊类型包括中国科学技术信息研究所期刊(Institute of Scientific and Technical Information of China, ISTIC)、北大中文核心期刊(Chinese Core Journal Criterion of PKU)、中华医学会期刊(Chinese Medical Association, CMA)、中华预防医学系列期刊(Serial Journal of Chinese Preventive Medicine Association, CPMA)等。

(二)排序方式及显示格式

检索结果可按需选择入库、年代、作者、期刊、相关度和被引频次六种方式排序,可按题录和文摘两种方式显示检索结果列表,还可设置每页显示记录的条数。

(三)结果列表

检索结果列表中可获取文献题名、作者、作者单位、出处等题录或文摘信息。点击"🔽"可链接下载 PDF 格式全文,这些全文由重庆维普资讯有限公司提供。如文献题名后无"🔽"图标则可点击"原文索取"提交原文索取申请。

(四)结果输出

检索结果可按不同的输出方式和保存格式下载保存到本地计算机或直接打开。其输出范围包括全部记录、标记记录、当前页记录、记录号等。

四、检索实例

题目:用 CBM 查找有关中医药方法治疗胃痛的文献。

检索分析:对检索项目进行分析可知,本题核心概念为"中医药方法""胃痛"。因为

"胃痛"又有"胃脘痛""心下痛"等表述方式,所以应该使用主题词检索;中医药治疗方法可包括中医、中药、针灸、按摩、穴位等疗法,以及中西医结合疗法中的中医方法,从题意来看,"胃痛"与上述疗法间存在限定的关系,因此考虑主题词与副主题词组配,应用主题途径检索较为便捷。

1. 登录中国生物医学文献服务系统,选择中国生物医学文献数据库。

2. 点击主题检索标签进入主题检索界面。

3. 在检索词输入框中键入"胃痛",点击"查找",进入相关主题词列表界面(图4-14)。

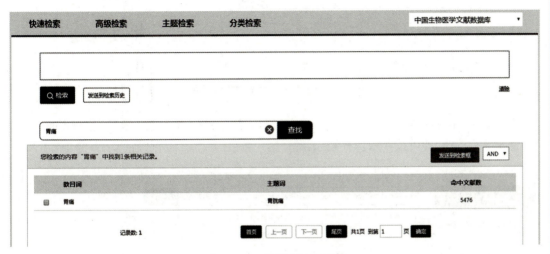

图 4-14　主题词列表界面

4. 在相关主题词列表中选择对应的主题词"胃脘痛",进入主题词注释及检索方式选择界面。

5. 依题意并根据主题词注释及树形结构,选择"扩展",勾选"加权检索",选择副主题词"中医疗法(+)",系统自动将"按摩疗法""穴位疗法""中药疗法""中医疗法""中西医结合疗法""针灸疗法""气功疗法"等副主题词全部勾选(图4-15)。

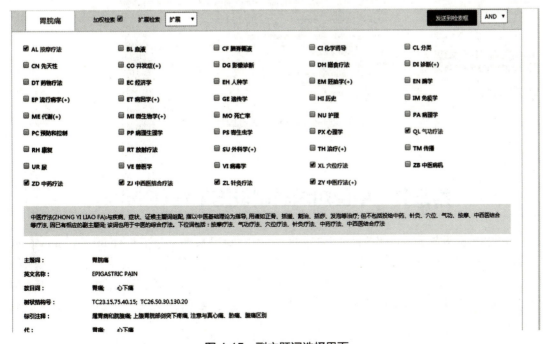

图 4-15　副主题词选择界面

点击"发送到检索框"按钮,检索框内显示检索表达式(图4-16)。

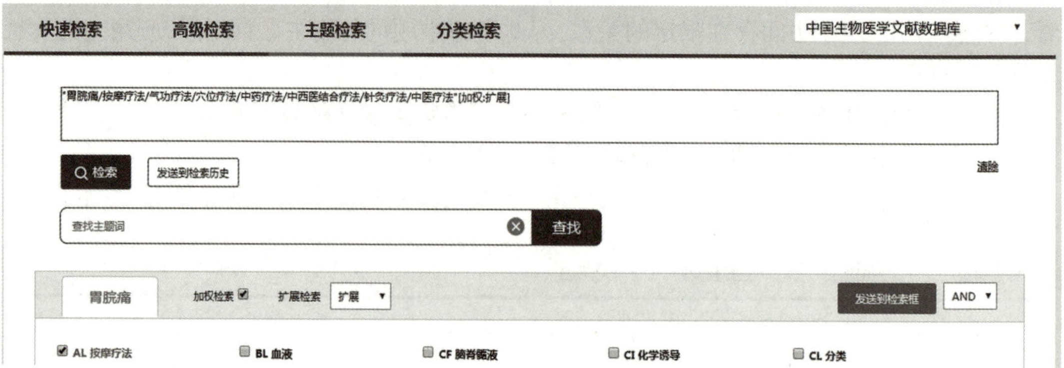

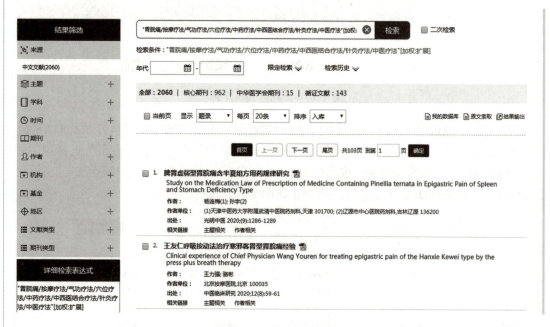

图4-16　检索框检索表达式显示界面

6. 点击"检索"按钮,即可检出有关中医药方法治疗胃痛方面的文献(图4-17)。点击"结果输出"按钮,即可按要求保存结果。

图4-17　检索结果界面

第三节　中国知识基础设施工程(CNKI)

1998 年世界银行在一份研究报告中指出,国家知识基础设施工程(national knowledge infrastructure,NKI)在知识经济、科技发展和国民教育中具有重要的战略意义。1999 年 6 月,清华大学、清华同方发起创建了"中国知识基础设施工程(CNKI)"。经过二十余年的建设,CNKI 已经发展成为囊括学术期刊论文、博硕士论文、专利、科技成果等多种类型文献的知识网络平台。

笔记栏

一、概述

"中国知识基础设施工程（CNKI）"为一综合性文献检索系统,收录中外学术论文、中国国家科技成果、中外专利、工具书等类型的文献,目前以"中国知网"网站形式向用户提供检索服务（http://www.cnki.net）。

中国知网设置资源检索、行业知识服务与知识管理平台、研究学习平台、出版平台与评价、专题知识库、教育、众知众创、软件产品、知网动态等板块,全方位提供文献资源的管理与服务。

（一）数据库资源

中国知网数据库资源种类繁多,主要包括文献资源、知识元资源和引文资源三种。文献资源主要有学术期刊、博硕士论文、会议、报纸、年鉴、专利、标准、成果、图书、法律法规、政府文件、企业标准、科技报告、政府采购等;知识元资源主要有知识问答、百科、词典、手册、工具书、图片、统计数据、指数、方法、概念等;引文资源主要有中国引文数据库。以下重点介绍与医学相关的常用资源。

1. 学术期刊库　该库实现中、外文期刊整合检索。截至 2021 年 3 月,收录中文学术期刊 8 720 余种,含北大核心期刊 1 960 余种,网络首发期刊 2 100 余种,最早回溯至 1915 年,共计 5 750 余万篇全文文献;外文学术期刊包括来自 60 多个国家及地区 650 余家出版社的期刊 57 400 余种,覆盖 JCR 期刊的 94%、Scopus 期刊的 80%,最早回溯至 19 世纪,共计 1.1 余亿篇外文题录,可链接全文。学术期刊库默认的检索结果包含知网合作的国外期刊题录数据。

> ### 知识链接
>
> #### 期刊引证报告与 Scopus
>
> 期刊引证报告（Journal Citation Reports,JCR）是重要的期刊评价工具和基于引文数据的统计信息的期刊评价资源。JCR 基于 Web of Science 平台通过对世界上 11 500 多种期刊的参考文献的标引和统计,可以在期刊层面衡量某项研究的影响力,显示出引用和被引期刊之间的相互关系,帮助用户了解出版物的影响力。
>
> Scopus 是目前收录来源出版物最多的文摘和引文数据库,文献类型有学术期刊论文、图书、会议论文,由 Elsevier 出版商提供。它收录了来自全球 5 000 多家出版商的 2 万多种期刊（中国期刊 578 种,中文期刊 100 多种,如《中华医学杂志》）、800 多种会议录及数百种丛书,涉及人文、科学、技术及医学方面的文献。

2. 博硕士论文库　该库包括中国博士学位论文全文数据库（China Doctoral Dissertations Full-text Database,CDFD）和中国优秀硕士学位论文全文数据库（China Master's Theses Full-text Database,CMFD）,均收录 1984 年以来的学位论文,内容覆盖基础科学、工程技术、农业、医学、哲学、人文、社会科学等各个领域。其中 CDFD 收录全国 490 多家培养单位的博士学位论文 40 多万篇,CMFD 收录全国 770 多家培养单位的优秀硕士学位论文 440 多万篇。

3. 会议论文全文数据库　该库重点收录 1999 年以来,中国科学技术协会系统及国家二级以上的学会、协会及高校、科研院所、政府机关举办的重要会议,及在国内召开的国际会议上发表的文献,部分重点会议文献回溯至 1953 年。目前,已收录国内会议、国际会议论文集 2 万本,累计文献总量 330 余万篇。

4. 中国重要报纸全文数据库　该库是以学术性、资料性报纸文献为出版内容的报纸全文数据库,年均收录并持续更新各级重要党报、行业报及综合类报纸 650 余种,累积收录 2000 年以来报纸全文文献 1 950 余万篇。

5. 中国年鉴网络出版总库 该库目前收录年鉴总计 5 320 余种,4 万本,3 780 余万篇。内容覆盖基本国情、地理历史、政治、军事、外交、法律、经济、科学技术、教育、文化体育事业、医疗卫生、社会生活、人物、统计资料、文件标准与法律法规等各个领域。

6. 专利库 该库包括中国专利和海外专利。中国专利全文数据库收录了 1985 年以来的专利共 3 210 余万项,每年新增专利约 100 万项;海外专利摘要数据库包含美国、日本、英国、德国、法国、瑞士、俄罗斯、韩国、加拿大、澳大利亚、世界知识产权组织、欧洲专利局、中国香港及中国台湾等十国两组织两地区的专利,共计收录从 1970 年至今的专利 7 330 余万项,每年新增专利约 30 万项。

7. 标准数据总库 该库包括国家标准全文、行业标准全文、职业标准全文及国内外标准题录数据库,共计 60 余万项。

8. 成果库 收录正式登记的中国科技成果,按行业、成果级别、学科领域分类。共计收录 80 余万项成果,年更新约 4.8 万项,收录年度集中于 1978 年至今,部分回溯至 1920 年。

9. 中国图书全文数据库 目前已收录专业图书 10 385 本,覆盖人文社科、自然科学、工程技术等各领域,并实时更新。

10. 中国法律知识资源总库 该库囊括法律法规、论文文献、典型案例等法律信息资源。

11. 中国工具书网络出版总库 该库集成了 10 131 部工具书,类型包括语文词典、双语词典、专科辞典、百科全书、图录、表谱、传记、语录、手册等,约 2 000 万个条目。

(二) 专题数据库和行业知识服务

1. 中国医院数字图书馆 中国医院数字图书馆平台提供中国医院知识总库(CHKD)的检索,服务于医务人员临床、科研、继续医学教育等多方面的知识信息需要。

(1)中医诊疗知识库:中医诊疗知识库包含疾病库、中草药库、方剂库、针灸推拿库四个部分,知识库系统梳理了中医理论体系中各学科知识体系,并将各知识点之间、知识点与期刊文献之间的内在关系展示出来。

(2)中医药知识资源总库:中医药知识资源总库内容涵盖中医学、中药学、中西医结合、西医临床与药学、医药卫生方针政策、预防医学、民族学和哲学等中医院所需知识内容。

(3)中医古籍库:中医古籍库收录我国历代经典中医古籍,内容覆盖中医各科疾病、本草、方剂、针灸、养生、医经、综合等。

2. 药业知识服务体系 药业知识服务体系包含食品药品知识资源总库、药品研发知识服务平台、食药监管与检测知识服务平台、食品药品知识资源总库、药物警戒服务平台等。

3. 公共卫生知识服务体系 公共卫生知识服务体系包含公共卫生知识服务平台、公共卫生业务知识服务平台。

(1)公共卫生知识服务平台:公共卫生知识服务平台以信息推送和检索方式,面向公共卫生系统各机构,提供集资源整合、知识检索、信息推送、数据分析和内容管理为一体的个性化知识服务。

(2)公共卫生业务知识服务平台:公共卫生业务知识服务平台涵盖传染病防治、慢性病防治与伤害、营养和食品卫生、环境卫生、职业卫生、辐射卫生、学校卫生、免疫规划、消毒与病媒生物防制、突发公共卫生事件等内容。

(三) 研究学习平台

1. 知网研学 知网研学平台是在提供传统文献服务的基础上,以云服务的模式,提供集文献检索、阅读学习、笔记、摘录、笔记汇编、论文写作、个人知识管理等功能为一体的个人学习平台。平台提供网页端、桌面端、移动端、微信小程序,多端数据云同步,满足学习者在不同场景下的学习需求。

2. 在线教学服务平台　在线教学服务平台将视频教学和云端课堂相结合,具有课程直播、在线教育等功能。有效实现知识的教授、学习、考核全流程云端化,为教育机构课程教学提供基础支撑平台。

3. 世界医卫知识大数据　世界医卫知识大数据(WHKBD)包含全球顶级医学期刊、中文医学期刊、知名出版集团及专业学、协会,收录全球 65 个国家及地区的出版物,涉及语种百余类。

4. CNKI Scholar 学术搜索　CNKI Scholar 学术搜索是一个基于海量资源的跨学科、跨语种、跨文献类型的学术资源搜索平台,其资源库涵盖各类学术期刊、论文、报纸、专利、标准、年鉴、工具书等,旨在为国内外研究人员提供全面、权威、系统的学术资源。

(四)软件产品

软件产品有学术不端文献检测系统、腾云数字出版系统、网络舆情监测系统、机构知识管理与服务平台、知网研学(原 E-Study)、TPI 专业信息资源建设管理系统等。CNKI 常用软件有 CAJViewer 浏览器、知网词典、知网百科、手机知网、辞书大典等。

(五)个人数字图书馆和机构数字图书馆

个人数字图书馆由个人通过 CNKI 网站免费创建,并可根据个人需求申请加入若干机构数字图书馆。利用个人数字图书馆可按不同需要定制网络出版总库的资源,在个人数字图书馆中建构个性化资源馆,同时可定制学者、机构、学术出版物、科研项目、检索式、投稿信息、学术论坛、学术趋势等信息,系统根据用户的定制自动推送相关的情报信息。

机构数字图书馆由单位或组织机构向 CNKI 申请创建。机构数字图书馆可按照机构需要定制检索系统,组织各类自建资源,定制机构相关的文献、信息、情报,还可将组织机构自有资源按系统元数据需求进行标准化,整合到机构馆中进行统一管理,提供统一检索。

二、检索方法

CNKI 针对各类文献特点,提供了多种便捷的检索方法。CNKI 检索方法包括文献检索、知识元检索和引文检索。文献检索分为一框式检索、高级检索、专业检索、作者发文检索、句子检索和出版物检索。

(一)文献检索

1. 一框式检索　在 CNKI 首页点击检索类型"文献检索",勾选欲检索的数据库,选择欲限定的检索项,输入检索词或检索表达式,点击"Q"即可(图 4-18)。

文献检索文本框中能输入一个检索词或一个简单的表达式,使用运算符 *(与)、+(或)、-(非)进行同一检索项内多个检索词的组合运算时,运算符必须是英文半角,而且前后要空一个字节。注意检索框内输入的内容不得超过 120 个字符,检索词本身含空格或 *、+、-、( )、/、%、= 等特殊符号时,须将检索词用英文半角单引号或双引号引起来。文献检索数据库可单选也可多选。

2. 高级检索　在 CNKI 首页检索框右侧点击"高级检索",进入高级检索界面。该界面另有专业检索、作者发文检索和句子检索选项。CNKI 每种数据库的高级检索方式在检索字段的设置、检索条件的限定均有不同,但检索方法基本相同,均是提供多个检索项的逻辑组合检索,通过选择精确或模糊的匹配方式、检索条件限定等完成较复杂的检索,得到符合需求的检索结果。现以中国学术期刊网络出版总库为例介绍检索方法。

选择"学术期刊""中文"数据库,进入中文学术期刊库的高级检索界面(图 4-19)。

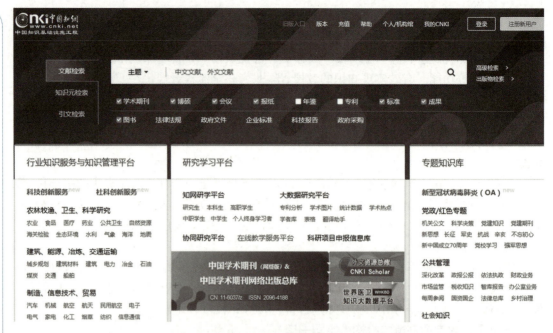

图 4-18 知网首页

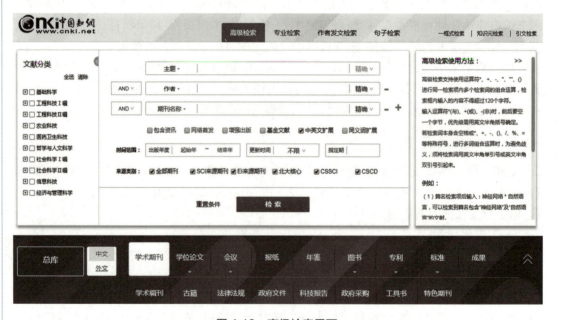

图 4-19 高级检索界面

选择欲限定的字段,在对应的检索框中输入检索词或表达式,选择精确或模糊的匹配方式及检索项之间的逻辑关系,再根据需要进行时间范围、来源类别、文献分类等条件的限定,点击"检索"即可。

中文学术期刊库的高级检索控制条件有时间范围、来源类别、出版模式、扩展检索、基金文献等,与其他数据库不同。多检索项组合检索的运算优先级,按从上到下的顺序依次进行。点击检索框后的"–""+"按钮可添加或删除检索项,最多支持 10 个检索项的组合检索。同一检索项内可进行多个检索词的组合运算,在"全文"和"摘要"两个字段可进行词频限制以辅助优化检索结果。

CNKI 文献
分类

3. 专业检索　专业检索仅提供一个检索表达式输入文本框,检索时按照 CNKI 规定的检索表达式语法构成输入检索表达式,点击"检索"即可(图 4-20)。

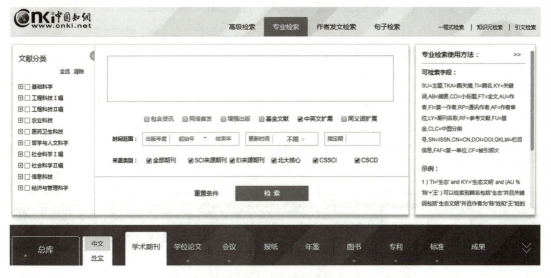

图 4-20　专业检索界面

专业检索表达式的基本构成:〈字段标识符〉〈匹配运算符〉〈检索词〉〈逻辑运算符〉〈字段标识符〉〈匹配运算符〉〈检索词〉。检索系统使用英文大写字母作字段标识符,如 SU= 主题、TKA= 篇关摘、TI= 题名、KY= 关键词、AB= 摘要、FT= 全文、AU= 作者等;检索系统使用 AND(*)、OR(+)、NOT(-)作逻辑运算符,如 SU%= 偏头痛 AND SU%= 针灸,或 SU%=(偏头痛 * 针灸),表示在主题字段检索偏头痛针灸相关联的相关文献。需要注意的是,在 CNKI 中逻辑运算符的运算优先级相同,如需改变逻辑运算顺序,需使用英文半角圆括号将条件括起。

4. 作者发文检索　作者发文检索通过输入作者、第一作者、通讯作者等姓名及作者单位、第一单位等信息,精确或模糊检索某作者发表的文献(图 4-21)。

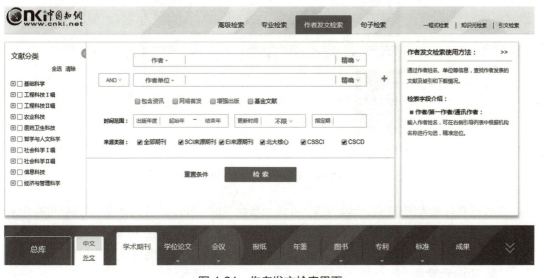

图 4-21　作者发文检索界面

5. 句子检索　句子检索是通过输入的两个检索词,在全文内查找同时包含这两个词的句子或段落,目的是找到有关事实的问题答案(图4-22)。

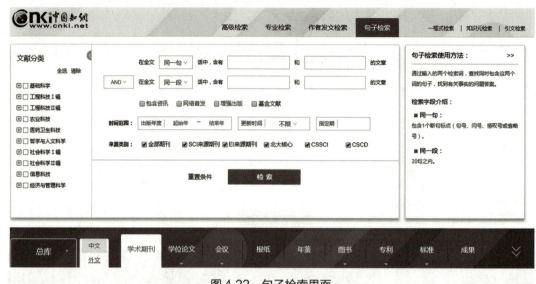

图4-22 句子检索界面

6. 出版物检索 在CNKI首页点击"出版物检索"即可进入出版物检索平台。出版物检索平台提供来源出版物导航、期刊导航、学术辑刊导航、学位授予单位导航、会议导航、报纸导航、年鉴导航、工具书导航等,每种导航提供的检索项和分类均不相同(图4-23)。

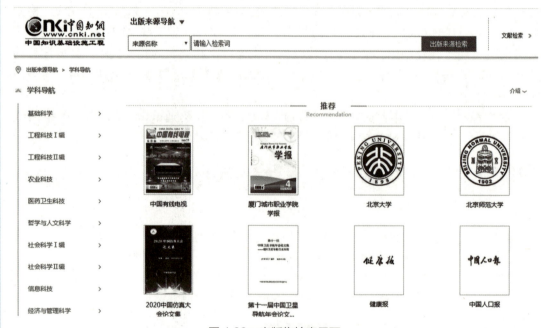

图4-23 出版物检索界面

现以期刊导航为例介绍其检索方法。在源出版物导航下拉菜单处选择期刊导航,可在检索框中输入刊名、主办单位、ISSN、CN等进行特定期刊信息的检索,也可按学科、卓越期刊、数据库刊源、主办单位、出版周期、出版地、发行系统、核心期刊等导航分类浏览期刊信息(图4-24)。

(二)知识元检索

在CNKI首页点击检索类型"知识元检索",勾选欲检索的数据库,输入检索词,点击"🔍"即可。知识元检索文本框中只能输入一个检索词,每次只能勾选一个知识元数据库。

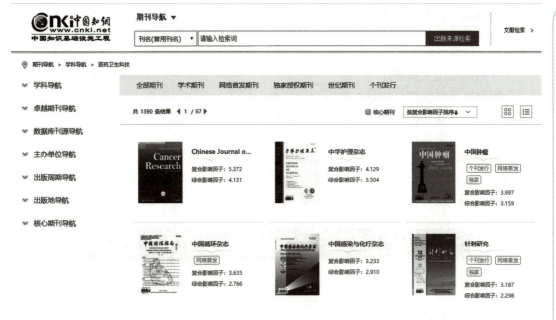

图 4-24　期刊导航界面

(三) 引文检索

在 CNKI 首页点击检索类型"引文检索",勾选"中国引文数据库",选择限定的检索项(被引题名、被引关键词、被引作者、被引单位、被引文献来源),输入检索词,点击"🔍"即可在中国引文数据库检索平台上显示检索结果,同时可通过平台的来源文献检索、被引文献检索、数据分析器等进行更精确的限定检索。

三、检索结果显示与下载

中国学术期刊网络出版总库检索结果显示界面分为检出文献分组统计、各库检出文献统计、检索策略显示、检索结果排序及处理、检索结果列表五部分(图 4-25)。

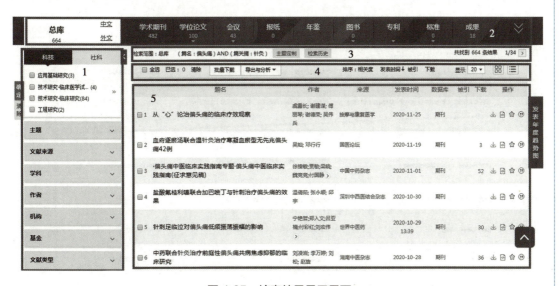

图 4-25　检索结果显示界面

1. 检出文献分组统计;2. 各库检出文献统计;3. 检索策略显示;
4. 检索结果排序及处理;5. 检索结果列表

(一) 检出文献分组统计

检出文献分组统计可以显示检出文献的分组筛选统计结果,便于了解检出文献的分布情况。点击相应分类名称可以实现对检索结果聚类显示功能。

(二) 各库检出文献统计

各库检出文献统计可以显示检索结果在各个数据库的分布情况,便于了解检出文献的种类或类型。点击相应的数据库即可查看该库检出的结果。

(三) 检索策略显示

检索策略显示可显示检索范围、简单的检索表达式,并提供"主题定制"和"检索历史"功能,点击主题定制,可定制或查看订阅的检索式及最新的相关文献(图 4-26)。点击检索历史,可查阅和管理以往检索历史(图 4-27)。

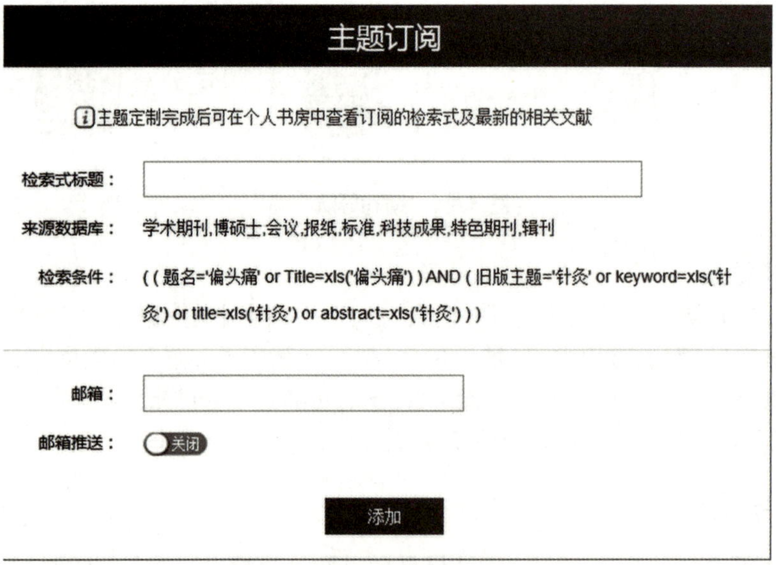

主题订阅

ℹ 主题定制完成后可在个人书房中查看订阅的检索式及最新的相关文献

检索式标题:

来源数据库: 学术期刊,博硕士,会议,报纸,标准,科技成果,特色期刊,辑刊

检索条件: ((题名='偏头痛' or Title=xls('偏头痛')) AND (旧版主题='针灸' or keyword=xls('针灸') or title=xls('针灸') or abstract=xls('针灸')))

邮箱:

邮箱推送: ◯ 关闭

添加

图 4-26 主题订阅界面

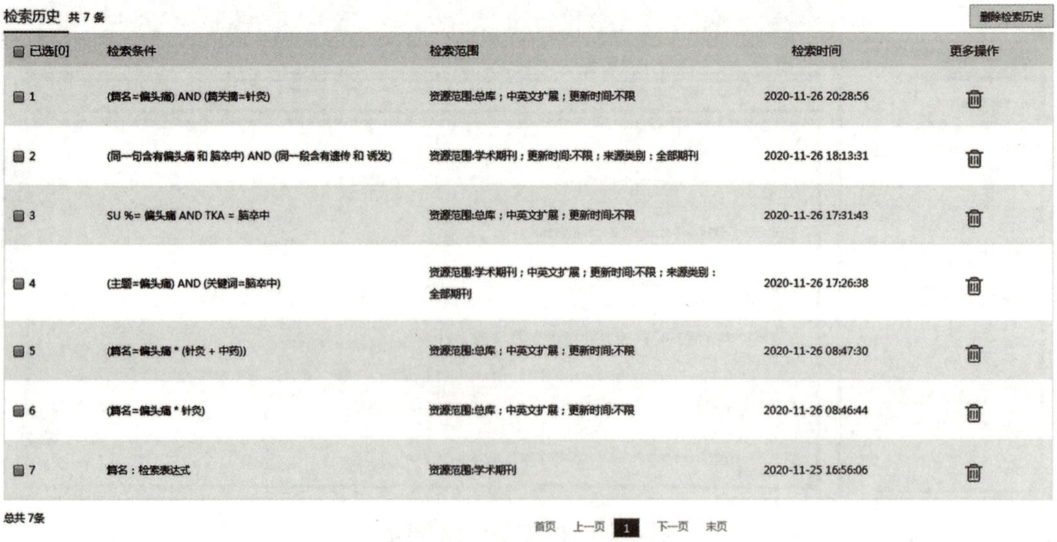

检索历史 共 7 条　　　　　　　　　　　　　　　　　　　　　　　删除检索历史

☐ 已选[0]	检索条件	检索范围	检索时间	更多操作
☐ 1	(篇名=偏头痛) AND (篇关摘=针灸)	资源范围:总库; 中英文扩展; 更新时间:不限	2020-11-26 20:28:56	🗑
☐ 2	(同一句含有偏头痛 和 脑卒中) AND (同一段含有遗传 和 诱发)	资源范围:学术期刊; 更新时间:不限; 来源类别: 全部期刊	2020-11-26 18:13:31	🗑
☐ 3	SU %= 偏头痛 AND TKA = 脑卒中	资源范围:总库; 中英文扩展; 更新时间:不限	2020-11-26 17:31:43	🗑
☐ 4	(主题=偏头痛) AND (关键词=脑卒中)	资源范围:学术期刊; 中英文扩展; 更新时间:不限; 来源类别: 全部期刊	2020-11-26 17:26:38	🗑
☐ 5	(篇名=偏头痛 * (针灸 + 中药))	资源范围:总库; 中英文扩展; 更新时间:不限	2020-11-26 08:47:30	🗑
☐ 6	(篇名=偏头痛 * 针灸)	资源范围:总库; 中英文扩展; 更新时间:不限	2020-11-26 08:46:44	🗑
☐ 7	篇名 : 检索表达式	资源范围:学术期刊	2020-11-25 16:56:06	🗑

总共 7 条　　　　　　　　　　　　　　　　首页　上一页　1　下一页　末页

图 4-27 检索历史界面

笔记栏

(四)检索结果列表

检索结果列表可显示检出文献的题录或文摘,包括序号、篇名、作者、刊名、年/期、被引频次、下载频次等。点击文献篇名进入知网节,可查看单篇文献详细信息及扩展信息(图4-28),也可选择手机阅读或 HTML 阅读,还可以按 CAJ 或 PDF 格式下载文献全文。

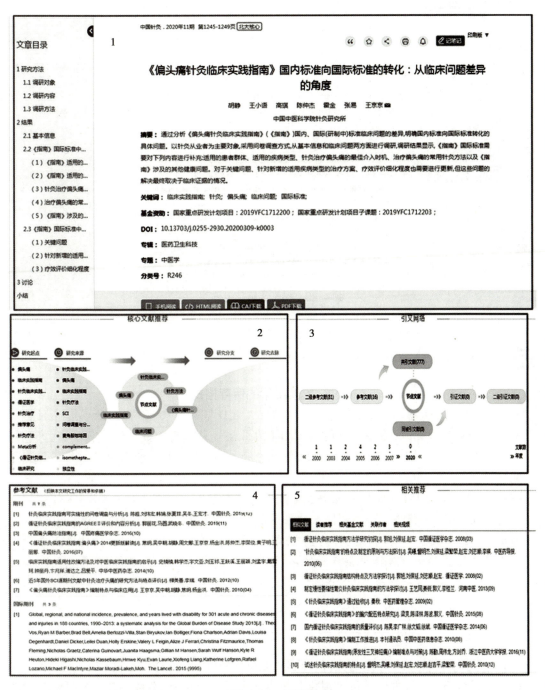

图 4-28　知网节

1. 文献基本信息;2. 核心文献推荐;3. 引文网络;4. 参考文献;5. 相关推荐

(五)检索结果排序及处理

1. 排序　可按照相关度、发表时间、被引频次、下载量对检索结果进行排序。

2. 显示检索结果　可按列表或详情显示,且具有提供每页显示记录条数的功能。

3. 保存　在"导出与分析"下的"导出文献"中选择文献导出格式,即可进入检索结果保存界面。在检索结果保存界面可预览各种文献导出格式,并按需进行选择;可将所选择的格式文献进行批量下载、导出题录文件、复制到剪贴板,或以 xls、doc 格式保存到本地计算机或直接打印(图 4-29)。

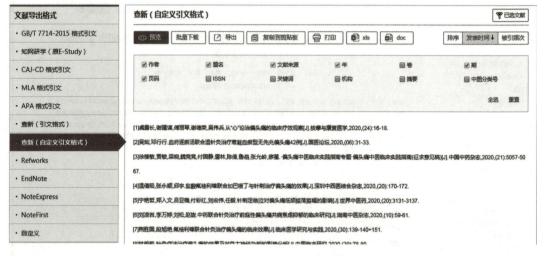

图 4-29　检索结果存盘界面

知识链接

CNKI 检索结果的保存格式

CNKI 提供保存检索结果的格式有:①CAJ-CD 格式引文格式:按照参考文献格式保存检索结果题录,需要注意的是,CNKI 的引文格式不完全相同于国家标准《文后参考文献著录规则》(GB/T 7714—2005);②查新格式:按照科技查新要求的格式保存检索结果题录或引文,包括题名、作者、刊名、年、期、页码范围、文摘等;③CNKI 软件格式:包括 CNKI E-Learning 和 CNKI 桌面版个人数字图书馆格式,供相关 CNKI 管理软件使用;④文献软件格式:将检索结果题录保存为 RefWorks、EndNote、NoteExpress、NoteFirst 四种文献管理软件支持的格式;⑤自定义格式:可按照用户选择的输出字段保存检索结果题录,CNKI 可供选择的字段有题名、作者、关键词、单位、摘要、基金、刊名、ISSN、年、期、第一责任人等;⑥其他格式:GB/T 7714—2015 格式引文,知网研学(原 E-Study),CAJ-CD 格式引文,MLA 格式引文,APA 格式引文。

4. 可视化分析　在"导出与分析"下的"可视化分析"中,选择"已选结果分析"或"全部检索结果分析"即可进入计量可视化分析界面。可进行指标、总体趋势、关系网络、分布等分析。

四、检索实例

题目:查找 2020—2021 年我国有关中医药治疗糖尿病的期刊文献。

笔记栏

检索分析：对检索项目进行分析可知，本题核心概念为"糖尿病""中医药治疗"；在中医药病证名称中"消渴"与"糖尿病"较为接近。为系统检索出中医药研究方面的文献，使用分类途径结合关键词检索。①时间限定 2020—2021 年；②数据库选择中文期刊库；③检索词：糖尿病、消渴；④学科分类：中医学、中药学。

1. 登录 CNKI 网站，点击"高级检索"，选择"学术期刊""中文"。

2. 选择"高级检索"方式，在两个检索框中分别输入"糖尿病""消渴"，字段选"篇关摘"，选模糊匹配，逻辑组配选择"OR"；限定时间范围为 2020—2021；文献分类勾选中医学和中药学。

3. 点击"检索"按钮进行检索。

4. 结果显示区显示共检出文献 4 201 篇（图 4-30）。

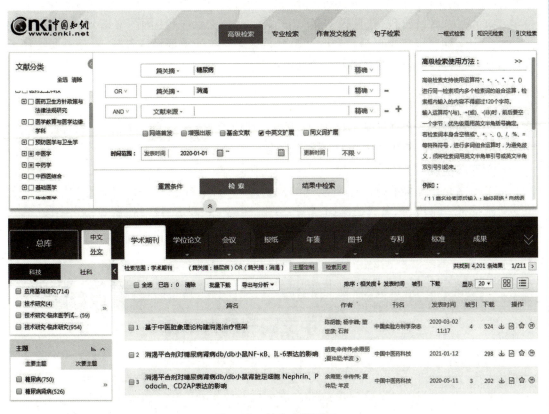

图 4-30　检索实例界面

5. 查看核心期刊上的文献共 807 篇。按相关度或被引排序，查看相关度较高或被大家认可的文献；还可按知名机构及基金等筛选较高质量的文献。

6. 点击"导出与分析"中的"导出文献"按钮，选择"查新（引文格式）"保存筛选出的结果。

7. 点击"导出"按钮保存检索结果到本地计算机。

第四节　中文期刊服务平台（VIP）

重庆维普资讯有限公司的前身为中国科技情报研究所重庆分所数据库研究中心，成立于 1989 年。相继研发推出了"中文科技期刊篇名数据库"（CB ISTIC/CEPC Periodicals

China Base)、"中文科技期刊数据库"。1995 年,重庆维普(Very Important Paper,VIP)资讯有限公司成立,并成为"中文科技期刊数据库"产品的运营机构。之后又先后研发了"中国科技经济新闻数据库""外文科技期刊数据库""中文科技期刊数据库(引文版)""中国科学指标数据库 CSI""中文科技期刊评价报告""中国基础教育信息服务平台""维普 -google 学术搜索平台""维普考试资源系统 VERS""图书馆学科服务平台 LDSP""文献共享服务平台 LSSP""维普机构知识服务管理系统""维普论文检测系统 VPCS"等系列产品。

一、概述

中文期刊服务平台(http://qikan.cqvip.com)是重庆维普资讯有限公司的主要产品,以中文科技期刊数据库为核心资源,收录了 1989 年至今中国境内历年出版的中文期刊 15 000 余种,文献总量 7 100 余万篇,所收期刊分为 8 个专辑:社会科学、自然科学、工程技术、农业科学、医药卫生、经济管理、教育科学和图书情报,期刊文献按《中国图书馆分类法》进行学科分类。中文期刊服务平台是高校图书馆文献保障系统的重要组成部分,也是科研工作者进行科技查证和科技查新的必备数据资源。

二、检索方法

中文期刊服务平台提供基本检索、高级检索和检索式检索三种检索方式,同时提供期刊导航、期刊评价报告、期刊开放获取等检索功能。

(一)基本检索

基本检索是中文期刊服务平台默认的检索方式(图 4-31)。在平台首页检索框,使用下拉菜单选择任意字段、题名或关键词、题名、关键词、文摘、作者、第一作者等检索字段,输入检索词或检索表达式即可进行检索。

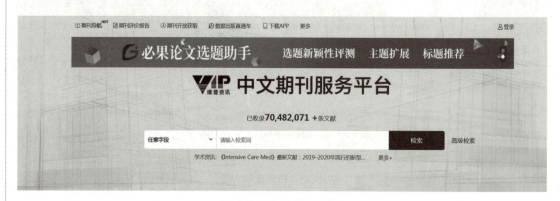

图 4-31 基本检索界面

(二)高级检索

高级检索界面分为检索范围限定区和检索词输入区两部分(图 4-32)。在检索范围限定区,可对文献的发表时间、期刊范围及学科范围进行限定。时间范围为 1989 年至今;期刊范围包括全部期刊、核心期刊、工程索引(Engineering Index,EI)来源期刊、科学引文索引(Science Citation Index,SCI)来源期刊、化学文摘社(Chemical Abstracts Service,CAS)来源期刊、中国科学引文数据库(Chinese Science Citation Database,CSCD)来源期刊、中文社会科学引文索引(Chinese Social Sciences Citation Index,CSSCI)来源期刊 7 种选项;学科范围提供 35 个学科的限定范围。

在检索词输入区,可通过下拉菜单选择限定字段,在检索词输入框中键入检索词,点击

"检索"按钮即可查找文献。高级检索方式可供选择的检索字段有任意字段、题名或关键词、题名、关键词、文摘、作者、第一作者、机构、刊名、分类号、参考文献、作者简介、基金资助和栏目信息等。

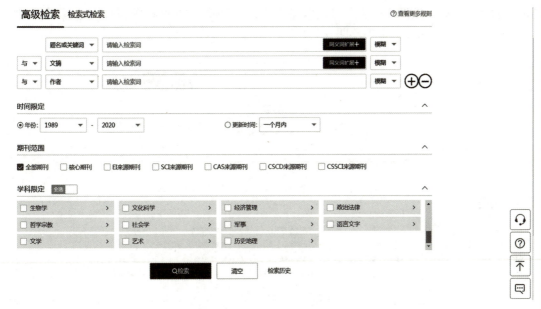

图 4-32　高级检索界面

(三) 检索式检索

检索式检索可直接输入检索式,检索界面也分为检索式输入区和检索条件限定区(图 4-33)。检索条件限定区功能与高级检索相同。检索式输入区可直接输入检索逻辑表达式。系统使用逻辑运算符 "AND" "OR" "NOT" 表示逻辑 "与" "或" "非"; 使用字段标识符表示不同检索途径,如:U= 任意字段、M= 题名或关键词、K= 关键词、A= 作者、C= 分类号、S= 机构、J= 刊名、F= 第一作者、T= 题名、R= 文摘。运用字段标识符和逻辑运算符构建检索逻辑表达式输入检索输入框中,点击 "检索" 按钮即可查找文献。

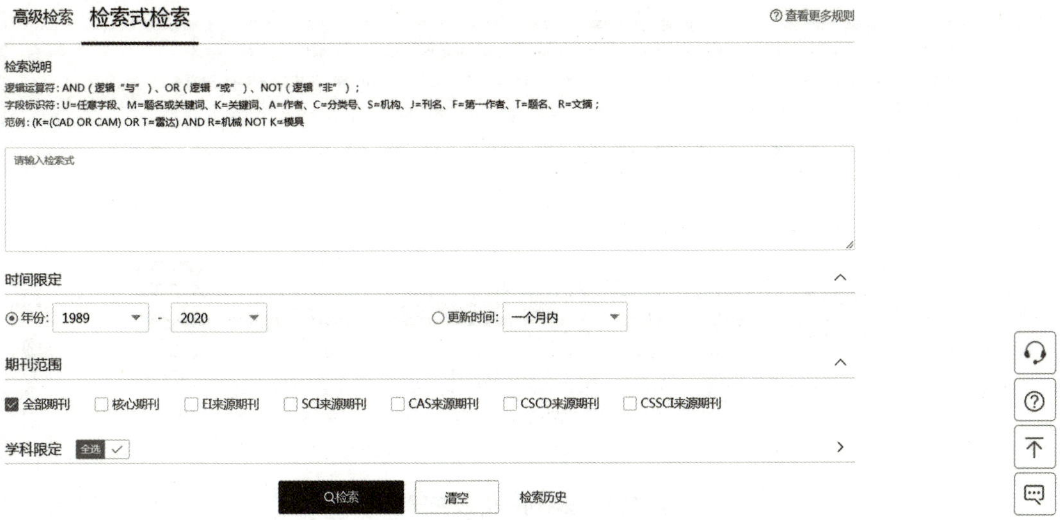

图 4-33　检索式检索界面

(四) 期刊导航

期刊导航分为检索和浏览两种方式。检索方式下可通过刊名、任意字段、ISSN、CN、主办单位、主编、邮发代号检索某一特定期刊；浏览方式下可按首字母浏览期刊，也可按学科分类浏览期刊，还可按核心期刊、国内外数据库收录、地区、主题、学科对期刊进行筛选式浏览。在检索结果界面可按期次查看该刊的收录文章，可实现刊内文献检索、题录文摘及全文的下载，还可以查看期刊分析报告及期刊简介等信息(图 4-34)。

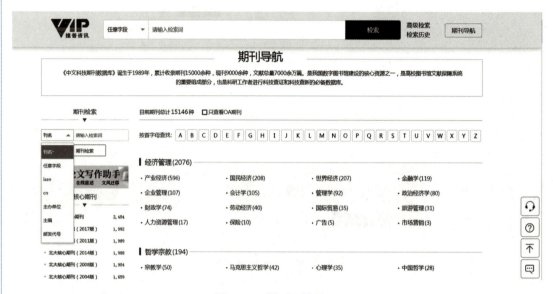

图 4-34　期刊导航界面

(五) 期刊评价报告

期刊评价报告可"按学科查找""按地区查找"和"直接查找"三种方式查找某学科、某地区和某指定的期刊某年的期刊评价报告。期刊评价报告内容包括被引次数、影响因子、立即指数、发文量、被引半衰期、引用半衰期、期刊他引率、平均引文率等指标(图 4-35)。

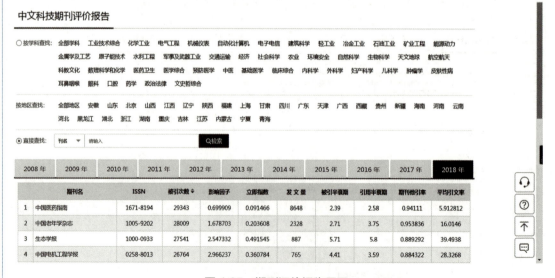

图 4-35　期刊评价报告界面

(六) 期刊开放获取

期刊开放获取包括开放获取期刊和期刊开放获取平台两部分。可以通过开放获取期刊查看并下载免费的期刊文献；通过期刊开放获取平台了解并利用各种免费期刊资源（图 4-36）。

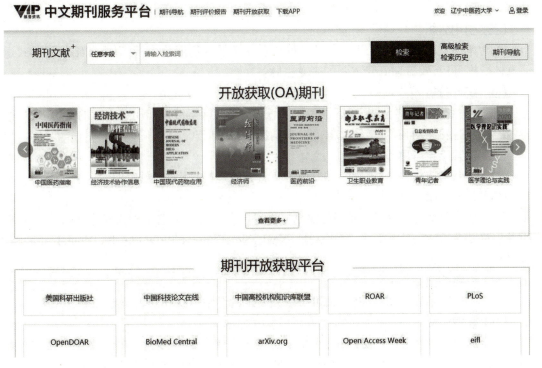

图 4-36　期刊开放获取界面

三、检索结果显示与下载

中文期刊服务平台检索结果以文摘、详细和列表三种形式显示（图 4-37），可以进行如下操作：

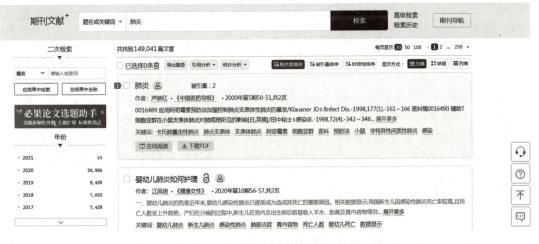

图 4-37　检索结果界面

（一）二次检索

二次检索可在检索结果中进行检索。在已有检索结果的基础上，通过"在结果中检索""在结果中去除"两种方式，缩小检索范围、精炼检索结果。

（二）聚类筛选

平台提供基于检索结果的年份、学科、期刊收录、主题、期刊、作者和机构等方面的聚类功能。

（三）引用分析

可对单篇或多篇文献题录的参考文献和引证文献进行汇总分析，以查询结果的形式返回具体数据，可有效梳理研究主题的来龙去脉。

（四）统计分析

对"检索结果"和"已选文献"进行统计分析，了解检索结果和所选文献的年份、发文作者、发文机构、发文期刊、发文领域等的分布情况。

（五）检索结果排序

检索结果可按相关度、被引量和时效性三种方式进行排序，方便梳理检索结果。

（六）导出题录

选中检索结果题录列表前的复选框，点击"导出"，可以将选中的文献题录导出。支持的导出格式为文本、查新格式、参考文献、XML、NoteExpress、Refworks、EndNote、NoteFirst、自定义导出、Excel 导出。

（七）查看细览

点击文献题名进入文献细览页，可查看该文献的详细信息和知识节点链接。

（八）获取全文

平台提供在线阅读、下载 PDF、原文传递、OA 全文链接等多途径的全文保障模式。点击"下载全文"按钮可下载 PDF 格式的文献全文，点击"在线阅读"按钮可在线阅读文献全文。

第五节 万方数据知识服务平台

万方数据知识服务平台（http://www.wanfangdata.com.cn）由万方数据股份有限公司开发，为"九五"国家科技攻关计划重点项目，1997 年 8 月面向社会开放。该平台涵盖期刊、会议、成果、专利、学位论文等各类型文献。

一、概述

万方数据知识服务平台内容涉及自然科学、工程技术、医药卫生、农业科学、哲学政法、社会科学、科教文艺等全学科领域，收录范围包括期刊、学位、会议、专利、科技成果、科技报告、标准、法律法规、地方志、视频等十余种知识资源类型。提供与资源类型相对应的 13 个数据库，其中，中国地方志数据库、中国机构数据库、中国科技专家库为特色资源库。

（一）文献资源

1. 中国学术期刊数据库 收录自 1998 年以来国内出版的各类期刊的全文，期刊种数达 8 000 余种。

2. 中国学位论文全文数据库 收录自 1980 年以来我国各领域各高等院校、科研院所的硕士、博士及博士后论文的全文，目前收录约 670 万篇。

3. 中国学术会议文献数据库　收录 1982 年至今国家级学会、协会、部委、高校召开的全国性学术会议论文的全文,收集 3 000 多个重要学术会议,年增约 20 万篇论文。外文会议主要来源于 NSTL 外文文献数据库,收录了 1985 年以来世界各主要学协会、出版机构出版的学术会议论文共计约 766 万篇全文。

4. 中外专利数据库　涵盖超过 1 亿条专利数据,范围覆盖十一国两组织专利,其中中国专利 2 200 余万条,收录时间始于 1985 年;外国专利 8 000 余万条,最早可追溯到 18 世纪 80 年代。

5. 中外标准数据库　收录了所有中国国家标准(GB)、中国行业标准(HB)及中外标准题录摘要数据,共计 200 余万条。

6. 中国科技成果数据库　收录了自 1978 年以来国家和地方主要科技计划、科技奖励成果,以及企业、高等院校和科研院所等单位的科技成果信息,共计 93 万余项。

7. 科技报告数据库　科技报告资源包括中文科技报告和外文科技报告。中文科技报告收录始于 1966 年,源于中华人民共和国科学技术部,共计 2.6 万余份;外文科技报告收录始于 1958 年,源于美国政府四大科技报告(AD、DE、NASA、PB),共计 110 万余份。

8. 中国法律法规数据库　收录始于 1949 年,涵盖国家法律法规、行政法规、地方法规、国际条约及惯例、司法解释、合同范本等。

9. 中国地方志数据库　通常按年代分为新方志、旧方志,新方志收录始于 1949 年,共计 4.7 万册,旧方志收录为中华人民共和国成立之前,共计 8 600 余种、10 万多卷。

10. 中国机构数据库　收录企业机构、科研机构、科技信息机构和教育机构的信息。

11. 中国科技专家库　收录国内自然科学技术领域的专家名人信息,介绍了各专家在相关研究领域的研究内容及其所取得的进展。

12. 万方视频数据库　包括高校课程、会议报告、考试辅导、医学实践、管理讲座、科普视频、高清海外纪录片等视频。截至目前,已收录视频 3.3 万余部,近 100 万分钟。

13. 国内外文献保障服务数据库　国内外文献保障服务是万方数据与国家工程技术图书馆合作开发的文献传递服务,系统收藏了各个学科领域的科技文献。

(二) 功能服务简介

1. 万方检测　以中国学术期刊数据库、中国学位论文全文数据库、中国学术会议论文数据库、中国学术网页数据库为全文比对数据库,对文献的抄袭、剽窃、伪造、篡改等学术不端行为进行检测。

2. 万方分析　利用知识图谱和可视化技术,针对科研人员、科研管理人员、科研决策人员等不同用户群体,提供多维度文献计量、个性化对比分析、智能化文献推荐、专业性报告导出功能。帮助用户把握所关注的主题研究现状、跟踪学科领域发展动态、监测与分析学者/机构的学术产出及科研能力、研究期刊学术影响力、定位和分析地区科研水平等,为科学研究、科研决策、学科建设等提供参考。

3. 万方学术圈　为每位学者建立个人空间,展示学术成果的被引次数、文献类型、发表年份、发表刊物、学科分布等;提供合作学者及其发文统计、共同关注点。

二、检索方法

万方数据知识服务平台提供简单检索、高级检索、专业检索和作者发文检索四种检索方式,并支持跨库检索。

(一) 简单检索

简单检索为万方数据知识服务平台的默认检索方式(图 4-38)。在万方数据知识服务平台首页检索词输入框上方或下方网状图中选择欲检索的数据库资源,在输入框中输入检索词或检索表达式,点击"检索"按钮即可完成检索。

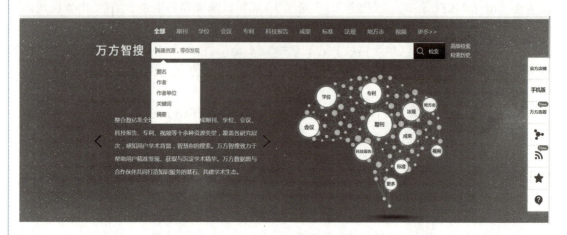

图 4-38　简单检索界面

(二) 高级检索

高级检索为格式检索(图 4-39),检索时按需选择文献类型及题名、作者、关键词等检索字段,输入检索词,限定文献发表时间,点击"检索"按钮即可。检索操作严格按照由上到下的顺序进行,检索词之间可进行逻辑组配。

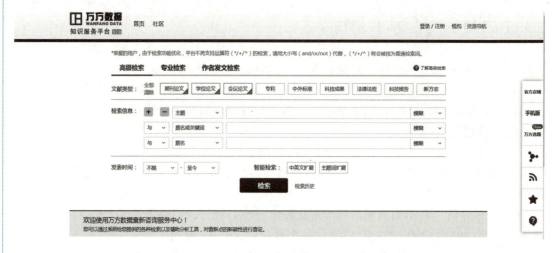

图 4-39　高级检索界面

(三) 专业检索

专业检索需根据 CQL 检索语言规范构建检索式完成检索(图 4-40)。含有空格或其他特殊字符的单个检索词需用英文半角引号括起,多个检索词之间根据逻辑关系使用"AND""OR"或"NOT"连接。

(四) 作者发文检索

作者发文检索与高级检索相同,自上而下选择文献类型、作者、第一作者、作者单位等检索字段,输入作者和作者单位等相应检索词,限定文献发表时间,点击"检索"按钮即可(图 4-41)。

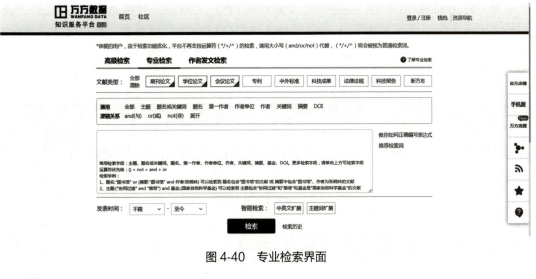

图 4-40 专业检索界面

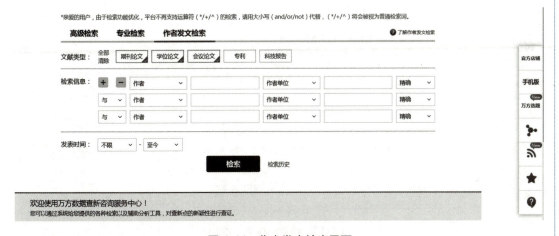

图 4-41 作者发文检索界面

三、检索结果显示与下载

万方数据知识服务平台检索结果显示界面包括聚类筛选、结果中检索、结果排序、结果列表、研究趋势、相关热词及相关视频等部分(图 4-42)。

(一)聚类筛选

聚类筛选可按资源类型、发表年份、学科分类、语种、来源数据库、作者、机构等对检索结果进行过滤筛选,实现对检索结果的聚类显示功能。

(二)结果排序

检出文献可按相关度、出版时间、被引频次进行排序,便于按相关程度及新旧和被引频次多少查看检出的论文。

(三)结果列表

检出文献可以按精简模式和详细模式显示检索结果。精简模式仅显示文献的题名及出处;详细模式显示题名标题、作者、来源、时间、被引、下载及操作;题录格式以题录文摘形式显示标题、作者、出处、文摘、关键词、被引及下载次数等。点击"在线阅读"或"下载"可直接阅读或下载文献全文;点击文献篇名可查看文献详细信息;点击"导出"可将文献题录加入导出列表(图 4-43),并按参考文献格式、特定文献管理软件格式、自定义格式及查新格式导出所选检出文献题录;点击"检索结果分析"按钮,可分别对检出文献的年份、作者、机构、学科、期刊、基金、资源类型、关键词进行分析,并以图表的形式显示分析结果(图 4-44)。

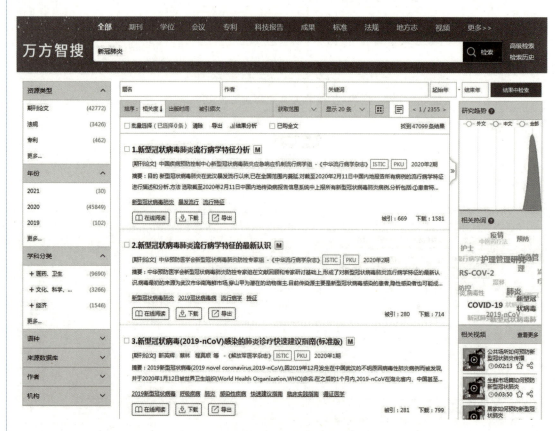

图 4-42　检索结果显示界面

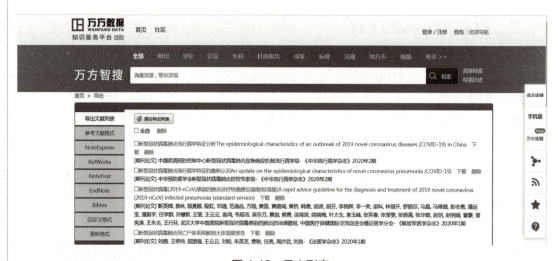

图 4-43　导出列表

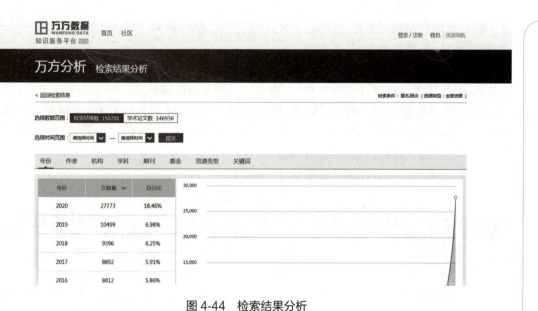

图 4-44　检索结果分析

第六节　中国中医药数据库·检索系统

中国中医药数据库·检索系统（http://cintmed.cintcm.com/cintmed）是由中国中医科学院中医药信息研究所创办的国内提供中医药学信息服务的专业化检索系统。自 1984 年开始进行中医药学大型数据库的建设,目前数据库总数已有 48 个,数据总量达 120 余万条,划分为期刊文献类、中药类、方剂类、药品类、不良反应类、疾病类、机构类、标准类和其他 9 大类。

一、概述

(一) 期刊文献类

1. 中国中医药期刊文献数据库　收录 1949 年以来国内出版的千余种生物医学期刊及相关期刊的文献题录或文摘,学科范围涉及中医、中药、中西医结合、针灸、气功、按摩、养生、保健等方面。数据库采用 MeSH 及《中国中医药学主题词表》进行规范的主题标引,采用《中国图书馆分类法·医学专业分类表》进行规范的分类标引,具有文献检出率高、全、准等特点。该数据库按专题分成 18 个专题数据库,如中药文献数据库、针灸文献数据库、肿瘤文献数据库等,方便中医药专业人员检索专题文献。

2. 民国期刊文献数据库　收录中国中医科学院中医药信息研究所馆藏的清末至 1949 年以前的有关中医药学内容的期刊文献 87 种,数据量近 7 万条。

(二) 中药类

1. 中国中药数据库　该库为事实型数据库,收录中药约 8 173 种,综合参考《中华人民共和国药典》《中药大辞典》《中华药海》《中国药材学》《常用中药成分与药理手册》《中华本草》等权威工具书及专著,对每味中药从性味、归经、功效、主治、用法用量、产地、化学成分、药理作用、毒理学、药材基原、资源分布、栽培或养殖、采集加工、炮制方法、药材鉴别等方面信息进行著录。

2. 中国中药药对数据库　中药药对又称对药,是临床上常用的、相对固定的两味或多味中药的配伍形式,也是中药特有的特殊配伍方法。该库收录中医临床常用药对 917 对,对每一药对分别介绍药对名称、性味、归经、功效、主治、作用分类、配伍机制、用法用量、临床应用、药对出处、各家论述、注意事项。

3. 中国中药化学成分数据库 收录了相关的中药化学成分 27 593 种,对每一种化学成分从品名、化学名、理化性质、化学结构、临床应用等方面进行著录。

4. 中国藏药数据库 收录了包括植物、动物、矿物药材在内的 1 200 余种藏药,所收药物分别介绍药名、品名(藏名)、拉丁名、英文译名、药用部位、炮制方法、中药剂型、药物配伍、药性、归经、功效、主治、性味、分类等信息。

此外,还有其他少数民族药物数据库(表 4-1)。

表 4-1 其他少数民族药物数据库一览表

数据库名称	药物品种	主要内容
蒙药数据库	421 种	
维吾尔药数据库	423 种	
苗药数据库	391 种	所收的药物均分别介绍了药名、别名、功效、主治和用法用量等信息
傣药数据库	400 条	
瑶药数据库	967 种	

(三) 方剂类

1. 中国方剂数据库 收录了来自 710 余种古籍及现代文献中的古今中药方剂 84 464 首,分别介绍每一方剂的不同名称、处方来源、药物组成、功效、主治、用药禁忌、药理作用、制备方法等信息。

2. 方剂现代应用数据库 收录了源自《中华人民共和国药典》《卫生部颁药品标准·中药成方制剂》及期刊文献中的中药方剂 9 651 种,对每一方剂分别介绍方剂名称、别名、处方来源、剂型、药物组成、加减、功效、主治、制备方法、用法用量、用药禁忌、不良反应、临床应用、药理作用、毒性试验、化学成分、理化性质、生产厂家、各家论述等内容。

(四) 药品类

1. 国家药品标准化学药说明书数据库 该库数据来源于《国家药品标准化学药说明书内容汇编》1~7 册,共收录化学药说明书 1 914 条。

2. 临证用药配伍指南数据库 该库数据来源于《临证用药配伍指南》,记录中药单味药配伍方法 525 条。

3. 中国藏药药品标准数据库 该库收录中华人民共和国药典委员会 1995 年制定的藏药药品标准 366 种。

4. 中国中药新药品数据库 该库收录自 1985 年以来国家批准的中药新药品种 3 412 种。

5. 中药成方制剂标准数据库 该库收录 1989—1998 年中华人民共和国卫生部发布的 4 052 种中药成方制剂的药品标准。

6. 中药非处方药数据库 该库收录 1999 年中国实施处方药与非处方药分类管理以来政府发布的 2 852 种中药非处方药的信息。

7. 中国药典(2015 年版)药材和饮片 该库数据来源于《中华人民共和国药典》(2015 版)。

8. 中国药典临床用药须知中药成方制剂数据库(2015 年版) 该库数据来源于《中华人民共和国药典临床用药须知(中药成方制剂卷)》(2015 年版)。

9. 中国国家基本药物数据库 该库为全面介绍中华人民共和国国家基本药物的参考工具型数据库,数据来源于国家药品监督管理局编写的《国家基本药物》。

10. 中国中成药主要产品产量数据库(1999—2002年)　该库共收录4 042条记录,数据来源于中华人民共和国国家经济贸易委员会1999—2002年中国医药统计年报。

11. 中成药、中药材进出口品种数据库(2004—2005年)　该库共收录134条记录,数据来源于中华人民共和国国家经济贸易委员会2004—2005年中国医药统计年报。

12. 国家药品标准藏、维、蒙药、中成药说明书数据库　该库共有记录4 785条,数据来源于《国家药品标准藏、维、蒙药说明书(主要成分)内容汇编》及《国家药品标准中成药说明书(主要成分)内容汇编》。

(五) 不良反应类

1. 有毒中药合理应用数据库　该库介绍相关有毒中药如何合理使用,共有记录102条。数据来源于《有毒中药现代研究与合理应用》。

2. 药物不良反应数据库　该库是全面介绍中药、西药在治疗应用过程中出现的不良反应信息的参考工具型数据库,共有记录1 362条。

3. 有毒中药古籍文献数据库　该库收录中药古籍文献中有毒中药相关的古籍文献1 755条。

(六) 疾病类

疾病诊疗数据库(原名临床医学数据库)共收录疾病3 776种,从中、西医学两种角度详述疾病的临床诊疗和基础研究,内容包含疾病的中英文名称、定义、中西医病因、病机、诊断、鉴别诊断和治疗等。

(七) 机构类

1. 中国医药企业数据库　该库共收录国内4 044家医药企业(以制药工业、中成药工业与中药饮片工业为主)的主要信息,其中经济指标以中华人民共和国国家经济贸易委员会发布的信息为主。

2. 中国GMP认证企业数据库　该库收录了近万家获得国家食品药品监督管理局药品生产质量管理规范(good manu-facturing practice,GMP)认证的药品生产企业的相关信息,数据来源于国家食品药品监督管理局药品认证管理中心1999年10月至今发布的GMP认证公告。

3. 国外传统医学机构数据库　该库收录美国、加拿大、日本、德国等50多个国家的1 670个机构,包括中医、中药(植物药)、针灸、气功、推拿按摩、替代疗法等的生产机构、经营机构、科研机构、教学机构(学校、学院)、医疗机构(诊所、医院)、学术机构、出版机构等,其中国外生产经营厂家机构数达1 300余个。

(八) 标准类

1. 中医临床诊疗术语国家标准数据库(疾病部分)　该库收录中医临床诊疗术语国家标准疾病部分标准信息,共有记录978条。数据来源于《中华人民共和国国家标准——中医临床诊疗术语·疾病部分》。

2. 中医临床诊疗术语国家标准数据库(证候部分)　该库收录中医临床诊疗术语国家标准证候部分标准信息,共有记录812条。数据来源于《中华人民共和国国家标准——中医临床诊疗术语·证候部分》。

3. 中医临床诊疗术语国家标准数据库(治法部分)　该库收录中医临床诊疗术语国家标准治法部分标准信息,共有记录1 005条。数据来源于《中华人民共和国国家标准——中医临床诊疗术语·治法部分》。

4. 中医证候分类与代码国家标准数据库　该库收录中医证候分类与代码国家标准,包括中医证候683种,数据来源于《中华人民共和国国家标准——中医病证分类与代码》

（GB/T 15657—1995）。

5. 中医疾病分类与代码国家标准数据库　该库收录中医疾病分类与代码国家标准，包括中医疾病 1 888 种，数据来源于《中华人民共和国国家标准——中医病证分类与代码》（GB/T 15657—1995）。

（九）其他

1. 中国中医药新闻数据库　该库收录 1989 年以来的有关中医药报刊新闻信息 6 万余条。

2. 海外古籍书目数据库　该库收录从战国至清代的海外中医古籍的相关信息，共有记录 2 万余条。

二、检索方法

中国中医药数据库·检索系统支持多库融合检索与单库检索。

（一）多库融合检索

多库融合检索在检索首页，检索项包括全字段、中文题名、中文摘要、年份、关键词、主题词、方剂名称、中药名称、疾病名称。检索时只需在检索词输入框中输入检索词，点击"检索"按钮，即可完成多库同时检索（图 4-45）。

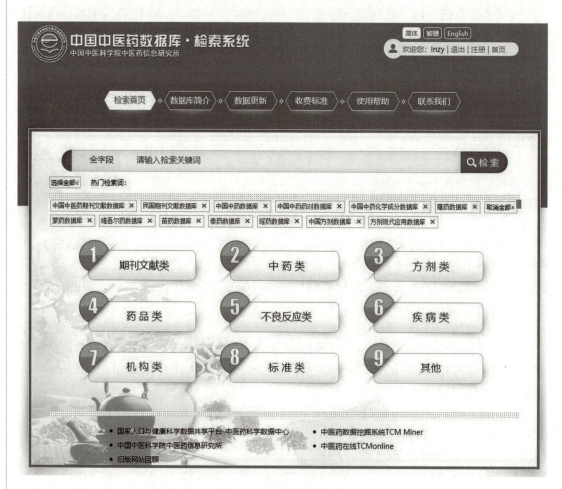

图 4-45　系统检索首页

（二）单库检索

单库检索不同的数据库检索途径不同，检索方式也各异。其中，中国中医药期刊文献数据库提供快速检索、高级检索、主题检索、分类检索、期刊检索、限定检索、语义检索、历史检索 8 种检索方式;其他数据库提供快速检索和高级检索 2 种检索方式。这些检索方式在前面章节中均有讲解,在此不再赘述。现以检索期刊文献为例,简单介绍中国中医药期刊文献数据库检索方法。

1. 在期刊文献类中,点击中国中医药期刊文献数据库库名,进入中国中医药期刊文献数据库检索界面(图 4-46)。

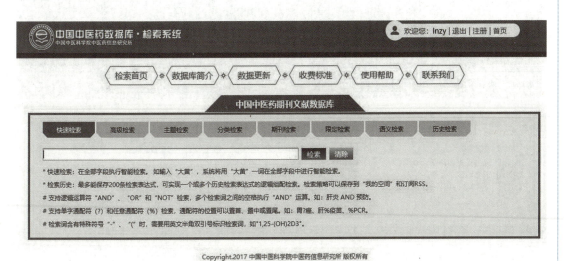

图 4-46　中国中医药期刊文献数据库检索界面

2. 选择所需检索方式,在检索输入框中输入检索词或构建表达式,点击"检索"按钮即可完成检索。

三、检索结果显示与下载

系统按题录和文摘两种形式显示检索结果,按入库、时间、作者、期刊、相关度 5 种形式对检索结果排序。在选择框中勾选所需文献,点击"输出结果"按钮,即可按所选择的输出类型、输出范围及保存格式保存已经勾选的文献题录或文摘。点击"原文索取",即可通过全文链接下载全文。

第七节　电子图书检索

21 世纪以来,随着计算机及网络技术的迅猛发展,电子图书从早期的单机单文件、制作简单和检索功能不完善发展至网络化出版、种类繁多内容丰富、制作精细和检索方便的阶段,并呈现出多种媒体高度融合、阅读工具多元化的发展趋势。

一、超星读书及读秀学术搜索

超星读书和读秀学术搜索是北京世纪超星信息技术发展有限责任公司的主要产品。2000 年 5 月,超星数字图书馆被列为国家高技术研究发展计划(863 计划)中国数字图书馆示范工程。

(一) 超星读书(http://book.chaoxing.com)

超星读书可在线浏览或下载检索到的电子图书。所收录的电子图书按《中国图书馆分类法》进行分类。可选择全部字段、书名、作者进行检索,也可通过分类导航进行检索(图 4-47)。

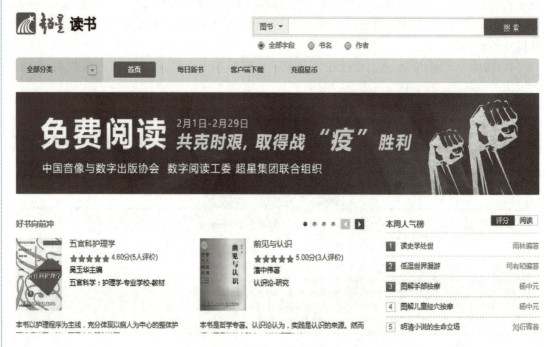

图 4-47 超星读书

知识链接

超 星 发 现

超星发现(http://www.zhizhen.com)由超星公司推出,利用数据仓储、资源整合、知识挖掘、数据分析、文献计量学模型等相关技术,实现高效、精准、统一的学术资源搜索和高价值学术文献发现、纵横结合的深度知识挖掘、可视化的全方位知识关联。

1. 立体引文分析 借助文献引用频率分析研究,可有效测定与评价某一文献、某一学科、某一作者乃至某一机构的学术影响力。借助文献间相互引证逻辑关系,可分析获得某一学术思想的历史渊源、传承脉络及演变规律。

2. 考镜学术源流 能够按照知识概念给出知识关联图谱,通过单向或双向线性知识关联构成的链状、网状结构,形成主题、学科、作者、机构、地区等关联图,从而反映出学术思想之间的相互影响和源流。

3. 多维分面聚类 通过采用分面分析法,用户可根据实际需要进行任意维度的组配检索、自由扩检和缩检,从而实现文献资源发现的精炼聚类和精准化搜索。

4. 展示知识关联 集知识挖掘、知识关联分析与可视化技术于一体,能够将发现的数据及分析结果以表格、图形等方式直观展示出来。

5. 智能辅助检索 借助内置规范知识库与用户历史检索行为习惯,帮助实时把握所检索主题的内涵,并优先按用户筛选文献的喜好显示检索结果,提高发现精准度和检准率。

笔记栏

（二）读秀学术搜索（http://www.duxiu.com）

读秀学术搜索是由海量中文图书及全文资料组成的超大型数据库，是一个集文献搜索、试读、传递于一体，可以对文献资源及其全文内容进行深度检索，并且提供文献传递服务的平台。读秀学术搜索主要提供图书、期刊论文、报纸、学位论文及会议论文等文献信息，对于学习研究、科研课题和论文写作等，均能提供较为全面准确的学术资料。

读秀学术搜索具有以下特点：

1. 整合资源统一管理 将图书馆纸质图书、电子图书等各种资料整合于同一平台上统一检索，可利用读秀平台获取所有信息。

2. 查找图书快速准确 读秀学术搜索可进行章节和全文的深度检索，能在较短的时间内获得深入、准确和全面的文献信息。

3. 原文试读一目了然 读秀学术搜索不但能显示图书的详细信息，还提供图书部分原文显示，通过试读全文可清楚地判断所需图书的优劣，提高了信息的检索效率。

4. 文献传递高效快捷 读秀学术搜索可以实现资源版权范围内的合理使用。按照读者的咨询请求，通过 E-mail 的方式在最短时间内向读者提供任意文献的任何局部资料。

5. 参考咨询全面权威 读秀学术搜索实行资源共享政策，采用实时和非实时信息交互，构建分布式的联合参考咨询平台。

6. 获得渠道广泛丰富 读秀学术搜索提供了获得图书的五大渠道：文献传递、阅读馆藏电子全文、馆内借阅纸质图书、馆际互借图书、网上书店购买。

检索时登录读秀学术搜索首页，选择需要查找的资料类型，如图书、期刊、学位论文等，在检索框中输入关键词进行检索，点击检索结果的题名或封面，即可通过获取全文的方式获取全文。

二、四库全书电子版

由上海人民出版社和迪志文化出版有限公司合作出版，以《景印文渊阁四库全书》为底本。该系统支持繁体字检索，还提供单字字义查询、干支/公元换算、古今纪元换算、八卦·六十四卦表、关联字查询等功能。通过使用四库全书电子版可实现对《四库全书》的全文检索。

四库全书电子版根据输入的检索词在系统中进行全文检索，提供的检索方式有普通检索、分类检索、高级检索。普通检索的检索途径包括正文、书名、作者和注释；分类检索按经、史、子、集和附录五类提供分类导航检索；高级检索的检索途径包括正文、注释，并可通过四库分类、书名、作者限定检索范围。检索结果以列表形式显示，包括古籍书名、卷册信息，点击链接可查看相应古籍全文。在古籍浏览界面可实现文字复制、原文图像浏览和打印等功能。

三、中华医典

中华医典是由中国中医药学会、湖南电子音像出版社、嘉鸿科技开发有限公司推出的，对中医古籍进行全面系统整理而制成的大型电子丛书。中华医典收录中国历代医学古籍千部、上万卷，约 4 亿字，汇集了 1949 年以前的历代主要中医著作，是迄今为止规模最大的中医类电子丛书，以光盘的形式出版发行。

中华医典将收录的中医古籍分为医经、诊法、本草、方书、针灸推拿、伤寒金匮、温病、综合医书、临证各科、养生食疗外治、医论医案及其他 12 类。此外，系统还设置了名医、名言、名词、名著、名药和名方 6 类辞典。名医辞典收录 200 余位古今名医的生平业绩；名言辞典

笔记栏

收录 2 500 余条中医名言；名词辞典收录 6 000 余个中医名词术语；名著辞典收录 800 余部名著内容；名药辞典收录 1 200 余味中草药生态、功用及彩色图谱；名方辞典收录 1 000 余种临床广泛应用的中成药药方及 1 000 余个常用方剂。

中华医典提供书名检索、目录检索、内容检索 3 种检索方式。在检索词输入框中输入检索词，点击不同检索方式即可完成检索。

四、其他电子图书

(一)中国数字图书馆(http://www.d-library.com.cn)

中国数字图书馆为中国国家图书馆所属的中国数字图书馆有限责任公司产品。中国数字图书馆主要收录各类电子图书，其收录的电子图书来源于中国国家图书馆丰富的馆藏资源，按《中图法》分类，内容覆盖经济、文学、历史、医药卫生、工业、农业、军事和法律等各个门类。可通过题名、作者和分类等途径检索并浏览电子图书。

(二)书同文古籍电子图书(http://www.unihan.com.cn)

由北京书同文数字化技术有限公司研发，该公司主要侧重于中国经典古籍善本、历史文献档案的数字化。其研发的古籍电子图书主要如下：

1. 大清历朝实录　全文数字化《大清历朝实录》计 4 441 卷，其数字化文本和原档扫描的图像并存，两者既可独立浏览，亦可对应切换；除按编辑体例编有原文本卷次目录外，另编有精确到月的时间索引。

2. 大清五部会典　全文数字化修编于清康熙、雍正、乾隆、嘉庆、光绪朝的五部《会典》，可实现全文检索、关联检索、多目录浏览等功能。

3. 四部丛刊　对 20 世纪初由著名学者、出版家张元济先生汇集多种中国古籍经典纂辑的《四部丛刊》进行全文数字化，提供书名检索、作者检索、全文检索、分类检索等检索途径。

4. 十通　收录 10 部书名中带有"通"字的古典文献。包括唐代杜佑所撰的《通典》，宋代郑樵所撰的《通志》，元代马端临所撰的《文献通考》，清高宗敕撰的《续通典》《续通志》《续文献通考》《清朝通典》《清朝通志》《清朝文献通考》，以及近代刘锦藻所撰的《清朝续文献通考》，共分为"三通典""三通志""四通考"。内容包含上起远古时期下至清朝末年历代的政治、经济、军事、文化等制度方面的资料，共计 2 700 多卷，约 2 800 万字。

5. 中国历代石刻史料汇编　收录 15 000 余篇石刻文献，并附有历代金石学家撰写的考释文字，总计 1 150 万字。所有碑文按朝代排序，内容涵盖中国古代政治、经济、军事、民族、宗教、文学、科技、民俗、教育、地理等各个方面。用户可通过全文检索和分类浏览进行检索。

(三)中国大百科全书数据库(http://h.bkzx.cn)

该库由《中国大百科全书》第一版和第二版的内容组成，其内容包含 16 万条目，2 亿文字量，80 余个学科，100 万个知识点。中国大百科全书数据库具有以下特点：

1. 检索手段和浏览功能　中国大百科全书数据库可进行跨库检索、多卷检索、条目顺序检索、条目分类检索、全文检索、组合检索及逻辑检索，还可按学科体系浏览和按汉语拼音字头顺序浏览所需要的信息。

2. 图片收集　提供近 10 万幅高清图片、地图，具有图片检索功能。

3. 查阅功能　设有国家馆、人物、大事记、历史今日等，方便查询浏览相关信息。

4. 附录　有中国历史纪年表、全国重点文物保护单位名单、国家级非物质文化遗产名录、世界遗产名录等。

5. 保存功能　可以直接复制条目文章内容，同时设置条目文字及图片内容的打印功能。

（四）畅想之星电子书平台（https://www.cxstar.com）

畅想之星电子书平台由北京畅想之星信息技术有限公司研发。包含 6 万种中文电子书可供读者阅读，涉及全部学科类别，包括文学、理学、历史学、教育学、法学、经济学、艺术学、工学、哲学、农学、管理学、医学和军事学 13 个门类。

在平台首页，可通过分类导航浏览电子书的内容，也可以在检索框中输入关键词检索电子书，点击检索结果的题名或封面，即可在线阅读或者下载全文。

（五）大成故纸堆（http://www.dachengdata.com）

大成故纸堆由尚品大成数据技术有限公司研制，是专门辑录古旧文献资源的数据库，内容覆盖老旧刊、民国图书、近代报纸、古方志集、古籍文献、党史、老照片共七个方面的老旧资源。汇集老旧文献于一体，史料珍贵，是研究人文科学和社会科学不可或缺的数据库工具。收录了清末自有期刊以来到 1949 年以前，晚清和民国期刊 7 000 余种，民国图书 4 万多种，古地方志 3 400 多种，中共党史期刊 200 多种。支持跨库检索，可以通过学科分类浏览，也可通过检索直达篇目，进行查阅及下载。

（六）雕龙中日古籍全文资料库（http://tk.cepiec.com.cn/ancientc/ancientkm）

雕龙中日古籍全文资料库是由中日双方的古籍专家研究确定方案，日本凯希多媒体公司研制，昆山数字化软件技术开发有限公司加工制作的包括宗教、历史、地理、文学、哲学等文科类综合性数据库。该数据库最大的特点是收集了"日本古典书籍库"，例如"倭名类聚抄""新撰字镜""六国史"等资料，这类资料在国内极其少见，发挥了日本方面优势，收集了大量的日藏汉籍，目前收入古籍 3 万多种，近 80 亿字。雕龙中日古籍全文资料库的子库包括正统道藏、道藏辑要、永乐大典、四部丛刊、续四部丛刊（四部备要）、中国地方志、六府文藏、清代史料、古今图书集成、日本古籍书籍、敦煌史料、雕龙续修四库全书、雕龙四库全书、雕龙-医家库、中国民间文学、清代朱卷等。

支持跨库检索和单个子库检索；支持字段限定检索、全文检索、逻辑检索、字距检索和二次检索；支持繁简体、异体字通检；提供"检索历史"暂存功能；提供原版图像与文字的对照阅读，阅览界面可缩放；提供文字和图像下载；提供联机字典辅助工具。

● （刘军凤　张文学　袁圳伟　叶　婷）

复习思考题

1. 中国生物医学文献数据库（CBM）快速检索和高级检索各自的特点及区别是什么？

2. 中国生物医学文献数据库（CBM）主题检索的特点是什么？

3. 中国知识基础设施工程（CNKI）、中文期刊服务平台（VIP）和万方数据知识服务平台的资源特点各是什么？

4. 中国中医药数据库·检索系统提供哪些数据资源？资源特点是什么？

5. 计算机检索的基本原理是怎样的？

6. 目前用于检索电子图书的资源有哪些？

第五章

外文文献数据库检索

学习目标

1. 掌握 PubMed 数据库的收录范围和功能特点,基本检索、主题检索和高级检索的使用方法。

2. 熟悉 Elsevier ScienceDirect、SciFinder 数据库的收录范围、检索途径和检索结果后处理功能。

3. 了解 SpringerLink、ProQuest 等外文全文数据库的检索技巧。

第一节　PubMed

一、概述

(一) 基本情况

PubMed 是由美国国立医学图书馆(National Library of Medicine,NLM)下属的美国国家生物技术信息中心(National Center for Biotechnology Information,NCBI)开发和维护的基于 Web 的生物医学文献数据库,是 NCBI 的 Entrez 集成检索系统的重要组成部分,是生物医学领域重要的数据库。PubMed 的前身是由 NLM 创刊的著名医学检索工具——医学索引(Index Medicus,简称 IM)。自 1960 年起,IM 由 NLM 编辑出版。1964 年,NLM 建立了 MEDLARS 系统(Medical Literature Analysis and Retrieval System,医学文献分析与检索系统),实现了文献加工、检索与编制的计算机化。

1971 年,NLM 推出 MEDLINE(MEDLARS Online)投入联机检索服务。1983 年 MEDLINE 光盘版(MEDLINE on CD)的发行,使 MEDLINE 数据库在世界范围内得到广泛应用。1997 年 6 月 PubMed 免费向世界开放,其网址为 https://www.ncbi.nlm.nih.gov。

该系统具有收录范围广、数据更新快、覆盖内容全、检索途径多、检索方式灵活、检索体系完备、链接功能强大及使用免费等特点,使用过程中不需返回初始检索界面便可进行新的检索,每一个检索界面里均有检索提问输入框,可随时输入检索或修正检索提问,是世界上使用最广泛的生物医学文献检索系统。

(二) 收录范围

PubMed 收录了全世界 80 多个国家 60 多个语种 11 000 多种期刊上的生物医学文献,最早可回溯至 1865 年。收录文献内容涉及基础医学、临床医学、护理学、口腔医学、兽医学、营养卫生、药理和药剂学、预防医学、卫生管理和医疗保健等领域。这些记录主要来源于

MEDLINE、PubMed Central（PMC）、Bookshelf 三个数据库。

1. MEDLINE　是 PubMed 的主体部分，是世界上最权威的医学数据库，也是我国卫生健康委员会认定的科技查新必须检索的国外医学数据库。目前收录来自世界各国 5 600 多种生物医学期刊的文摘及题录数据，这些数据均经过了医学主题词标引，并标引了基金来源、遗传、化学和其他元数据。

2. PubMed Central（PMC）　是一个全文数据库，包括 NLM 审查和选择的期刊上的文章。

3. Bookshelf　收录书籍、报告、数据库，以及与生物医学、健康和生命科学有关的其他文件的全文数据库。

二、检索方法

（一）检索机制

PubMed 设有词汇自动转换（automatic term mapping）功能，在 PubMed 主页的检索提问框中键入检索词，系统将使用以下 4 种表或索引，对检索词进行转换后再检索。

1. MeSH 转换表（MeSH translation table）　MeSH 转换表包括 MeSH 词、参见词、副主题词等。如果系统在该表中发现了与检索词相匹配的词，就会自动将其转换为相应的 MeSH 词和 Text Word 进行检索。例如：键入"Vitamin h"，系统将其转换成"biotin"［MeSH Terms］OR "biotin"［All Fields］OR "vitamin h"［All Fields］后进行检索。

> **📖 知识链接**
>
> ### MeSH 词表
>
> MeSH 词表又叫医学主题词表（Medical Subject Headings，MeSH），也称叙词表，是由美国国立医学图书馆（NLM）于 1963 年编制的。它是将文献标引人员或用户的自然语言转换成规范化名词术语的一种术语控制工具；是概括各门或某一门学科领域，并由语义相关、族性相关的术语组成的规范化的动态词典。MeSH 词表有三种类型：字顺表、轮排表（机读版）和树状结构表（分类表）。

2. 刊名转换表（journal translation table）　刊名转换表包括刊名全称、MEDLINE 形式的缩写和 ISSN 号。该转换表能把键入的刊名全称等信息转换为 MEDLINE 刊名缩写后进行检索。如在检索提问框中键入"New England Journal of Medicine"，PubMed 将其转换为"N Engl J Med"［Journal］OR "new england journal of medicine"［All Fields］后进行检索。

3. 著者全称转换表（full author translation table）　2002 年以后的文章如果提供了著者全名，那么著者的全名就可以在该表中查到。如输入"julia s wong"或"wongjulia s"，系统会自动转换成"Wong, Julia S"［Full Author Name］后进行检索。

4. 著者索引（author index）　如果键入的词语未在上述各表中找到相匹配的词，或者键入的词是一个后面跟有 1~2 个字母的短语，PubMed 即查著者索引。如输入"Smith BL"，系统会自动转换成"Smith, BL"［Full Author Name］OR "Smith BL"［Author］后进行检索。

如果输入的检索词在上述四个转化表中仍然找不到匹配词，PubMed 就会把该词断开后再重复上述自动词汇转换过程。若仍然没有匹配词，则用单个词或词组在所有字段查找（或作为文本词检索），各个词之间也是"AND"的逻辑关系。

（二）检索规则

1. 布尔逻辑检索 PubMed 检索系统允许使用布尔逻辑检索,逻辑运算符（AND、OR、NOT）必须大写,检索词与逻辑运算符之间空一格。如:#1 AND#2。

例如:vitamin c OR zinc（锌）,输入检索式后点按"Search"键,PubMed 将显示检索结果,同时检索框中仍然保留刚才输入的检索式。如果检索结果不符合要求,可以在检索框或details（明细栏）中添加或删除检索词来修改当前的检索式。

布尔逻辑检索的运算顺序为从左至右,圆括号可改变其运算顺序,PubMed 将先对括号内的检索词进行检索。如:common cold AND（vitamin c OR zinc）。

2. 截词检索功能 可利用系统的截词功能获取更多的相关文献。

截词符:用"*"表示代表多个字符,将"*"加在检索词后表示对所有以该词开头的词进行检索。如:bacter*,可以检出 bacter、bacteria、bacterium、bacteriophage 等最多 600 个单词。

截词功能只限于单词,对词组无效。使用截词功能时,PubMed 系统会自动关闭词汇自动转换功能。

3. 强制检索功能 PubMed 使用双引号""来强制系统进行短语检索。例如: 在 PubMed 主页的检索提问框中键入"Single cell ",并用双引号引起来,然后点击"Search",系统会将其作为一个不可分割的词组在数据库的全部字段中进行检索,不会当作两个词来处理。使用双引号检索,PubMed 检索系统自动关闭词汇自动转换功能。

4. 作者检索功能 有三种检索方式,一是利用 PubMed 的自动词语匹配功能,按照姓在前、名在后、姓全称、名缩写的输入规则进行检索;二是利用作者字段限制检索,按照"作者姓名［AU］"的输入规则进行检索;三是通过检索结果页面左侧的 search fields 中的作者（author）字段进行检索。另外,在高级检索界面同样支持通过作者字段进行检索。

5. 字段限制检索 在文献记录中,同一个词出现在不同的字段里,对表达文献主题概念所起的作用是不一样的。文献的题名词往往高度概括文献主题内容,与出现在文摘中的同一个词作用是不同的;出现在全文甚至出现在作者单位地址和刊名中,其表达文章主题的作用则相对更弱。如姓名,出现在作者署名位置是作者姓名,出现在文摘或全文中则可能是文章叙述或评价的对象。因此,PubMed 检索系统设置了限定检索范围的功能,以达到约束或精确检索结果的目的,即指定系统必须在哪个（或哪几个）字段范围内对输入的检索词进行检索。字段限定检索的形式:检索词［字段标识］,如 lung cancer［TI］,可检索出文章篇名中含有"肺癌"的文献。

📖 知识链接

PubMed 限定检索的小知识

限定检索可以将搜索范围设定在一个特定的域;将搜索范围设定在特定的年龄组、性别组、人或动物学范围;将搜索限定在某一语种出版的或某一特定的文章类型,如综述;设定只搜索包含摘要的文献。限制了出版物类型、年龄、人或动物、性别中的任何一项,检索将只在 MEDLINE 中进行检索（因为这些特征限制只有 MEDLINE 中才有）。

PubMed 的记录字段有 60 多个,其中可供检索的字段有 49 个,常用可检索字段的标识、名称及含义见表 5-1。

表 5-1　PubMed 常用可检索字段一览表

字段标识	字段名称	字段含义
AD	Affiliation	第一作者的单位、地址(包括 E-mail 地址)
AID	Article Identifier	文献标识符
ALL	All Fields	可供检索的所有字段
AU	Author	作者
Book	Book	图书
CN	Corporate Author	合作者或团体作者
CRDT	Create Date	记录创建日期
DCOM	Completion Date	记录被 NLM 完成加工日期
RN	EC/RN Number	酶的编号和化学物质的 CAS 登记号
ED	Editor	编辑者
EDAT	Entrez Date	文献被 PubMed 收录的日期
FILTER	Filter	过滤器
1AU	First Author Name	第一作者姓名
FAU	Full Author Name	作者全名
FIR	Full Investigator or Collaborator Name	所有研究人员或合作者姓名
GR	Grant Number	获资助项目的编号或合同号
IR	Investigator	对研究项目有贡献的主要调查者或合作者
ISBN	ISBN	国际标准书号
IP	Issue	期刊的期号
LA	Language	原文语种
LASTAU	Last Author Name	排名最后的作者
LID	Location ID	DOI 或出版社 ID
MHDA	MeSH Date	标引 MeSH 主题词的日期
MAJR	MeSH Major Topic	主要 MeSH 主题词,即加 * 的主题词
MH	MeSH Terms	MeSH 主题词
LR	Modification Date	最后修正日期
JID	NLM Unique ID	NLM 收录期刊的唯一识别号
OT	Other Term	其他术语
TA	Journal Title	期刊名称
SO	Source	文献来源
PG	Pagination	文献所在期刊的起始页码
PS	Personal Name as Subject	作为文献主题的人名
PA	PharamcologicalAction	具有特定药理作用的物质
PL	Place of Publication	期刊出版地

续表

字段标识	字段名称	字段含义
PUBN	Publisher	图书出版商
DP	Publication Date	文献出版日期
PT	Publication Type	文献类型
SB	Subset	PubMed 数据库的子集
SH	MeSH Subheadings	MeSH 副主题词
NM	Supplementary Concept	补充概念
TW	Text Words	文本词
TI	Title	篇名
TIAB	Title/Abstract	篇名和摘要
TT	Transliterated Title	翻译篇名,用于检索非英语语种文献
PMID	UID	PubMed 唯一标识码
VI	Volume	期刊卷号

(三) 检索途径与方法

　　PubMed 的主界面大致由三个板块组成:一是页面上方的检索框和功能按钮,包括基本检索、高级检索;二是中间的导航栏及服务内容;三是界面下方的信息栏(图 5-1)。

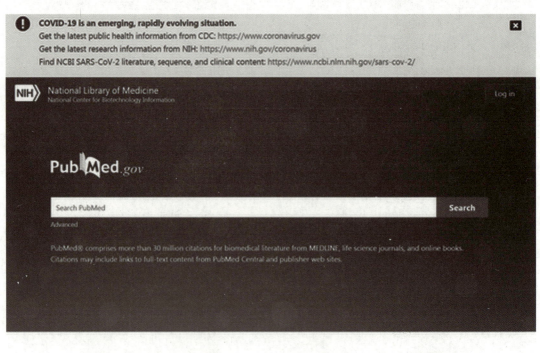

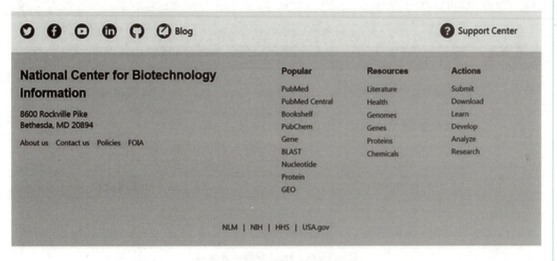

图 5-1　PubMed 主界面

1. 基本检索（Search）　在 PubMed 主页初始界面的检索框中键入英文单词、短语（大、小写均可），然后点击 "Search" 或者回车，PubMed 便使用词汇自动转换功能进行检索，并将检索结果直接显示在主页下方（图 5-2）。检索词也可以是作者姓名，按照 "姓在前，名在后，姓全称，名缩写" 的规则输入，如 John Smith 为 Smith J。检索词还可以是期刊刊名的全称或缩写，但需要注意避免出现歧义，如果刊名恰好是关键词，需要使用字段限定符，如 cell ［TA］可以检索期刊 *Cell* 上发表的文献。也可以输入由逻辑运算符、截词符或字段限定符连接的检索式，若多个检索词以空格隔开同时输入，则词间自动按 "AND" 来计算。

2. 高级检索（Advanced）　高级检索页面上方是检索构建器（PubMed Search Builder），中间为检索史及详细检索策略（History and Search Details），页面底部是 NCBI 资源总览及帮助系统汇总（图 5-3）。

（1）检索构建器：利用检索构建器可以实现多个字段的组合检索，也可以结合检索历史，完成复杂的布尔逻辑组配检索。

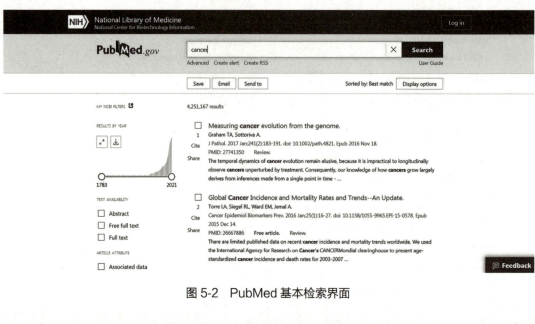

图 5-2 PubMed 基本检索界面

图 5-3 PubMed 高级检索界面

方法：在"All Fields"（全部字段）下拉列表中选择检索字段，在检索框输入检索词后，可从输入框右侧的"Show index"（系统提供的与所输入检索词相关的索引表）中选择具体的索引词或词组，检索词会自动添加到检索词输入框，此时系统自动加双引号进行精确短语检索。若检索词为多个，可通过逻辑运算符"AND""OR""NOT"进行逻辑运算检索。检索表达式会自动添加到"Search Builder"输入框，点击其下方的"Search"按钮即可执行检索。用户也可在"Query box"输入框中直接编写检索表达式，然后点击右方的"Search"按钮进行检索。

（2）检索史及详细检索策略：显示检索历史，也可用于查看检索结果记录数量及 PubMed 实际执行的检索式（图 5-4）。包括检索式序号（Search）、操作（Actions）、详细检索策略（Details）、检索式（Query）、检索结果数量（Results）及检索时间（Time）。单击操作（Actions），在弹出的选项窗口选择将检索式添加至检索框（Add Query）、对检索式进行逻辑组配检索（Add with AND、Add with OR、Add with NOT）、删除（Delete）、自动推送（Create alert）等功能。单击详细检索策略（Details），可以看到 PubMed 实际执行的检索式（图 5-4）。检索史最多保

114

笔记栏

存 100 条检索式,超过 100 条时,系统自动删除最早的检索式,检索史最多可保留 8 小时。

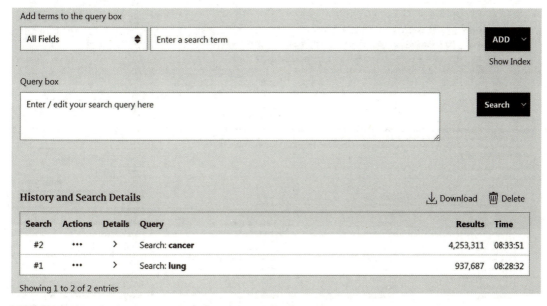

图 5-4　检索史及详细检索策略显示界面

3. 主题词检索(MeSH Database)　主题词是一种规范化、标准化的检索语言,是主要检索途径。主题词检索比自由词检索专指性强、查准率高。为了进一步提高查准率,选定主题词后,再利用副主题词加以组配。

采用主题词检索可提高文献的查全率和查准率:①主题词对同一概念的不同表达方式进行了规范;②系统默认对主题词进行扩展检索(Explore),即同时检索该主题词下的专指词;③可以与专指的副主题词组配,限定检索主题词某方面的文献;④点击"Restrict to MeSH Major Topic",可以将主题词限定为主要主题词(MAJR),从而使检索结果更加精确。

PubMed 主页检索框左侧导航栏内"MeSH Database"选项用于主题词浏览检索的功能。PubMed 的"自动词语转换"功能,也可以帮助查找到某一概念的规范的主题词。当主题词不能确定时,可输入相关的词,它会自动地查找与该词相对应的主题词,如"癌",输入"Cancer"后 PubMed 自动查找到与癌对应的主题词"Neoplasms"。

下面以实例介绍主题词检索步骤:

查找有关"中风的饮食治疗和护理"方面的文献。

首先进入"MeSH Database",在检索框中输入"stroke"(中风),点击"Search",系统提供与检索词相关的主题词(按相关性排序)及其含义,在确定主题词后,点击进入该主题词详细信息页面(图 5-5)。

包括定义、检索构建器(PubMed Search Builder)、款目词(Entry Terms)、历史标引(Previous Indexing)、树状结构等信息。勾选副主题词"膳食疗法"(diet therapy)和"护理"(nursing),点击页面右上方的"Add to search builder",检索框中自动生成检索式,选择逻辑运算符"AND",点击"Search PubMed",即完成该主题词和副主题词组配的检索。

如果检索题目涉及多个主题词,可在"MeSH Database"检索框中继续输入检索词,重复上述步骤,直到把涉及的主题词都添加到"PubMed Search Builder"检索框中,然后点击"Search PubMed"。也可分别检索每个主题词,再在高级检索的检索史及详细检索策略(History and Search Details)中进行逻辑组配检索。

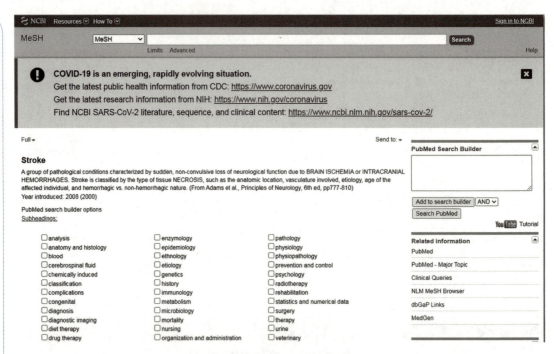

图 5-5　主题词详细信息界面

　　采用主题词检索时,需注意主题词的收录时间,上述实例中"stroke"是 2000 年收录为主题词的,故所检索结果均是 2000 年以后的文献。在此之前的文献是以其他主题词标引的,参见 Previous Indexing(图 5-6),若检索 2000 年之前的文献则要使用"脑血管疾病(Cerebrovascular Disorders)"这个主题词。

Previous Indexing:

- Cerebrovascular Disorders (1964-1999)
- Intracranial Arteriosclerosis (1965-1999)
- Intracranial Embolism and Thrombosis (1965-1999)

　　All MeSH Categories
　　　Diseases Category
　　　　Nervous System Diseases
　　　　　Central Nervous System Diseases
　　　　　　Brain Diseases
　　　　　　　Cerebrovascular Disorders
　　　　　　　　Stroke
　　　　　　　　　Brain Infarction
　　　　　　　　　　Brain Stem Infarctions +
　　　　　　　　　　　Cerebral Infarction +
　　　　　　　　　Hemorrhagic Stroke
　　　　　　　　　Ischemic Stroke
　　　　　　　　　　Embolic Stroke
　　　　　　　　　　Thrombotic Stroke +

　　All MeSH Categories
　　　Diseases Category
　　　　Cardiovascular Diseases
　　　　　Vascular Diseases
　　　　　　Cerebrovascular Disorders
　　　　　　　Stroke
　　　　　　　　Brain Infarction
　　　　　　　　　Brain Stem Infarctions +
　　　　　　　　　　Cerebral Infarction +
　　　　　　　　Hemorrhagic Stroke
　　　　　　　　Ischemic Stroke
　　　　　　　　　Embolic Stroke
　　　　　　　　　Thrombotic Stroke +

图 5-6　Previous Indexing 显示界面

使用主题词检索需要注意先组检索词的使用。在利用词表查词时要找全每个词的下位词有无此先组型词组。如检索"乳腺癌"（Breast Cancer），应首先在 MeSH 中查找"肿瘤"的下位词。必须注意，词表中的上下位词是按概念成族的。因此"乳腺癌"只能作为肿瘤的下位词出现，而不会作为"乳腺"的下位词。如果词表中有"乳腺癌"这一先组式主题词，就不应该用"Breast AND Cancer"或"Breast AND Neoplasms"的提问式来检索。有效的检索式应是"Breast Neoplasms［MeSH Terms］"，这样检出的文献才是合乎要求的结果。

4. 期刊检索（Journals）　在 PubMed 数据库主页，点击下方的"Journals"，即可进入期刊检索界面（图 5-7）。

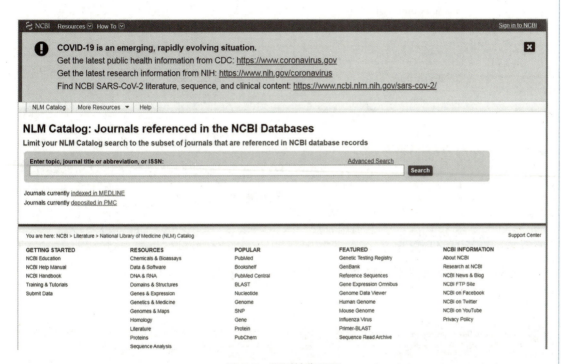

图 5-7　期刊检索界面

利用期刊数据库，可通过主题（topic）、刊名全称（journal title）、缩写（abbreviation）、ISSN 途径查询所收录的期刊信息，检索结果仅为期刊的信息，而不是期刊所刊载的文章。期刊信息涉及期刊的全称、简称、印刷版和电子版 ISSN 号、创刊年、出版频率、出版国、出版商、语种、主题词、出版类型等。若欲进一步获得该期刊发表的论文，可在期刊前面的复选框打"√"后，点击右侧的"PubMed Search Builder"下方的"Add to search builder"按钮，然后，点击"Search PubMed"按钮即可。

5. 其他功能　除上述四种检索方式外，PubMed 主页面中间的导航栏及服务内容下还设有其他检索功能：

（1）单篇引文匹配器（Single Citation Matcher）：可通过输入已知的作者、期刊名称（全称或标准缩写）、出版年月日、卷、期、起始页码或篇名中的任意词准确查找到所需的单篇文献。

（2）批量引文匹配器（Batch Citation Matcher）：主要用于批量核对文献信息。检索时输入格式为：刊名 | 年 | 卷 | 起始页 | 著者 | 文献标识，按指定的格式将需要查找的记录信息输入到下方的文本框中，检索结果可以通过邮件发送或直接保存到文件中。

（3）临床查询（Clinical Queries）：专为临床医生设计的检索服务，提供新型冠状病毒肺炎文章（COVID-19 Articles）、临床研究分类（Clinical Study Categories）和医学遗传学（Medical

Genetics）三大类文献（图5-8）。①COVID-19文章过滤器将检索限定为有关新型冠状病毒肺炎的相关文献；②临床研究分类用于查询疾病的病因、诊断、治疗、预后及临床预测指南；③医学遗传学用于查询疾病遗传学方面的文献。

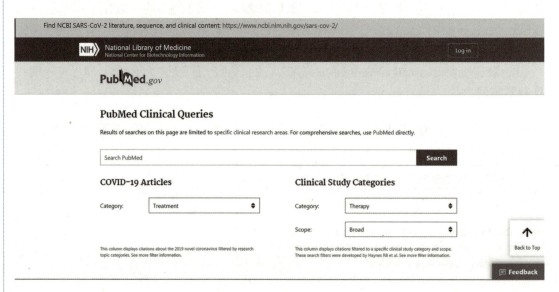

图5-8　临床查询界面

三、检索结果管理

PubMed检索系统为检索结果提供了显示、过滤、打印、保存和发送电子邮件等多种处理方式（图5-9）。

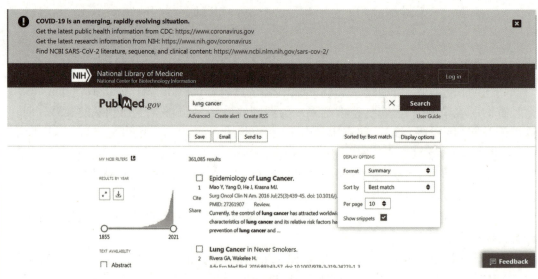

图5-9　检索结果显示界面

（一）检索结果显示

点击显示选项（Display options）按钮，可以对显示格式、排序方式、每页显示数量进行选择。

1. 显示格式　PubMed的检索结果有多种显示格式，系统默认显示为题录格式，每页默认显示记录数为 20,每页最多可显示 200 条记录。点击"Display options"按钮,然后点击"Format Summary"后面的箭头,在下拉菜单中可更改显示格式,点击"per page"后的箭头,可更改每页显示记录数。

(1)Summary:系统默认的显示格式,显示每条记录的篇名、作者、缩写刊名、出版年月及卷期页码、PMID、记录状态、相关引文(Similar articles)链接,如果该篇文献可以免费获取全文,则有"Free Article"标识。

(2)Abstract:Summary 格式所有信息,加上作者单位、摘要、出版类型、MeSH 主题词、化学物质等信息。以 Abstract 格式显示可获得更多的全文链接。

(3)PubMed:显示记录中的全部字段信息,是显示字段最全的显示格式。

(4)PMID:仅显示每条记录的 PMID(PubMed 唯一标识码),是显示字段最少的显示格式。

2. 排序方式　点击"Sort by Best match"后的箭头,在下拉菜单中选择排序方式。结果排序默认按最佳匹配(Best match)排序,还可选择按最近新增(Most Recent)、出版时间(Publication Date)、第一作者(First Author)、刊名(Journal)排序。

(二) 检索结果过滤

在 PubMed 检索结果显示页面的左侧,提供多种过滤功能,从不同的角度筛选检索结果(图 5-10)。

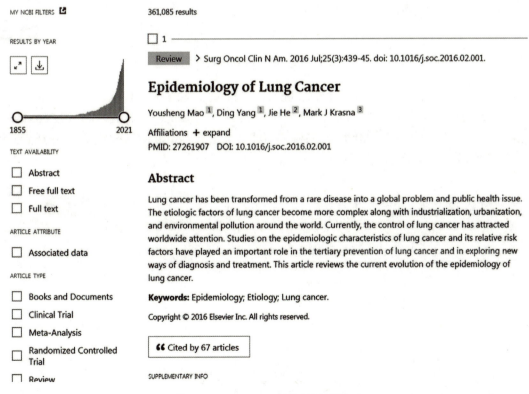

图 5-10　PubMed 检索结果过滤

可限定的选项有:年代(RESULT BY YEAR)、文本可获取性(TEXT AVAILABILITY)、文章属性(ARTICLE ATTRIBUTE)、文章类型(ARTICLE TYPE)、出版日期(PUBLICATION DATE)等,点击"Additional filters"可显示物种(SPECIES)、语种(LANGUAGES)、性别(SEX)、主题限定(SUBJECT)、期刊(JUORNAL)、年龄(AGE)等更多选项。限定选项一经确定,会保持

笔记栏

激活状态,而在此后的检索中持续起作用。点击"Reset all filters"可重新进行限定。

(三) 检索结果保存及输出

PubMed 提供多种保存及输出方式。

1. 点击"Save",可选择将当前页的所有记录(All results on this page)或所有记录(All results)或选中的记录(Selection)保存为题录格式的纯文本形式(Summary(text))、PubMed 格式、PubMed 唯一标识码(PMID)、文摘格式的纯文本形式(Abstract(text))、逗号分割值文件格式(CSV)(图 5-11)。

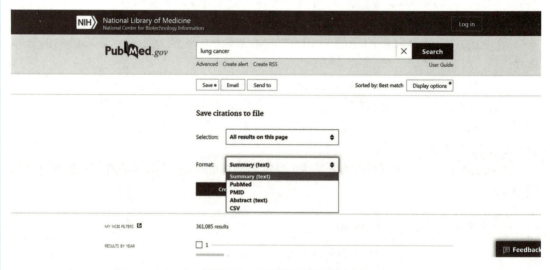

图 5-11 检索结果保存界面

2. 点击"Email",可选择将当前页的所有记录(All results on this page)或所有记录(All results)或选中的记录(Selection)以题录格式的纯文本形式[Summary(text)]、PubMed 格式、PubMed 唯一标识码(PMID)、文摘格式的纯文本形式[Abstract(text)]、逗号分割值文件格式(CSV)发送至指定的电子邮箱(图 5-12)。

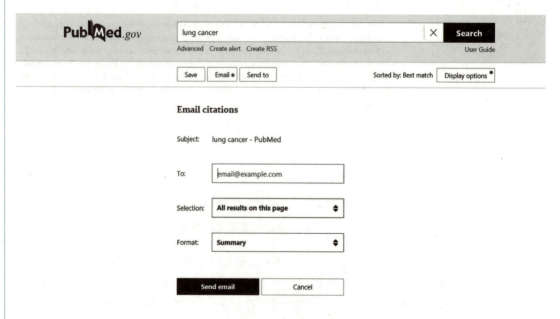

图 5-12 检索结果发送至电子邮箱界面

3. 点击 "Send to"，系统提供 4 种不同的检索结果输出方式（图 5-13）。

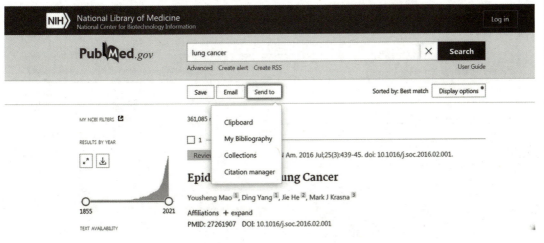

图 5-13　检索结果输出界面

（1）Clipboard（剪贴板）：将选中的记录暂存到剪贴板中（最多保存 500 条记录），最后集中处理。

（2）My Bibliography（我的参考文献）：注册 My NCBI 后，可将选中的记录保存到 My NCBI 我的参考文献中。

（3）Collections（集合）：是 My NCBI 个性化服务的一部分，为用户提供无限期保存检索结果记录的免费空间。

（4）Citation manager（引文管理）：使用外部文献管理器创建一个文件夹保存检索结果，可选择保存的条数和起始序号。

（四）个性化服务

PubMed 的个性化服务主要是通过 My NCBI 来实现的。My NCBI 可以保存检索式，并且可以设定对保存的检索式进行自动更新检索，并将检索结果发送到指定的电子邮箱。My NCBI 还可以对检索结果设定过滤器等服务选项。过滤器（Filter）是将用户感兴趣的检索结果聚合起来以供用户浏览，如有关检索课题的综述、免费全文、最近半年的文献等，均可设为过滤器，相当于给当前检索式增加一个限定条件；也可以给检出记录设置一个外部机构所提供资源的链接图标。My NCBI 需要先注册一个账号，并且需登录才能使用。点击 PubMed 主页右上方的 "Log in" 即可进入登录及注册界面。进入账号注册界面按要求分别输入用户名（Usernames）、密码（Password）及设置一个安全问题（Security Question）等完成注册（图 5-14）。

四、检索实例

题目：检索阿司匹林治疗脑血管意外临床试验方面的文献。

检索分析：本课题的主题概念包括：阿司匹林（Aspirin）、脑血管意外（Cerebrovascular Accident）、临床试验（Clinical Trial）。

1. 基本检索

第一步：在基本检索界面检索词输入框中输入检索式：Aspirin AND Cerebrovascular Accident，检索出 8 123 篇相关文献。使用基本检索时需注意查看检索史及详细检索策略（History and Search Details）中的 "Details"，分析 PubMed 词汇自动转换的检索策略是否正确。

第二步：限定检索结果为临床试验论文。在检索结果界面点击 "ARTICLE TYPE" 下面的

"Clinical Trial" 按钮,限定文献类型为 "Clinical Trial",检索出 1 396 篇切题文献(图 5-15),查准率进一步提高。

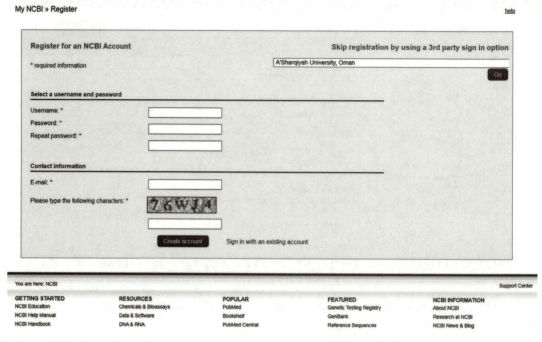

图 5-14　My NCBI 账号注册界面

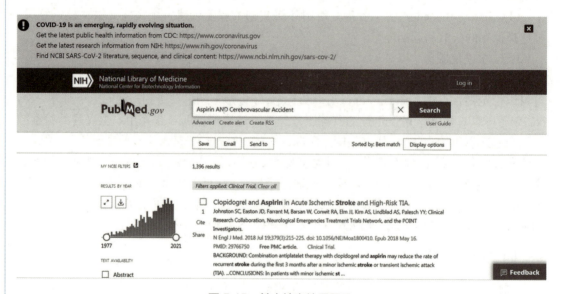

图 5-15　基本检索结果显示

2. 主题词检索(MeSH Database)

第一步:点击主页初始界面的 "MeSH Database" 按钮的 "MeSH Database" 进入主题词检索界面。

第二步:输入检索词 "脑血管意外(Cerebrovascular Accident)" 后,点击 "Search" 按钮,系统显示与该词有关的主题词 "中风(Stroke)"。

第三步:点击主题词 "Stroke" 超链接,进入主副组配检索界面,选择副主题词 "药物疗法

(drug therapy)"后,点击"Add to search builder",在其后的下拉框选择逻辑运算符"AND",进入检索表达式浏览窗口。

第四步:在"MeSH Database"检索框中继续输入检索词"阿司匹林(Aspirin)",选择副主题词"治疗应用(therapeutic use)",重复上述步骤,直到把涉及的主题词都添加到"PubMed Search Builder"检索框中,在检索式浏览窗口显示组配好的检索式"Stroke/drug therapy" [Mesh] AND "Aspirin/therapeutic use" [Mesh],然后点击"Search PubMed",显示检索结果,共检索到相关文献845篇。也可分别检索每个主题词,再在高级检索的检索历史中进行逻辑组配检索。

第五步:在检索结果界面的左侧栏,限定文献类型为"Clinical Trial",检索出文章232篇(图5-16)。

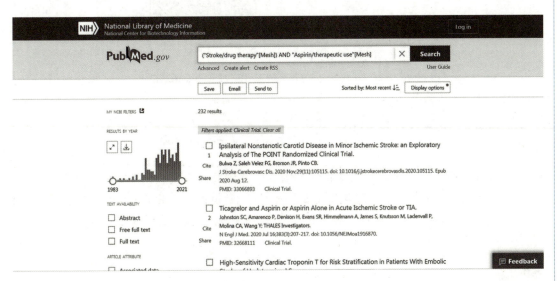

图 5-16　主题检索结果显示

第二节　Elsevier ScienceDirect

一、概述

荷兰爱思唯尔(Elsevier)出版集团是世界上著名的经营科学、技术和医学信息产品及出版服务的出版公司,已有100多年的历史。ScienceDirect 是 Elsevier 公司的核心产品,是全球最大的科学、技术与医学全文电子资源数据库,提供3 800余种学术期刊及37 000余种图书的全文内容,包括全球影响力极高的 *Cell*(《细胞》)、*The Lancet*(《柳叶刀》)等。提供覆盖自然科学与工程、生命科学、健康科学、社会科学与人文科学4大领域24个学科的优质学术内容,在 ScienceDirect 平台上可以浏览100余位诺贝尔奖获得者的学术研究成果。网址为:http://www.sciencedirect.com。

二、检索方法

ScienceDirect 数据库提供了浏览检索、基本检索、高级检索等功能。

(一) 浏览(Browse)

进入 SDOL 数据库主页的默认界面(图 5-17),在检索输入框的下方即为浏览栏。可以按照出版物名称字顺或按照学科主题浏览该数据库收录的期刊或图书内容。

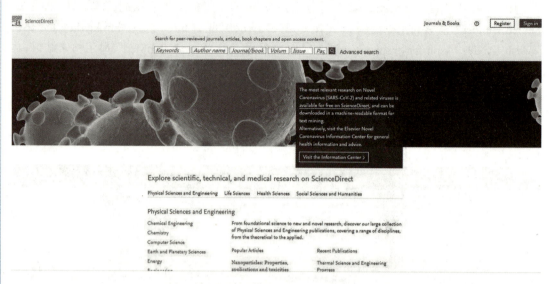

图 5-17　ScienceDirect 主页面

1. 按字顺浏览(Browse publications by title)　系统将所有出版物按字母顺序排列,出版物名称后面显示该出版物的文献类型是期刊还是图书,是否有免费全文,全文状态用书页图形表示,绿色书页标识表示用户有权限浏览全文,灰色标志表示没有权限,只能浏览题录和摘要(图 5-18)。

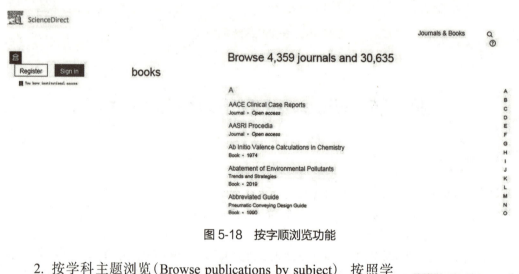

图 5-18　按字顺浏览功能

2. 按学科主题浏览(Browse publications by subject)　按照学科主题浏览时,系统按照物理学科与工程学(Physical Sciences and Engineering)、生命科学(Life Sciences)、健康科学(Health Sciences)及社会学与人文学科(Social Sciences and Humanities)四大类列出了 24 个学科主题,点击每一学科主题可浏览所选主题的出版物信息。

3. 感兴趣的出版物浏览　属于个性化服务功能,需要用户注册个人账号登录(图 5-19),用户可以将自己感兴趣的出版物加入列表,

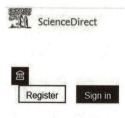

图 5-19　个人账号登录

方便以后使用。

页面左侧可以根据领域或主题筛选图书/期刊、文献类型、文献访问方式。

通过浏览选中期刊后,点击刊名进入该期刊详细信息页面,显示期刊的封面、订购状态、卷期页码、出版日期列表及最新一期题录等信息。点击相应卷期,即可逐期浏览文献。"About the journal"可链接到该刊主页,查看期刊简介、主编、订购信息、期刊影响因子及投稿指南等信息。点击"And to Favorites"可以将该刊加入感兴趣的出版物列表中。

出版物浏览检索时,点击"About the book",可查看图书简介、著者、ISBN、DOI等信息,还可以按章节浏览。

(二)基本检索

ScienceDirect任何界面的上端都设有基本检索区,方便用户快速查找文献。检索字段包括所有字段(All fields)、著者姓名(Author name)、期刊/图书名称(Journal or Book title)、卷(Volume)、期(Issue)和页码(Page)等。检索时可选择其中一项或几项内容进行检索,不同字段之间为逻辑"与(AND)"的关系。在文本输入框内分别输入标题、摘要、关键词、著者、期刊或书名等基本资料,点击"🔍"按钮进行检索,无需区分大小写,词之间没有先后顺序,默认是单词检索,检索结果是全文中含有该词的文献,如需进行词组或短语检索,则需使用半角双引号,如"liver transplantation"(图5-20)。

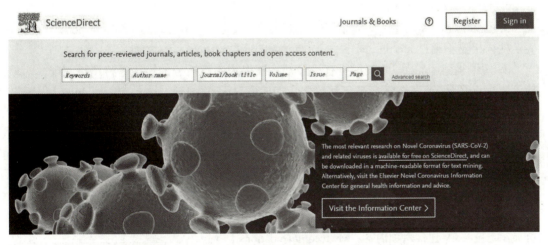

图 5-20 基本检索界面

(三)高级检索

点击系统快速检索栏中最右侧的"Advanced search"进入高级检索界面(图5-21)。

高级检索支持检索式和DOI搜索。输入框后的字段限制选项默认为"All Fields",还可对题目/文摘/关键词(Title,Abstract,Keywords)、作者(Authors)、作者机构(Author Affiliation)、出版年(Years)多个检索字段进行限制选择。高级检索同时还提供文献类型限定检索。

(四)检索规则

1. 布尔逻辑检索 ScienceDirect检索系统允许使用布尔逻辑检索,逻辑运算符(AND、OR、NOT)必须大写,检索词与逻辑运算符之间空一格。布尔逻辑检索的运算顺序为从左至右,圆括号可改变其运算顺序,先对括号内的检索词进行检索。如:common cold AND (vitamin c OR zinc)。

2. 截词检索 可利用系统的截词功能获取更多的相关文献。用"*"表示,代表0个或多个字符,将"*"加在检索词后表示对所有以该词开头的词进行检索,如:transplant*,可以检出 transplant、transplanted、transplantin、transplantation 等检索词的文章。用 "?" 表示一个字符，即取代单词中的一个字母，如 w:om? n 可以检索到 woman、women 这两个检索词的文章。

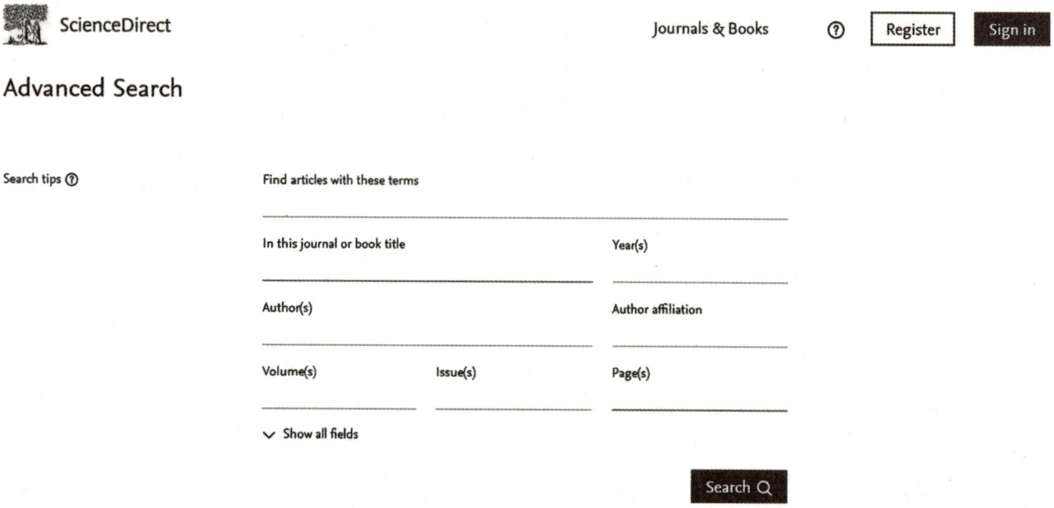

ScienceDirect

Journals & Books　　?　Register　Sign in

Advanced Search

Search tips ?

Find articles with these terms

In this journal or book title　　　　　　　　　　Year(s)

Author(s)　　　　　　　　　　　　　　　　　Author affiliation

Volume(s)　　　　Issue(s)　　　　　Page(s)

⌄ Show all fields

Search Q

图 5-21　高级检索界面

3. 位置检索　W/n 表示两词相隔不超过 n 个词，词序不定，如 quick w/3 response。PRE/n 表示两词相隔不超过 n 个词，词序一定，如 quick pre/2 response。

4. 短语检索　符号 "" 表示所有符号都将被作为不可拆分的短语进行严格匹配。短语检索时标点符号、连字符等会被自动忽略。如检索"肝癌"文献，则应该输入"liver cancer"，如果不加引号，系统将自动拆分短语为单词，并进行逻辑运算，即 liver and cancer。

(五) 个性化服务

用户通过数据库提供的个性化服务功能，可以定制个性化主页、查看检索历史、添加期刊或图书收藏夹、保存检索策略和检索结果及个人定制服务(图 5-22)。

1. 定制个性化主页　SicenceDirect 可以免费注册个人账号，登录之后，在系统主页的右上方会显示用户名，点击用户名可显示下拉菜单，包括六项内容："My recommendations""My history""Manage my alerts""Change password""Purchased articles""Privacy center"。用户可以对个人信息及保存策略进行调整。

2. 定制 E-mail 提醒服务　点击检索结果显示界面的用户名，选择下拉菜单的 "Manage my alerts"，可以设置提醒服务(Alert)，ScienceDirect 数据库会根据用户的设置将新收录的信息内容自动推送到用户的电子信箱中，供用户浏览。ScienceDirect 中的 E-mail 提醒服务包括检索提醒(Search alerts)、专题提醒(Topic alerts)、书刊提醒(Journal and book-series alerts)等。

3. 远程访问支持　校外读者可选择以下方式进行校外访问：通过学校 VPN 访问、机构域名远程访问、CARSI 校园账号访问、临时账号远程访问等。

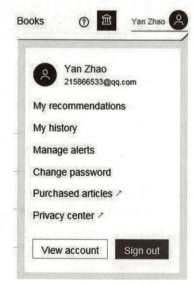

Books　?　🏛　Yan Zhao 👤

Yan Zhao
215866533@qq.com

My recommendations

My history

Manage alerts

Change password

Purchased articles ↗

Privacy center ↗

View account　Sign out

图 5-22　个性化服务界面

三、检索结果管理

ScienceDirect 检索系统为检索结果提供了显示、过滤、保存等多种处理方式(图 5-23)。题录和摘要可以批量下载,全文只能单篇下载,下载格式为 PDF 格式。

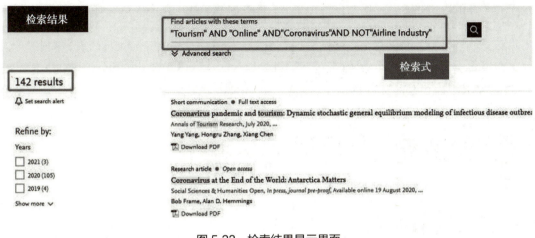

图 5-23　检索结果显示界面

(一) 检索结果显示

执行检索后,在检索结果页面上方显示结果数量、检索式。命中文献信息包括论文题目、出版物名称、卷期、出版日期、页码、作者、内容预览及文摘、PDF 全文。每条记录后面都有一个书页形小图标,橙色图标代表开放存取(open access,OA)文献,用户可查看下载全文;绿色图标表示用户可以查看该论文的全文;灰色图标表示只能查看文摘信息。页面每屏默认显示 25 条记录,可以根据需要在 10~200 条之间进行选择。

在检索结果显示界面,点击 "Relevance",系统可以按照检索结果的相关度(Relevance)和发表时间(Date)进行排序。相关度排序是按检索词出现的频率排序,频率高的排在前面,系统默认按相关度排序。点击 "All Access type" 可选择 "所有访问类型(All Access type)""开放存取的文章(Open Access articles)" 和 "开放存档的文章(Open Archive articles)",其中 "Open Access articles" 和 "Open Archive articles" 可获取全文信息。点击论文题目链接可浏览该篇文章的详细信息,包括题目、作者、单位、文摘、DOI、内容大纲、关键词、出处和相关文献列表等,有的记录还提供 HTML 全文。在全文页面的左侧可看到文献的概况,包括研究背景、目的、方法、结果及结论和图标等,可点击相应部分进行查看。点击 PDF 链接可下载浏览全文。页面右侧的 "推荐文章(Recommended articles)" 显示该篇文献的相关文献;"引用文章(Citing articles)" 显示该篇文献的被引用情况;"相关图书(Related book content)" 可查看相关书籍内容;部分文献右侧还有 "Metrics",查看其详细信息可看到 Altmetric 评价系统对论文的关注度的分享情况。

(二) 检索结果分析

在检索结果页面的左侧有 "Refine",可对检索结果进行精确提炼,包括对发表年代(Year)、文献类型(Article type)、出版物(Publication title)及出版方式(Access type)的限定,点击按钮,即可按照限定条件重新显示检索结果(图 5-24)。

(三) 检索结果输出

在检索结果显示界面,点击按钮,可以将检索结果直接导入文献管理软件(Mendeley 或 RefWorks)中,或者以 RIS、BibTeX、Text 格式将结果导出后再导入其他文献管理软件,实现对文献的管理。

笔记栏

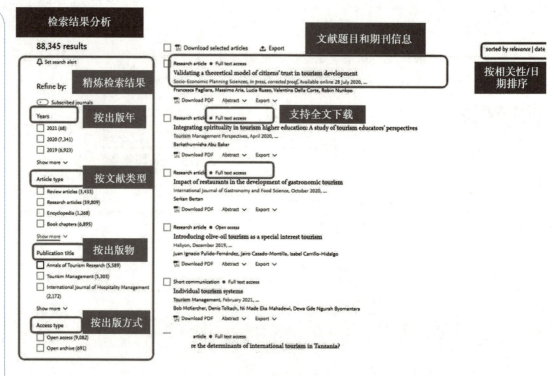

图 5-24 检索结果分析界面

四、检索实例

题目:运用 ScienceDirect 数据库检索有关"丹参治疗高血压"方面的综述文献。

检索分析:本题目涉及"Salvia miltiorrhiza"(丹参)和"Hypertension"(高血压),文献类型为综述,可采用高级检索方式完成检索。

1. 点击"Advanced Search",进入 SDOL 数据库高级检索界面。

2. 在输入框内分别输入"Salvia miltiorrhiza"AND"Hypertension",检索字段选择"Find articles with these terms"。

3. 再勾选"Review articles",点击"Search"。

4. 显示检索结果(图 5-25)。

Find articles with these terms	
"Salvia miltiorrhiza" AND Hypertension	
⌄ Advanced search	

161 results — sorted by *relevance*

🔔 Set search alert

Refine by:

Years
- [ ] 2021 (8)
- [ ] 2020 (43)
- [ ] 2019 (18)
Show more ⌄

Article type ⑦
- [■] Review articles (161)

Review article
Pharmacological potential of the combination of Salvia miltiorrhiza (Danshen) and Carthamus tinctorius (Honghua) for diabetes mell and its cardiovascular complications
Pharmacological Research, 13 January 2020, ...
John O. Orgah, Shuang He, ... Yan Zhu

Review article
Ameliorating effects of compounds derived from Salvia miltiorrhiza root extract on microcirculatory disturbance and target organ inj by ischemia and reperfusion
Pharmacology & Therapeutics, February 2008, ...
Jing-Yan Han, Jing-Yu Fan, ... Ikuko Kimura

图 5-25 检索结果显示

笔记栏

第三节　其他外文数据库

一、SciFinder

(一) 概述

SciFinder 由美国化学会(American Chemical Society,ACS)旗下的美国化学文摘社(Chemical Abstracts Service,CAS)出品,是一个研发应用平台,提供全球最大、最权威的化学及相关学科文献、物质和反应信息。SciFinder 涵盖了化学及相关领域(如生物、医药、工程、农学、物理等)多学科、跨学科的科技信息。SciFinder 收录的文献类型包括期刊、专利、会议论文、学位论文、图书、技术报告、评论和网络资源等。SciFinder 整合了以下 7 个数据库的资源。

1. CAPLUS(化学文献数据库)　收录自 1907 年以来全球范围内的化学、生物化学、化学工程及相关科学的 5 400 万篇期刊文献,以及 64 家专利授权机构的专利。

2. CAS(Chemical Abstracts Service,化学文摘服务社)REGISTRY(化学物质数据库)　最早回溯到 1802 年,收录 1900 年至今 1.75 亿余种独特的有机和无机物质的信息,6 800 多万条生物基因序列,以及超过 80 亿条实验和预测的理化性质,数据库每日更新。

3. CAS REACT(反应数据库)　包含从 1840 年至今的化学反应信息,目前有超过 1.32 亿条单步多步反应,1 400 万条合成制备信息。

4. CHEMCATS(化学品供应商数据库)　提供商用化学品及其供应商的信息,包括 CAS 登记号、供应商信息、数量、价格等。目前有超过 1.02 亿种可商用化学品、3 300 万余种独特物质,以及来自全球的 660 多家供应商提供的 750 多个供应商产品目录。数据每周更新,并保持最近 24 个月最新信息。

5. CHEMLIST(化学品管制信息数据库)　数据最早回溯到 20 世纪 80 年代,涵盖 15 个国家和地区市场的 39.7 万个化学管制品目录,包括物质的化学名、通用名、管制条例、库存状态等,数据每周更新。

6. MARPAT(马库什结构数据库)　涵盖了 1961 年至今超过 125 万个可检索的有机物质和有机金属物质的马库什结构(Markush),数据每天更新。

7. MEDLINE　收录生命科学尤其生物医学方面的 5 300 余种期刊文献 3 000 余万篇。

📖 知识链接

美国《化学文摘》

美国《化学文摘》(CA)是世界上应用最广泛、最为重要的化学、化工、药学、生物医学等学科领域的检索工具。创刊于 1907 年,由美国化学会(ACS)旗下的化学文摘社(CAS)编辑出版。除收录期刊论文和综述文献外,CA 还收录专利文献、技术报告、会议文献、学位论文、专著和视听资料等。CA 先后有印刷版、光盘版(CA on CD)和网络版(SciFinder)三个版本。CA 的印刷版已于 2010 年停止出版。

(二) SciFinder 的系统要求和登录

1. 系统要求　① Windows 用户支持 IE 10.x 或 FireFox 2.x、Chrome;② Mac 用户支持 Firefox

和 Safari；③ Java 安装（初次使用结构时系统提示自动安装，www.java.com）。

2. 登录　SciFinder 平台（http://www.cas.org/products/scifinder）登录前需注册 SciFinder 的个人账号和设置密码，登录时输入注册的账号和密码，进入登录界面（图 5-26）和 SciFinder 主界面（图 5-27）。

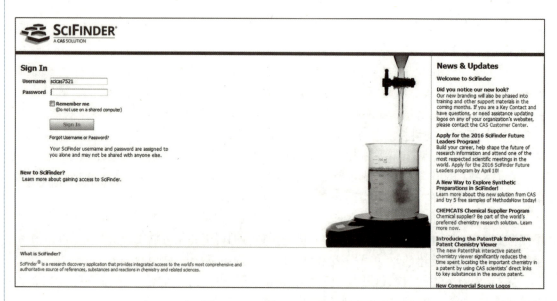

图 5-26　SciFinder 登录界面

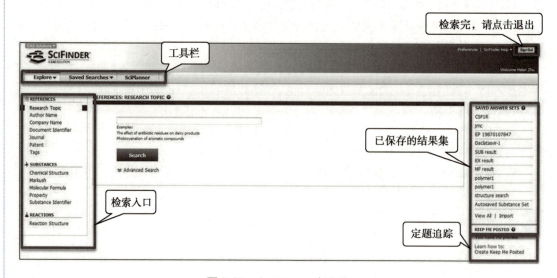

图 5-27　SciFinder 主界面

（三）检索方法

SciFinder 提供文献检索（References）、物质检索（Substances）和反应检索（Reactions）三种检索方式。

1. 文献检索（References）

（1）主题检索（Research Topic）：关注某一特定领域的文献时采用主题检索（图 5-28）。

点击"Research Topic"，在输入框内输入检索词、短语或句子。研究主题检索自由、灵活，用英文短语描述要检索的主要内容，检索词和词之间用介词 at、in、on、of、with、after、between、 from、into、within、upon、among 等连接,便于系统对检索请求进行理解。例如:检索"有关肝癌的治疗"方面的文献,可输入"the treatment of liver cancer",而尽量不写成"liver cancer treatment"的形式。

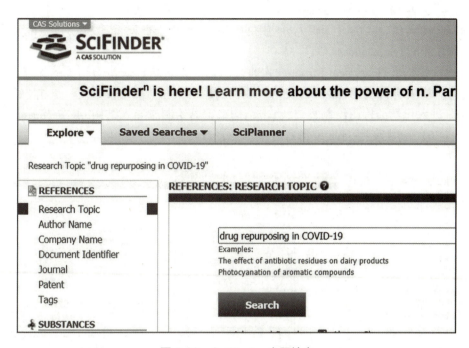

图 5-28　SciFinder 主题检索

　　输入检索词后,点击"Search"后页面会显示主题检索的候选项(图 5-29),"concept"表示做了同义词的扩展;"closely associated with one another"表示检索词同时出现在一个句子中;"were present anywhere in the reference"表示检索词同时出现在一篇文献中。可根据需要在前面的复选框中勾选所需候选结果,点击"Get References"获取相关文献。

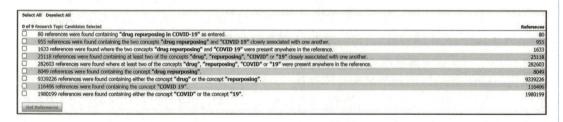

图 5-29　SciFinder 主题检索候选项

　　(2)作者姓名(Author Name):检索某作者发表的所有文献。点击"Author Name"进入作者姓名检索窗口,通过输入作者姓名,姓用全称,中间名用缩写,名用全称或首字母进行作者检索。

　　(3)公司/组织名称(Company Name):是一种利用公司或组织单位的名称检索相关文献的检索途径。点击"Company Name"进入公司/组织名称检索窗口,输入公司或组织机构的全称、简称或通用的称呼,点击"Search"即可查找到与该公司或组织相关的信息。

　　(4)文献标识符检索(Document Identifier):通过文献标识符进行检索的方法。这是一种利用文献编号进行的文献查询,系统规定的文献标识符包括文献《化学文摘》号(CAN)、文摘号(AN)、专利号、专利申请号、专利优先申请号及 PubMed 文献编号等。

131

（5）期刊检索（Journal）：是一种利用期刊名检索相关文献的检索途径。点击"Journal"进入期刊检索页面，输入期刊的全称或简称，点击"Search"即可查找到与该期刊相关的信息。

（6）专利检索（Patent）：是检索专利的一种途径。点击"Patent"进入专利检索页面，输入专利的公开号、申请号，点击"Search"可查找该专利的相关信息。

（7）标记检索（Tags）：CAS 编辑人员使用的检索途径，用于查看标记文献的人工标引情况。

2. 物质检索（Substances）

（1）化学结构式（Chemical Structure）：通过已知的化学结构来检索相关的文献、物质及反应信息。检索有机物、天然产物及衍生物时，使用结构检索比较方便。点击"Chemical Structure"进入化学结构图绘制窗口，点击结构编辑器绘制或导入结构，点击"Search"完成检索（图 5-30）。初次使用 Java 编辑器时需要安装 Java 插件。

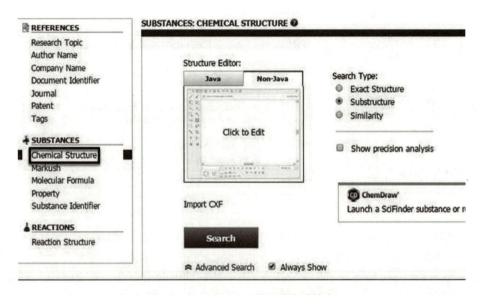

图 5-30　SciFinder 化学结构式检索

在页面右侧有三种检索方式可供选择，即精确结构检索（Exact Structure）、亚结构检索（Substructure）和相似结构检索（Similarity）。精确结构检索获得物质的盐、聚合物、混合物、配合物等，母体结构不能修改，不能有其他未定义的取代基。亚结构检索可获得包含全部片段结构的所有物质，即所画的结构必须存在，母体结构不能修改，但可以有其他取代基。相似结构检索帮助获得结构相似的物质，即母体结构可以修改，也可以有其他取代基，用相似度来控制获得的结果。

（2）分子式（Molecular Formula）：通过分子式检索化学物质。检索无机物、合金、高分子化合物时，使用分子式检索比较方便。点击"Molecular Formula"即可进入分子式检索窗口。检索时，系统会按照输入的分子式重新排列各个原子，使其按照能够被计算机识别的希尔规则（Hill System）排列，系统自动搜索后显示检索结果。

（3）马库什（Markush）：可以检索专利说明书中的有机化合物或者金属有机化合物的 Markush 结构，利用 Markush 检索能帮助做初步的专利评估。

（4）理化性质（Property）：根据物质的理化性质进行检索的一种检索途径。

检索实例：检索分子量在 250~400 之间的物质。

点击"Property"界面中"Perdicted"，选择"Molecular Weight"输入 250-400，点击"Search"完成检索（图 5-31）。

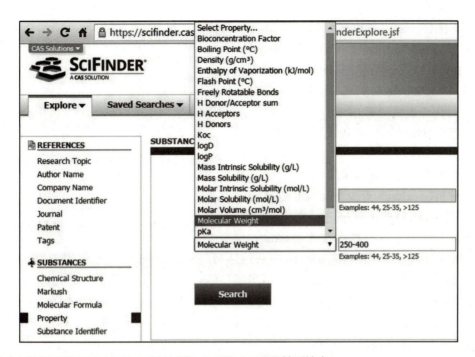

图 5-31　SciFinder 理化性质检索

（5）物质标识符（Substance identifier）：通过物质标识符查询某一物质的检索途径。物质标识符包括 CAS 登记号和化学名称（可以是通用名称、商品名或俗名）。每行只能输入一个物质标识符，一次最多可输入 25 个物质。在 SciFinder 中，鼠标滑过物质，即可打开物质标准菜单，获得与物质相关的所有内容。

3. 反应检索（Reactions）　通过化学结构检索物质和化学反应的一种检索途径。点击"Reaction Structure"进入结构图绘制窗口，画出要检索的某个反应式，在反应角色窗口设定物质在反应中的角色，选择是以该特定结构参与反应，还是以该结构为亚结构参与反应，点击"OK"执行检索。

（四）检索结果的处理

1. 检索结果显示　在文献检索结果窗口，检索记录可以按照标题、出版年、引用次数多少、作者姓名等条件进行排序（图 5-32）。点击"Display Options"可以更改显示记录的格式（图 5-33）。

2. 保存（Save）　点击"Save"保存在服务器上，方便以后登录查看，每次可存 1 万条记录。

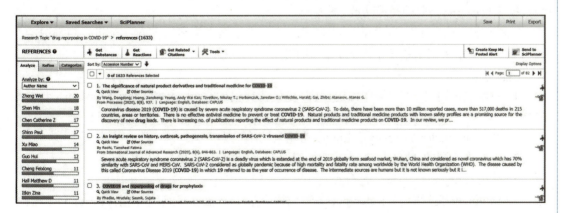

图 5-32　SciFinder 检索结果

3. 导出（Export）　导出至本地电脑。点击"Export"，出现复选框，其中"Citation manager"保存成 RIS 等格式，可导入 EndNote 等文献管理工具。"Offline Review"保存成 PDF、RTF等格式，可用于脱机浏览。

4. 打印（Print）　点击"Print"，打印成 PDF格式。

5. 检索结果的后处理功能

（1）分析（Analyze）：点击"Analyze"进入分析界面（图 5-34），对检索结果进行统计分析，可缩小检索结果。系统提供按作者（Author

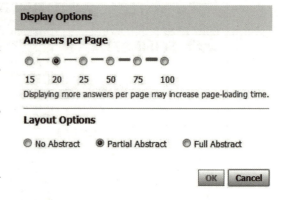

图 5-33　SciFinder 检索结果显示格式

Name）、CAS 登记号（CAS Registry Number）、CA 小类（CA Section Title）、机构（Company/Organization）、来源数据库（Database）、文献类型（Document Type）、索引词（Index Term）、期刊（Journal Name）、原文语种（Language）、出版年（Publication Year）、辅助索引词（Supplementary Term）等文献分析功能。可对全部结果或选定结果进行分析，分析结果可选择按照字顺或所占百分比的大小顺序排列。

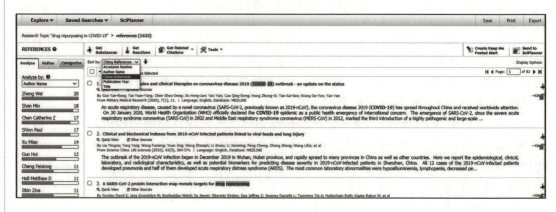

图 5-34　SciFinder 检索结果分析

（2）精炼（Refine）：可对检索结果进行限定检索，缩小检索范围，使之更加精确，相当于二次检索。点击"Refine"，系统提供研究主题（Research Topic）、作者单位（Company Name）、作者（Author）、出版年（Publication Year）、文献类型（Document Type）、原文语种（Language）、来源数据库（Database）七种精炼功能（图 5-35）。

（3）分类（Categorize）：基于索引词（Index Term），根据大学科方向对文献进行自动分类。该功能在检索结果记录数少于 5 000 条时有效。

（五）小结

1. 主题检索时，使用介词作为连接，并尽量选择包含 Concept 和 Closed Associated with 的候选项。

2. 通过 SciFinder 的 Analyze/Refine 功能来缩小检索范围。

3. 尝试将不同的 Analyze/Refine 功能组合起来应用，会有更好的检索效果。

4. 使用 Categorize 实现学科分类。

5. SciFinder 文献检索（References）、物质检索（Substances）和反应检索（Reactions）三种检索可以实现无缝链接。

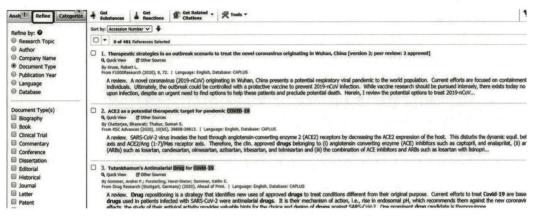

图 5-35　SciFinder 检索结果精炼

二、SpringerLink

(一) 概述

德国施普林格(Springer-Verlag)是世界上著名的科技出版集团,主要出版科学图书和期刊。1996 年开始推出电子期刊全文数据库检索平台 SpringerLink,收录文献超过 800 万篇,涵盖数学、化学和材料科学、计算机科学、地球和环境科学、工程学、物理和天文学、医学、生物医学和生命科学、行为科学、商业和经济、人文、社科和法律等 24 个学科领域。2002 年 7 月开始,Springer 公司在中国开通了 SpringerLink 服务(http://link.springer.com)。

SpringerLink 平台是 Springer 开发出的最快、最智能化的研究平台。SpringerLink 平台可访问 3 692 种经同行评审的全文期刊(Journals)、279 942 种图书(Books)、6 750 种丛书(Book Series)、1 490 种电子参考书(eReferences)及 61 589 条实验室指南(Protocols)、202 个视频(Videos)。其中医学领域的期刊有 1 053 种、图书 37 841 种。

(二) 检索方法与技巧

1. SpringerLink 平台的功能分区　主页分成三个部分:搜索功能区、浏览功能区、个人资料提供相关内容区(图 5-36)。

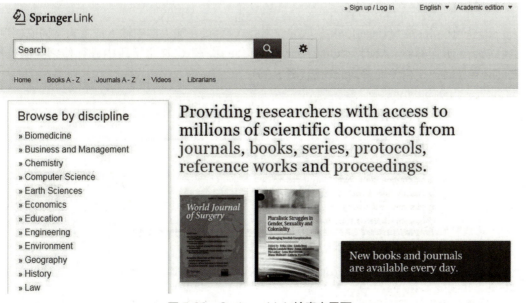

图 5-36　SpringerLink 检索主界面

2. 检索方法

(1)浏览

1)按照学科浏览(Browse by discipline):SpringerLink平台目前可以浏览24个学科领域的文献内容(图5-37),如生物医学(Biomedicine)、生命科学(Life Sciences)、化学(Chemistry)、环境科学(Environment)、工程学(Engineering)、法律(Law)、数学(Mathematics)、医学与公共卫生(Medicine & Public Health)等。如果点击某个学科,将会进入该学科的新页面。

2)按照文献类型浏览(Browse resources):在学科导航框的下方,可以选择按照出版物的不同类型进行浏览(图5-38)。浏览的文献类型有期刊、图书章节、参考文献、实验室指南。

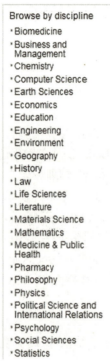

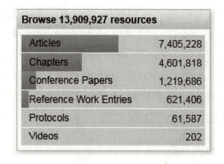

图5-37　SpringerLink 学科浏览　　　　图5-38　SpringerLink 文献类型浏览

(2)快速检索:是SpringerLink默认的检索方式,直接在输入框中输入任意检索词或词组,也可以是逻辑运算符"AND""OR""NOT"组合的检索式,在全字段中进行检索。输入检索词时有自动建议相关检索词的功能(图5-39)。

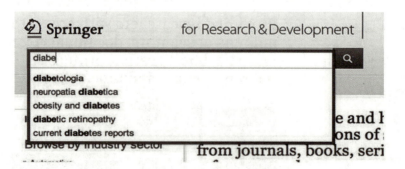

图5-39　SpringerLink 快速检索及自动建议功能

(3)高级检索:点击"　"后,选择"Advanced Search"进入高级检索界面(图5-40)。

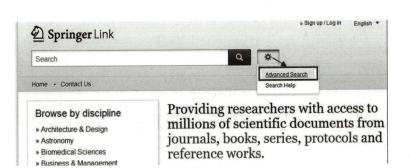

图 5-40　SpringerLink 高级检索

　　高级检索可以提供篇名、作者、短语等多字段检索,多个检索条件之间为逻辑与(AND)关系。下方可以限定在该机构的访问权限内搜索(图 5-41)。

图 5-41　SpringerLink 高级检索

　　3. 支持的检索技术　除支持布尔逻辑检索、截词检索(如输入"child*",可以命中含有相同词根的词,即命中 Child、Children)、精确检索、字段限定检索[如 ti:(leukaemia)]外,还支持单复数检索和特殊符号检索。

　　当短语中包含标点符号、连词符等特殊符号时,系统会将特殊符号识别为空格,同时检索出包含标点符号、连词符等特殊符号的记录。如输入"antigen antibody"和输入"antigen-antibody"检索结果一致。

　　(三) 检索结果处理

　　1. 检索结果显示　在检索结果页面中,系统会默认显示记录的文献类型(包括期刊论文、丛书、图书章节、指南、参考工具书)、标题、摘要、作者、出处、下载或浏览等内容(图 5-42)。

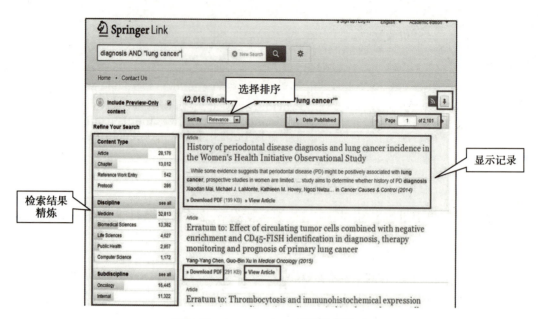

图 5-42　SpringerLink 检索结果显示

在结果记录的上方,可选择排序方式,除系统默认按相关度排序外,还可选择按时间顺序由新到旧排序和由旧到新进行排序。可以通过"Date published"确定出版年限,通过"Page"进行页码跳转,在页码右上方,点击箭头可以下载 CSV 格式文件。

页面左侧,系统提供了从文献类型(Content Type)、学科(Discipline)、子学科(Subdiscipline)、语种(Language)等方面对检索结果进行精炼。

2. 检索结果的输出　　系统提供 View Article、Look inside、Get access、下载和打印等输出方式。"View Article"是浏览 HTML 格式文献;"Look inside"为快速预览;"Get access"指没有权限获取全文,要花钱购买的文献。点击"Download PDF"下载 PDF 格式。打开 PDF 文件后,点击右键"打印"或 PDF 阅读器的打印按钮,完成打印(图 5-43)。

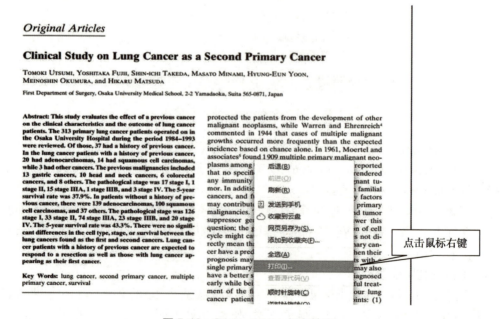

图 5-43　SpringerLink 打印结果

三、ProQuest

(一) 概述

ProQuest 系统是美国 ProQuest Information and Learning 公司(原名 UMI 公司、Bell & Howell Information and Learning 公司)出版的网络平台(网址:https://about.proquest.com/),公司旗下产品包括电子书、期刊、学位论文等。目前拥有 72 个文献数据库,其中与生物医学相关的数据库如下:

1. Biological Science Database(生物学期刊全文数据库,1946 年至今)　该库集成了世界著名的生物学领域出版物的全文文献,以及世界著名的 MEDLINE 数据库(1946 年至今)、毒理学文摘数据库(TOXLINE,1999 年至今)的题录信息。收录 1946 年以来超过 3 100 种出版物,其中 1 300 多种提供全文文献。收录的文献类型广泛,包含学术期刊、行业杂志、技术报告、书籍、会议论文及政府出版物的文献记录;文献内容涵盖病毒学、动物行为、毒理学、分子生物学、海洋生物学、昆虫学、免疫学、人类基因组研究、神经科学、生态学、生物工程、生物技术、水生生物、微生物学、细菌学、养殖、遗传学、原生动物学、藻类学及真菌学等学科领域。核心期刊包含 *Nature Genetics*、*Immunity*、*Nature Reviews*、*Molecular Cell Biology* 等。

2. Health Research Premium Collection(医学健康研究专题全文数据库,1946 年至今)　该库包含健康与医学学科全文数据库(Health & Medical Collection)、护理及综合健康期刊全文数据库(Nursing & Allied Health Database)、心理学期刊全文数据库(Psychology Database)、医学管理期刊全文数据库(Health Care Administration)、公共健康期刊全文数据库(Public Health Database)、消费者健康期刊全文数据库(Consumer Health Database)及 MEDLINE 数据库的全文文献与题录信息,收录 1946 年以来世界范围内健康与医学学科领域 5 600 多种出版物。收录的文献类型广泛,包含学术期刊、行业杂志、技术报告、书籍、会议论文及政府出版物等;文献内容涵盖基础医学、临床医学、心血管系统疾病、呼吸系统疾病、消化系统疾病、内分泌及全身性疾病、外科学、泌尿科学、妇产科学、儿科学、神经病学、精神病学、肿瘤学、眼科与耳鼻咽喉科学、口腔科学、皮肤病与性病、药学等学科领域。

3. Medical Database(医学期刊全文数据库,1980 年至今)　该库收录 1980 年以来 MEDLINE 数据库文献的文摘与索引信息,以及医学研究领域超过 240 家世界著名出版商出版的临床医学与生物医学研究领域超过 1 500 种出版物的全文文献,文献内容覆盖主要的临床医学与健康保健学科领域。收录的文献类型广泛,包含学术期刊、行业出版物、图书、杂志、参考资料、报告等。重要的出版商包括 Massachusetts Medical Society、Elsevier、Springer、Nature Publishing 及 Cambridge University Press 等,核心期刊包含 *The Lancet*、*The New England Journal of Medicine*、*Nature* 等。

4. Psychology Database(心理学期刊全文数据库,1938 年至今)　该库为科研人员、学生、教师及医疗保健和社会保障专业人士提供全面的心理学理论与实践方面的全文文献,收录世界著名出版商出版的心理学与心身学领域超过 1 200 种优质出版物,全文出版物 800 多种,全球心理学领域逾 7 000 篇博硕论文全文,由美国国立卫生研究院的专业老师讲授的 300 多部心理学课程视频,逾 100 万条深度索引的图形、图像和图标文献。Psychology Database 收录的文献类型广泛,包含学术期刊、行业杂志、博硕士论文、音视频短片、会议论文及研究手稿等,核心出版物有 *Psychotherapy and Psychosomatics*、*The American Journal of Geriatric Psychiatry*、*Development and Psychopathology*、*The Psychological Record* 等。

5. ProQuest Dissertations and Theses A&I(PQDT,ProQuest 博硕士论文文摘索引数据库,1743 年至今)　该库收录 1743 年至今全球超过 3 000 余所高校、科研机构逾 448 万篇博硕

论文的题录信息,内容覆盖科学、工程学、经济与管理科学、健康与医学、历史学、人文及社会科学等各个领域。PQDT 包括 2 个专题专辑:PQDT A-Dissertations and Theses A&I:The Humanities and Social Sciences Collection(人文和社会科学专辑),PQDT B-Dissertations and Theses A&I:The Sciences and Engineering Collection(科学和工程学专辑)。该数据库每周更新,年增论文逾 13 万篇。

6. ProQuest-ProQuest Dissertations and Theses Global(全球博硕士论文全文数据库） 是目前国内唯一提供国外高质量学位论文全文的数据库,主要收录了来自欧美国家 2 000 余所知名大学的 76 万多篇优秀博硕士论文,涉及文、理、工、农、医等多个领域,是学术研究中十分重要的信息资源。

由于 PQDT、PHMC 等多个数据库使用统一的 ProQuest 检索平台,本节以 PQDT 为例,介绍该平台的使用方法。

(二) 检索方法和技巧

ProQuest 检索平台支持中文检索,提供浏览检索、基本检索、高级检索等检索方法。

1. 浏览检索 通过"浏览学科目录"进行查找,以学科分类提供的主题列表,通过逐级引导缩小检索范围,进而准确定位所需文献。

2. 基本检索 即 ProQuest 检索主界面默认的检索方式(图 5-44)。检索词输入框中可以输入单个检索词或短语或检索式,系统默认在全部字段中进行检索。

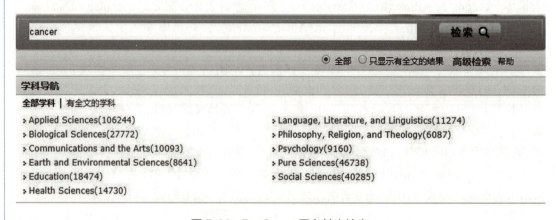

图 5-44 ProQuest 平台基本检索

3. 高级检索 高级检索提供了多个检索框,还设有字段选择和逻辑运算符(AND、OR、NOT),根据检索的需要选择字段和运算符后,点击"检索"按钮,将复杂检索式提交系统运行检索。供选择的字段有标题、摘要、学科、作者、学校、导师等。高级检索也提供出版年度、学位、语种等辅助选项和限定检索功能(图 5-45)。

(三) 检索结果处理

1. 检索结果显示 检索结果界面显示检索结果数量、检索结果列表和结果聚类分析等信息(图 5-46)。

在当前结果页面上方重新输入检索词,可进行"重新检索"和"在结果中检索"即二次检索。检索结果还可以按照相关度及出版时间进行排序。页面右侧还可以对检索的结果按照"一级学科""发表年度""学位"进行聚类分析。

2. 检索结果输出 系统提供多种结果输出方式,有查看(包括"详细查看"和"查看 PDF 全文"两种)、发送电子邮件、保存检索结果列表(保存文件格式为 .xls)等方式。

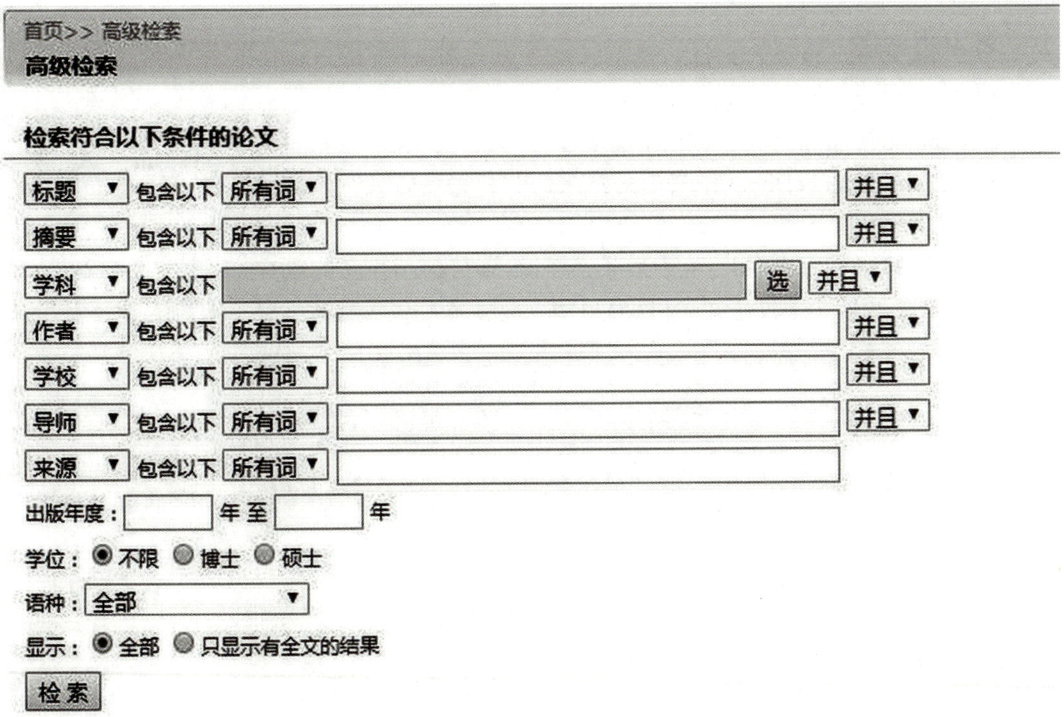

首页>> 高级检索
高级检索

检索符合以下条件的论文

标题 ▼	包含以下	所有词 ▼		并且 ▼
摘要 ▼	包含以下	所有词 ▼		并且 ▼
学科 ▼	包含以下		选	并且 ▼
作者 ▼	包含以下	所有词 ▼		并且 ▼
学校 ▼	包含以下	所有词 ▼		并且 ▼
导师 ▼	包含以下	所有词 ▼		并且 ▼
来源 ▼	包含以下	所有词 ▼		

出版年度：___年 至 ___年

学位： ⦿ 不限 ○ 博士 ○ 硕士

语种： 全部 ▼

显示： ⦿ 全部 ○ 只显示有全文的结果

检 索

图 5-45 ProQuest 高级检索

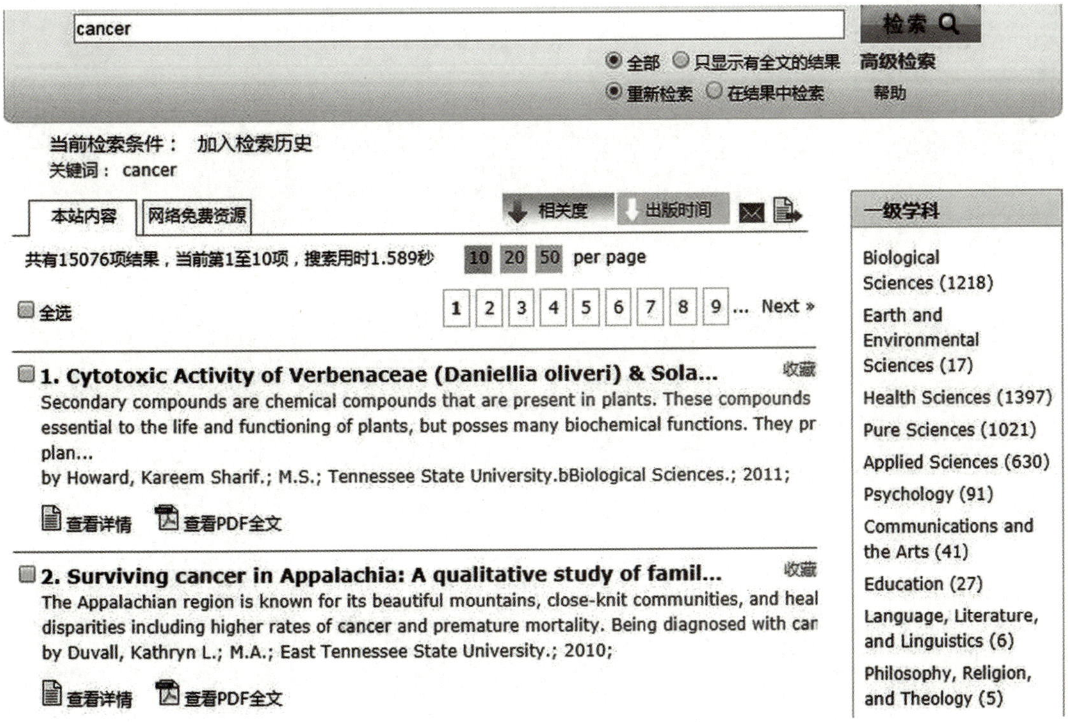

---

cancer | 检索 Q

⦿ 全部 ○ 只显示有全文的结果 **高级检索**
⦿ 重新检索 ○ 在结果中检索 帮助

当前检索条件： 加入检索历史
关键词：cancer

本站内容 | 网络免费资源　　　　 ↓ 相关度 ↓ 出版时间

共有15076项结果，当前第1至10项，搜索用时1.589秒　10 20 50 per page

□全选　　　　　 1 2 3 4 5 6 7 8 9 ... Next »

□ **1. Cytotoxic Activity of Verbenaceae (Daniellia oliveri) & Sola...** 收藏
Secondary compounds are chemical compounds that are present in plants. These compounds essential to the life and functioning of plants, but posses many biochemical functions. They pr plan...
by Howard, Kareem Sharif.; M.S.; Tennessee State University.bBiological Sciences.; 2011;

📄 查看详情 📄 查看PDF全文

□ **2. Surviving cancer in Appalachia: A qualitative study of famil...** 收藏
The Appalachian region is known for its beautiful mountains, close-knit communities, and heal disparities including higher rates of cancer and premature mortality. Being diagnosed with can
by Duvall, Kathryn L.; M.A.; East Tennessee State University.; 2010;

📄 查看详情 📄 查看PDF全文

一级学科

Biological Sciences (1218)
Earth and Environmental Sciences (17)
Health Sciences (1397)
Pure Sciences (1021)
Applied Sciences (630)
Psychology (91)
Communications and the Arts (41)
Education (27)
Language, Literature, and Linguistics (6)
Philosophy, Religion, and Theology (5)

图 5-46 ProQuest 检索结果显示

●（高巧林 赵 艳 袁圳伟）

复习思考题

1. PubMed 支持的检索规则有哪些?

2. PubMed 的检索途径与方法有哪些?

3. Elsevier ScienceDirect 能实现对结果的分析与提炼吗? 如能,可以对哪些字段进行分析与提炼?

4. 在 SciFinder 数据库中,检索结果太多时,如何缩小检索范围?

5. 如欲查看外文学位论文,可以利用哪个数据库? 该数据库提供哪些检索途径?

第六章

网络医学信息检索

📐 学习目标

1. 了解网络信息资源及其检索的基本知识,熟悉常用综合和医学专业搜索引擎的主要功能。

2. 掌握开放存取资源的利用方法,能够充分利用网络资源的优势,补充文献数据库及手工检索的不足。

自 20 世纪 90 年代起,互联网的发展使人类社会信息的存储、传递、交流和利用发生了革命性的变化,互联网上的信息资源呈现爆炸性增长,传统相对独立的联机检索系统纷纷变成了互联网上的一个站点,计算机检索由此进入了网络信息检索阶段。随着计算机技术、网络通信技术和信息存储技术的飞速发展,网络迅速成为查找信息的主要平台。

第一节 概 述

一、网络信息资源

(一)概念

网络信息资源目前尚无统一的定义,但普遍认为是通过计算机网络可以利用的各种信息资源的总和。具体说来指所有以电子数据形式把文字、图像、声音和动画等多种形式的信息存储在光、磁等非纸介质的载体中,并通过网络通信、计算机或终端等方式再现出来的资源。与传统信息资源相比,其主要特征是信息的数字化和网络存取。它将原本相互独立、分布于世界各地的数据库、信息中心和文献中心连接在一起,形成一个内容与结构全新的信息整体。

网络信息资源主要由机构、团体、协会、公司及个人提供。随着信息技术(主要是计算机技术和网络技术)的飞速发展,网络信息成为近年来异军突起的信息资源,其发展速度远远超出了人们的想象。查找医学信息,除借助专业文献数据库外,还可在数量庞大的网络资源中搜索。但是由于网络信息资源的管理模式较为松散,缺少传统的信息过滤机制,加上网络信息的产生和消亡十分频繁,导致信息质量参差不齐。

由于互联网的发展和冲击,传统联机网络的局限性日益明显,发展受到严重制约。因此,世界知名的联机系统如 Dialog、STN(the scientific and technical information network international)等纷纷建立自己的门户网站,开发 Internet 接口,改善用户界面,增加服务项目与内容。开放存取(open access,OA)作为一种新的出版形式在网络环境中迅速发展起来,

笔记栏

推动了科研成果在互联网上的自由传播,已成为科研人员利用的重要网络免费资源。

(二) 分类

目前从不同角度可对网络信息资源有不同分类。

1. 按网络资源的生产途径和发布范围分类

(1)商用网络电子资源:由正式出版机构或出版商、数据库运营商出版发行,如电子期刊、全文数据库、参考数据库和电子图书等正式电子出版物。其学术信息含量高,具备检索系统,出版成本高,以商业运作模式向社会公众开放。

(2)网络公开学术资源:包括各种学术团体、行业协会、政府机构和相关商业部门等在网上正式发布的网页及其信息。使用这部分信息主要依靠搜索引擎及学科资源导航等,面向公众免费开放。

(3)特色资源:主要基于各教育机构、政府机关、图书馆的一些特色收藏制作,又称为灰色资源,如古籍特藏、学位论文、教学课件等。

(4)其他:如文件传输协议(file transfer protocol,FTP)资源、微信息(博客、微信、Facebook 等)。

2. 按信息表现形式分类　可分为文本型、图像型、声音型和视频型。

3. 按信息加工深度分类　可分为索引型(含书目数据库、索引数据库和搜索引擎等)、文摘型、全文型和工具型。

4. 按信息的内容分类　可分为文献型、事实型、数值型和超文本/超媒体型等。

(三) 网络信息资源的特点

在网络环境下,信息资源在数量、结构、分布和传播范围、类型、内涵和传递手段方面都与传统的信息资源有显著差异,呈现出新的特点。

1. 以现代信息技术为记录手段,以网络为传播媒体　网络信息以数字形式存在,信息的存储密度高,传递和查检方便,可高速处理并无损耗地重复使用,并可借助网络进行远距离传播,使全球信息资源的共享成为可能。

2. 信息资源丰富,数量巨大而庞杂　网络高度开放与自由使得任何机构、个人都可以在互联网上发布信息。网络上的信息资源不计其数,且在迅速增加,覆盖了不同学科、领域、地区及语种,成为海量庞杂的信息源。信息类型可以是文本、图像、音频、视频、软件和数据库等多种形式。

3. 共享和交互程度高,检索方式多样　网络信息资源的数据结构具有通用性、开放性和标准化的特点,各系统间容易实现相互连接和相互操作,信息资源容易扩充和共享。网络检索工具齐全,检索点多,信息互相链接,交叉参照。

4. 动态性和时效性强　网络信息的传递和反馈快速、灵敏,上传到网上的信息资源可被快速传递,而且变化、更迭、消亡等随时发生。

5. 信息资源无序,优劣混杂　网络信息来源分散,缺乏必要的过滤、质量控制和管理机制,导致其质量参差不齐。同时网络资源传播速度快,易复制,使网络信息资源版权易受侵犯。

ER-6-1
网络信息资源的评价标准与方法

二、网络信息资源检索

(一) 基本方法

1. 浏览

(1)偶然发现(网上冲浪、随意性阅读):是在网上发现、检索信息的原始方法,目的性不强,具有不可预见性和偶然性,查准率不高。

（2）顺"链"而行：利用网络资源链接、超链接、网络地址、专业博客、网站等访问相关网页，类似于"追溯法"，在短时间内可获得大量相关信息，但也可能找到一些相关度不高的信息。

2. 利用搜索引擎检索

（1）基于目录型搜索引擎的检索：如利用专业性网络资源指南查找信息。

（2）基于全文型搜索引擎的检索：利用全文型搜索引擎，输入关键词、短语、词组等进行检索。

（二）特点

1. 范围拓宽　能检索互联网上的各类资源，信息量大，一次可以检索各个年代范围的资源，而且检索不必预先知道某种资源的具体地址。

2. 检索快捷　具备良好的导航和编辑功能，信息组织模式超链接化，处理速度快、运算准确、可靠性高，易学易用。

3. 多元灵活　可采用逻辑运算和限制检索等功能，使检索词能灵活组配。

4. 更新迅速　许多动态类资源可以随时更新。

5. 资源共享　利用本地计算机可以查询、获取网上丰富的信息资源，每个联网计算机都可以成为网上的信息源，实现资源共享。

6. 界面友好　网络信息检索屏蔽了各个局域网间的物理差异，检索界面操作简便，检索系统能即时响应应用户要求并具有良好的信息反馈功能。

7. 结果冗杂　网络资源杂乱无序，较低的查准率是网络信息检索的突出问题。

第二节　搜索引擎

一、概述

为有效检索浩如烟海的信息资源，一大批网络信息检索工具应运而生。先后出现了查找 Telnet 资源的 Hytelnet，针对检索 FTP 资源的 Archie，检索网络新闻组的 Deja News，检索整个互联网上文本信息的 WAIS 和逐渐成为网络信息检索工具主流的搜索引擎（search engine）。

（一）概念

搜索引擎是互联网上的信息检索系统，它通过软件（Robot、Crawler、Spider 等）自动搜索或网站登录等方式，以一定的策略收集网络信息并建立索引数据库，提供网上信息查询服务。搜索引擎在互联网中搜集、发现信息，用网络自动快速索引技术、动态缓存技术、分布计算技术、内容评价技术等多种技术手段，对信息进行理解、提取、组织和处理，并提供检索服务，在网络信息资源查找中发挥着重要作用。

（二）搜索引擎的类型

1. 按照检索机制划分

（1）目录型搜索引擎（search index/directory）：是最早出现的网络搜索引擎，是由信息管理专业人员在广泛搜集网络资源并进行加工整理的基础上，按照某种主题分类体系编制的一种可供检索的等级结构式目录。可完全不用进行关键词查询，仅靠这种分类目录就能找到所需信息。目录型搜索引擎对网上信息分类清晰，导航质量高，检索准确率高，但更新速度较慢，信息量较小，收录范围不够全面。当检索综合性、概括性的题目或对检索准确度要

笔记栏

求较高,并浏览相关网站时,适合使用此类搜索引擎,使用时需熟悉其分类体系。最具代表性的目录型检索工具有 DMOZ、Galaxy 及国内门户网站搜狐、新浪和网易等。

(2)全文型搜索引擎(full text search engine):也称为检索型搜索引擎,提供主题词或关键词及其组配的方式进行全文检索,结果可按相关性排序。全文型搜索引擎通过搜索软件自动搜集网页信息,收录加工信息的范围广,并可快速收集分布于全球各网站的信息,能发现最新的网站网页内容,具有较高的查全率、及时性和有效性。检索时直接输入关键词或词组、短语,无需判断类目归属,比较方便;但标引过程缺乏人工干预,准确性较差,检索误差较大,适合于检索特定的信息及较为专、深、具体或类属不明确的课题。Google、Lycos 和百度等是全文型搜索引擎。

(3)元搜索引擎(meta search engine):集成若干个独立搜索引擎的功能,提供一个统一的查询界面,将查询要求加工处理后转发给相应的多个独立搜索引擎,查询结果由元搜索引擎反馈。与独立搜索引擎相比,元搜索引擎具有信息资源覆盖面大、搜索结果可靠性强、信息服务多样化和易维护等优势。InfoSpace、Vivisimo 和 Dogpile 等是代表性的元搜索引擎。

2. 按照信息覆盖范围及适用用户群划分

(1)综合性搜索引擎:主要以 Web 网页和新闻组为搜索对象,信息覆盖范围大,适用用户广泛。

(2)专业性搜索引擎:根据学科专业特点,针对某一专门领域或主题搜集整理信息,一般经过人工筛选和评价,适用于专业人员使用。

二、综合性搜索引擎举要

(一)百度(https://www.baidu.com)

百度是目前全球最大的中文搜索引擎之一,2000 年 1 月由李彦宏、徐勇于北京中关村创立,致力于提供"简单,可依赖"的信息获取方式。百度除网页搜索、图片搜索、百度知道、视频搜索、贴吧、地图搜索等主要产品外,还提供文库、词典、百科、翻译等更加细化的搜索服务。其功能完备,除数据库的规模及部分特殊搜索功能外,其他方面可与 Google 相媲美,在中文搜索的某些方面甚至超过了 Google。

1. 基本检索 百度默认主页为网页基本检索界面,可在提问框输入检索词或检索式。使用百度搜索引擎,输入标准编码的简体或繁体中文,都可以搜到简体或繁体中文网页,并且结果中的繁体网页摘要会自动转换成简体;该搜索引擎不区分英文字母大小写,所有字母均当作小写处理。

(1)逻辑检索:①"与"运算,运算符为"+"或空格,使用"+"时需在其前后保留一个半角空格。②"或"运算,运算符为"|",使用"|"时需在其前后保留一个半角空格,如"金银花 | 双花"。③"非"运算,运算符为"-",使用"-"时需在其前后保留一个半角空格,如"龙胆泻肝丸 - 关木通"。

(2)精确搜索:当需要对一个短语或句子进行精确搜索时,可以用引号将检索词括起,如搜索"太阳伤寒"得到的是专论此证的结果。

(3)相关检索:当无法确定输入什么检索词才能找到满意结果时,可先输入一个简单词语搜索,百度搜索引擎会提供相似的一系列查询词作参考。

(4)限定检索

1)"site:"限定:将检索限定在某些网站上,可以在输入检索词的后面跟"site:< 网站 >"。

2)"link:"限定:如果输入"link:< 网址 >",可以查出所有链接到此网址的网页;如果输入"link:-< 网址 >",则排除某个特定站点的网页。

3)"intitle:"限定:可以限定搜索网页标题中含有某检索词的网页。

4)"inurl:"限定:可以限定只搜索 URL 中含有某文字的网页。

5)"filetype:"限定:将检索限定在某一类文件中,在输入检索词的后面跟"filetype: < 文件类型 >"。百度支持对 Office 文档(包括 Word、Excel、PowerPoint)、Adobe PDF 文档及 RTF 文档进行全文搜索。"filetype:"后可以跟以下文件格式:DOC、XLS、PPT、PDF、RTF、ALL,其中 ALL 表示搜索所有这些文件类型。如输入"高血压 filetype:ppt",可搜索到有关 "高血压"的 PPT 文档。也可通过百度文档搜索界面(https://file.baidu.com/),直接使用专业文档的搜索功能。

2. 高级搜索和个性设置　如果对百度各种查询语法不熟悉或需限定检索时间、检索结果显示方式等,可以使用百度集成的高级搜索界面(https://www.baidu.com/gaoji/advanced.html)进行各种搜索查询。

3. 其他功能

(1)百度快照:百度搜索引擎预览网站,每个被收录的网页在百度上都会自动生成临时缓存页面存储应急网页,称为百度快照。如果无法打开某个搜索结果或者打开速度特别慢,可以使用此功能。

(2)百度百科:是一部内容开放、自由的网络百科全书,旨在提供一个涵盖各领域知识的中文信息收集平台。它充分调动互联网用户的力量,汇聚上亿用户的头脑智慧,积极进行交流和分享;同时实现与百度搜索、百度知道的结合,从不同层次满足用户对信息的需求。用户可在百度百科查找有关信息,创建尚未收录的内容,或对已有词条进行补充完善。

(3)百度词典:支持全面的英汉词典、汉英词典、汉语字典、汉语词典、汉语成语词典功能和中英文自动翻译功能,并提供译典通或汉典网站链接。

(4)百度文库:是供网友在线分享文档的开放平台,用户可以上传、下载或在线阅读课件、习题、考试题库、论文报告、专业资料、各类公文模板、法律文件、电子书等资料。前平台支持主流的 doc(docx)、ppt(pptx)、xls(xlsx)、pdf、txt 等文件格式(图 6-1)。截至 2021 年 1 月,百度文库已收录超过 8.7 亿份文档,并继续保持高速增长。

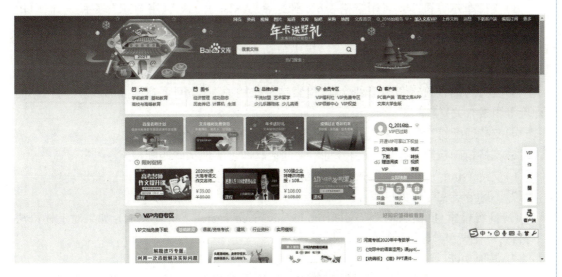

图 6-1　百度文库检索页面

(5)百度知道:是一个基于搜索的互动式知识问答分享平台,可以看作对搜索引擎功能的一种补充,让用户所拥有的隐性知识转化成显性知识。

(6)百度识图:百度从所收录的中文网页中提取各类图片,建立中文图片库,可检索图片近亿张。如输入"腰椎",可搜索到有关"腰椎"的解剖、手术、放射影像及推拿理疗等方面的图片。通过上传本地或网络图片,还可搜索到图片人物信息、作者信息及拍摄时间等。

(7)百度视频:可搜索多媒体文件,如输入"伤寒",可搜索到有关"伤寒"方面的教学视频。

(8)百度云:是百度推出的一项云存储服务,已覆盖主流 PC 和手机操作系统,包含 Web 版、Windows 版、Mac 版、Android 版、iPhone 版和 Windows Phone 版,用户可以轻松将自己的文件上传到网盘上,并可跨终端随时随地查看和分享。百度云个人版是百度面向个人用户的云服务,满足用户工作生活各类需求,已上线的产品包括网盘、个人主页、群组功能、通讯录、相册、人脸识别、文章、记事本、短信、手机找回。

(9)百度学术:百度学术搜索是百度旗下的提供海量中英文文献检索的学术资源搜索平台,2014 年 6 月初上线,涵盖了各类学术期刊、会议论文,旨在为国内外学者提供较好的科研体验。百度学术搜索可检索到收费和免费的学术论文,并通过时间筛选、标题、关键字、摘要、作者、出版物、文献类型、被引用次数等细化指标提高检索的精准性。在百度搜索页面下,会针对用户搜索的学术内容,呈现百度学术搜索提供的合适结果。用户可以选择查看学术论文的详细信息,也可以选择跳转至百度学术搜索页面查看更多相关论文。在百度学术搜索中,用户还可以选择将搜索结果按照"相关性""被引频次""发表时间"三个维度分别排序,以满足不同的需求。文献互助是一个支持公开求助全文的免费平台,用户可以发布自己想要的文献信息等待应助,他人应助成功后,用户即可在"我的求助"中下载到全文。

(二)Google(http://www.google.com.hk)

Google(谷歌)由美国斯坦福大学的博士生 Larry Page 和 Sergey Brin 于 1998 年创建,是世界上最大的搜索引擎,截至 2020 年 12 月,全球市场占有份额为 91.86%,每天处理超过 54 亿次搜索。

1. 检索方法

(1)基本检索:在主页的检索框中输入检索词,点击"Google 搜索"即可。

1)支持布尔算符"与"(用空格表示,不支持"AND")、"或"(用"OR"表示)、"非"(用"-"表示,"-"后不留空格)。

2)采用"+"操作符,可确保搜索结果中包括 Google 搜索技术通常忽略的普通字词、字母或数字。

3)支持跨语种检索和多语种检索,检索结果按相关性(与网页被链接的多寡、对网站的评价等因素有关)排序。

4)支持通配符"*",用来代替多个字符,如"中华 * 杂志"。

5)支持精确检索,用西文双引号将检索词括起即可实现精确匹配检索。

6)支持"site:""link:""intitle:""inurl:""filetype:"等限定检索。

7)不区分英文字母大小写。

(2)高级检索(http://www.google.com.hk/advanced_search?hl=zh-CN):如果对上述语法不熟悉,可在高级检索页面中检索。

2. 其他功能

(1)手气不错:该系统设有推荐网页的功能,可直接引导到与检索词最相关的网页。

(2)相似结果:在检索结果的页面上,点击"相似结果"可以获得与该网页性质类似的网页。

（3）图片搜索：图片以缩略图方式显示，并提供图片链接、图片分辨率、文件大小等信息，单击图片可进入相关网站查看图片。在"高级图片搜索"界面，可以对检索条件进行精确定义。

（4）翻译：是谷歌开发的免费多语言神经机器翻译服务，用于将文本和网站从一种语言翻译成另一种语言。谷歌翻译可以翻译多种形式的文本和媒体，其中包括文本、语音及静态或动态图像中的文字。截至 2016 年 4 月，总用户数超过 5 亿，每天翻译的字数超过 1 000 亿字。2016 年 11 月，谷歌宣布谷歌翻译将改用神经机器翻译引擎——谷歌神经机器翻译（GNMT），可以一次翻译整个句子而非文字的逐个翻译。截至 2021 年 2 月，谷歌翻译支持 109 种不同的语言。

（5）Google 学术搜索（Google Scholar，GS；http://scholar.google.cn）：是面向研究人员推出的专门搜索学术性著作的搜索引擎，资源来源于学术印刷品、专家协会、大学及网络上的学术文章与图书，还可以查询文献被引用情况。

1）检索范围：涉及医药卫生、物理、经济等多个领域，包括期刊论文、图书、预印本和技术报告等类型。检索结果中包括开放存取等免费的学术文献资源和商业学术文献资源。

2）检索方法：Google 学术搜索提供基本搜索和高级搜索两种检索方式。基本搜索即在搜索框中输入相关关键词；高级学术搜索主要从检索词的运算关系、作者、出版物和日期四个方面进行限制。

3）检索结果显示方式：按相关性对搜索结果进行排序，将最有价值的参考信息在页面顶部显示。结果输出有以下特点：①格式规范：检索结果包含标题、作者、出版物名、出版年 / 期、出处、摘要等信息；②提供被引情况：点击"被引次数"能查看该文献的引证文献；③提供相关主题文献；④提供所有版本：点击"所有 * 个版本"可显示被检索文献所有版本，包括预印本、被某数据库收录的版本、会议论文等。

（6）Google 图书搜索：搜索方法与 Google 网络搜索相似，搜索结果显示图书的基本信息（如标题、作者、出版日期等）、可供浏览的授权页面及可以链接到购买图书的在线书店和可以借到该图书的当地图书馆。根据图书浏览权限不同可分为 4 种显示方式：

1）全书视图：已不受版权保护或出版商、作者许可全文浏览的图书，可以通过全书视图阅读该图书的任何页面，属于公众领域的书还可下载、保存并打印 PDF 版本。

2）有限预览：出版商或作者授权可以预览图书有限页数的内容。

3）摘录视图：摘录视图与卡片目录类似，可显示图书的相关信息并附有几小段内容（含有搜索字词的相关句子）。

4）无预览：像卡片目录一样，可查看图书相关的基本信息。

高级图书搜索界面提供了全书浏览、部分浏览、Google 电子书、书名、作者、出版商、出版时间、ISBN，以及杂志、ISSN 等选项，可以根据不同检索目的限定检索范围。

（三）必应（https://cn.bing.com）

必应（Bing）是微软公司于 2009 年 5 月推出，用以取代 Live Search 的全新搜索引擎服务。为符合中国用户的使用习惯，Bing 中文品牌名为"必应"。2020 年 10 月，Bing 搜索的 Logo 更改为 Microsoft Bing（图 6-2）。其市场占有份额仅次于 Google，在 2020 年全球市场份额为 2.71%，具备一定影响力。必应成为继 Windows、Office 和 Xbox 后，微软品牌第四个重要产品线，也标志着必应已不仅仅是一个搜索引擎，更将深度融入微软几乎所有的服务与产品中。在 Windows Phone 系统中，微软也深度整合了必应搜索，通过触摸搜索键引出，相比其他搜索引擎，界面更加美观，整合信息更加全面。中国存在着大量具有英文搜索需求的互联网用户，必应凭借先进的搜索技术及多年服务于英语用户的丰富经验，提供了稳定、安全的全球搜索功能,对中国用户英文搜索的刚性需求有较好的适用性。

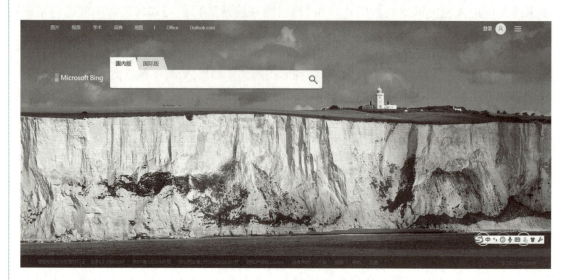

图 6-2 必应搜索页面

(四) Oaister (http://www.oclc.org/oaister.en.html)

Oaister 是美国密歇根大学图书馆开发维护的一个优秀的开放存取(详见本章第三节)搜索引擎,提供了各种学术数字资源的一站式检索。目前收集了来自 2 000 多家学术机构的数字资源,包括图书、期刊、音频、图像、电影、数据集等 5 000 万条记录,且通常是其他搜索引擎无法找到的隐性资源。

(五) BASE (http://www.base-search.net)

德国比勒费尔德大学图书馆研制的比勒费尔德学术搜索引擎(Bielefeld Academic Search Engine)是对互联网学术资源深入挖掘的多学科搜索引擎,提供世界范围内多学科资源的一体化搜索,可浏览不同类型的数字馆藏。BASE 收录了 2.6 亿余篇文献,除提供印本书服务、互联网资源服务和古腾堡工程(Project Gutenberg,PG)等文献服务外,还包括开放存取资料检索。

三、医学专业搜索引擎举要

(一) Medscape (https://www.medscape.com)

由美国 Medscape 公司于 1994 年建立,是最早的优秀医学专业门户网站之一,收藏了 30 多个临床学科的数万篇全文文献,提供专业医学信息资源库及继续医学教育资源检索,利用该网站的资源需免费注册。其医学资源均经过同行专家评审,免费提供部分全文,论文质量较高,有很大的参考价值。

首页包括 News & Perspective、Drugs & Diseases、CME & Education、Academy 和 Video 五部分内容(图 6-3)。其中,News & Perspective 为最新新闻、观点、全文期刊文章;Drugs & Diseases 包括关于手术和药物的临床综合概述,涉及超过 10 000 种的不同状况;CME & Education 包含了医学继续教育中心(CME Center)提供的丰富免费学习课程;Academy 则建立了医师商业学院,为所有执业医师设计按需商业课程;Video 页面提供了关于医学的相关视频。主页上方有 "Search" 检索框,可以分别选择 News、Reference、Education、MEDLINE 进行自由词检索。

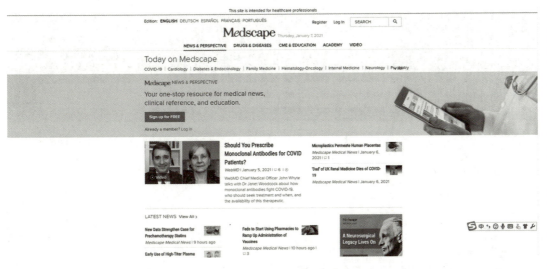

图 6-3　Medscape 首页

登录后默认界面为"Medscape today",提供不同专业领域的浏览和自由词检索。点击"Adverse Drug Events""Clinical Trials""Dentistry & Oral Health"或"More"等,浏览按临床专业分类的文献信息。

(二) Global Index Medicus(https://www.globalindexmedicus.net)

全球医学索引(GIM)为世界卫生组织(World Health Organization,WHO)图书馆和知识信息网络(https://www.who.int/library)的一个搜索平台。GIM 提供全球范围内的生物医学和公共卫生文献获取服务,这些材料由世卫组织区域办公室图书馆进行整理和汇总,在检索平台上提供书目检索和全文信息。

检索方法包括简单检索、高级检索和主题词检索。简单检索包括检索项和数据源两种菜单选项,检索项包括 all index、title、author、subject,数据源包括 all information souces、regional indexes medici、AIM(AFRO)、LILACS(AMRO/PAHO)、IMEMR(EMRO)、IMSEAR(SEARO)、WPRIM(WPRO)。

高级检索和主题词检索通过检索框右上方的"Search by DeCS/MeSH descriptors"链接进入。点击"Advanced Search"进入高级检索页面,该页面的检索字段有 Title、Author、Subject descriptor、Main subject、Subject qualifier、Abstract、Journal、Publication date、Publication country、Subject limits、Affiliation、Unique identifier。主题词检索可通过主题词查找或树状结构浏览方式查找主题词,进一步检索文献(图 6-4)。

(三) HON(https://www.hon.ch)

健康在线基金会(Health On the Net Foundation,HON)是 1995 年建立于瑞士的一个非盈利、非政府性国际组织,经联合国经济及社会理事会认可。HON 一直专注于提高网上医学健康信息的质量,方便患者和医学专业人员快速检索到最新的相关医学研究成果,并保护公民的健康信息免受误导。HON 因在健康信息道德规范领域制定了 HONcode(道德行为准则)而闻名,目前有 102 个国家的 8 000 多个认证合格的网站使用 HONcode。HONcode 用来评价网络资源,让使用者了解网站信息的来源和目的,保证资源的可靠性和可信性。

HON 的特色服务包括医学网站搜索(Med search)、医学专业搜索引擎(HONselect)、医学图像资源(HONImages)及医学网站、会议、新闻。HON 针对不同的对象患者/个人(Patients/Individuals)、医学专业人员(Medical Professionals)和网站发行者(Web Publishers)

笔记栏

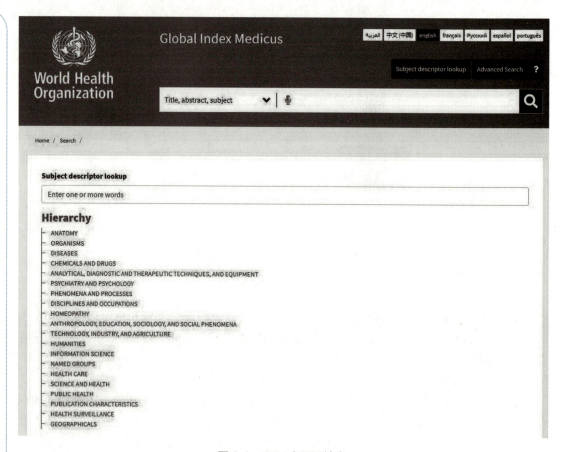

图 6-4　GIM 主题词检索

有不同的界面。其中,HONselect 是一个多功能智能型搜索引擎,具有英文、法文、德文、西班牙文、中文和葡萄牙文六个版本。它采用 MeSH 词表组织网络医学信息资源,允许查询 MeSH 词的释义和等级结构,并通过 MeSH 词表将四个独立的数据库(MEDLINE、HONmedia、DailyNews、MedHunt)集成在一起,采用统一的检索界面对 MeSH 词、网站、论文、新闻、会议、多媒体资源和临床试验等提供一体化检索。

HONselect 提供了四个检索入口:

1. 主题词表　分为疾病、病毒和药物、解剖学、心理学和精神病学四个类目。从四个选择项的下拉式菜单中选择一个主题后,系统会自动查找并显示 MeSH 的相应位置,列出相应资源。

2. 常见病列表　按英文字母顺序列出人类常见疾病的主题词,点击主题词链接到 MeSH 的相应位置并列出相应资源。

3. 罕见病列表　按英文字母顺序列出克罗恩病(Crohn disease)、鲍温病(Bowen disease)、丹迪 - 沃克综合征(Dandy-Walker syndrome)等人类罕见疾病的主题词及相应资源。

4. 关键词检索　可输入一个单词、单词的一部分或一个词组,在"the whole word"下拉式菜单中选择是作为"整个词"还是"词的一部分"检索,还可限定在"MeSH 词"中检索或在"MeSH 词及其描述"中检索。结果依次显示 MeSH Hierarchy,MEDLINE's articles,Web resources,Medical image,Medical News,Medical Conferences/Events,Clinical Trials。

第三节　网络免费信息资源与开放存取

一、概述

随着网络技术的发展及科学研究、交流的广泛开展,许多组织机构及个人已经通过网络提供免费学术资源。在互联网上可以免费获得的具有学术研究价值的社会科学或自然科学领域的电子资源称为网络免费学术资源。网络免费学术资源可以是数据库、电子图书、电子期刊、电子预印本系统、网上书店,以及政府、高校、信息中心、协会或组织网站和专家学者个人主页、博客等。

开放存取出现于 20 世纪 90 年代,旨在促进学术交流,扫除学术障碍。按照布达佩斯开放存取先导计划(Budapest Open Access Initiative,BOAI)中的定义,开放存取指某文献在 Internet 公共领域里可以被免费获取,允许任何用户阅读、下载、拷贝、传递、打印、检索、超级链接该文献,并为之建立索引,用作软件的输入数据或其他任何合法用途。开放存取依托网络技术,采用 "发表付费、阅读免费" 的形式,实现学术文献资源的知识共享。用户在使用时不受财力、法律或技术限制,只需在存取文献时保持完整性,版权归作者所有(使作者有权控制其作品的完整性,作品被正确接受和引用)。

开放存取学术文献资源包括开放存取期刊、图书、课件、学位论文、会议论文与学术机构收藏库、电子印本资源等。开放存取服务实现的途径有很多,如搜索引擎、主题论坛、学术 Blog、Wiki、RSS 订阅等,目前被学术界认同并得以广泛应用的两种主要途径为开放存取期刊和开放存取仓储。开放存取期刊有延时开放存取期刊(delayed open access journals)、半开放存取期刊(partial open access journals)、完全开放存取期刊(open access journals)之分。延时开放存取期刊指出版一段时间(几个月或一年)以后,可以免费获取的期刊;半开放存取期刊指仅对某些卷期(篇)有特别报道价值或作者已经支付出版费用的内容开放存取的期刊。开放存取仓储可分为个人主页、学科仓储(subject-specific repositories)和机构仓储(institutional repositories)等。

🔍 知识链接

OA 出现的背景

科研人员将研究成果的版权有偿或无偿地转移给出版商,出版商将其制作成各种文献发行传播,再由个人使用者、图书馆、政府和科研单位购买使用。在这种学术信息传播和交流机制下,出版商日益垄断市场,学术交流由出版商控制并逐步商业化。另一方面,科研机构和人员在获取科技信息资源时面临经费短缺、出版物价格上涨的问题,欠发达国家更难获得重要的学术资源。开放获取的目的就是打破出版商的垄断,使学术交流的主导权和控制权重回到科研人员手里。OA 的特点是:数字化;网络存档;免费,几乎没有授权的限制;使用者以免费方式存取信息,作者保留被存取之外的权利。

文献的开放存取并不影响其学术质量,很多开放存取文献都出自同行评议(peer review)

的期刊,文献在开放存取前后,也会按照惯例在相应的期刊上出版。开放存取的出现不是为了取代期刊出版的方式,而是对现有出版方式的有益补充。由于文献信息能被更多人免费无障碍获取,学术剽窃也更容易发现。

二、国外开放存取资源举要

(一) Free Medical Journals (https://www.freemedicaljournals.com)

是由法国的 Bernd Sebastian Kamps 建立的期刊信息网站,提供免费医学期刊全文。收录了 10 多个文种的 5 000 余种生物医学全文期刊,内容包括免费医学杂志站点、出版后 1~6 个月免费的站点、出版后 7~12 个月免费及更早的站点,重要的期刊还标注了最新影响因子。Free Medical Journals 将免费全文期刊按检索者的不同需要提供以下浏览方法:

1. 按主题(Topic)排列,将所有免费期刊分成 90 多个主题。

2. 按期刊影响因子等级排列,免费期刊以"free"注明。

3. 按期刊提供免费的方式分为 3 类,同一方式下按期刊影响因子大小排列。

4. 按刊名字母排序。

5. 按语种分类,同一语种下按刊名顺序排列。

在该网站通过点击"Books"也可以链接到其姊妹网站"FreeBooks4Doctors"免费医学图书网站。

(二) High Wire Press (https://highwire.stanford.edu)

由美国斯坦福大学图书馆 1995 年创立,目前已收录 4 500 余种期刊、图书、参考工具书及其他学术出版物,其中超过 230 万篇文章可免费获得全文。High Wire Press 收录的期刊覆盖生命科学、医学、物理学、社会科学等学科,通过其检索界面还可检索 MEDLINE 收录的期刊论文。

检索方式分快速检索和高级检索,高级检索提供了"Title""Title & Abstract""Author""Anywhere in Text"等检索字段,并可选择各字段内输入的检索词的关系:"any"(相当于 OR)、"all"(相当于 AND),"phrase"(词组)。可选择 3 个检索范围:"HighWire-hosted content only""Include PubMed""My Favorites only (sign in)"。

此外,还可以按题名(Title)、学科(Topic)、出版商(Publisher)浏览期刊。在学科浏览中先分出 Biological Sciences、Humanities、Medical Sciences、Physical Sciences、Social Sciences 等大类目,各类目下再细分,点击"Topic Map",可检索更多的学科名。

(三) PubMed Central (https://www.ncbi.nlm.nih.gov/pmc)

PubMed Central (PMC)是 2000 年 1 月由 NLM 附属的 NCBI 建立的生命科学开放存取期刊全文数据库,旨在保存生命科学期刊中的原始研究论文的全文,并在全球范围内免费提供使用。凡由 NIH 资助的研究者发表的学术论文必须在该网站上保存一份数字拷贝,供永久开放存取。PMC 目前完整收录的期刊有 2 436 种(即期刊所有论文均被收录,但是在时间上有些可能有延迟),收录 NIH 资助期刊 329 种(即至少收录了发表在这些期刊上的由 NIH 资助出版的论文),提供选择性论文的期刊 7 643 种(即选择性地提供少量论文的期刊);收录论文全文 670 万篇。PMC 是一个电子期刊全文数据库,获取全文是没有限制的,而且 PMC 所收的文献在 PubMed 上有相应的检索接口,免费全文访问的时间延迟是出版后 0~2 个月。

(四) BioMed Central (https://www.biomedcentral.com)

生物医学中心(BioMed Central,BMC)是世界生物医学领域最大的 OA 出版商之一。2000 年出版第一本 OA 期刊,2008 年 10 月被 Springer 出版集团收购,目前出版生命科学和医学期刊 270 多种,超过 170 种被 SCI 收录,164 种拥有影响因子。BMC 中所有期刊都有编辑团队(内部或外部),执行严格的同行评议;期刊由 CAS、ISI、EMBASE 等索引数据库收录。

BMC 收录的期刊范围涵盖了生物学和医学所有主要领域,包括 57 个分支学科。BMC 大多数期刊发表的研究文章都即时在 PMC 存档并进入 PubMed 的书目数据库。还与 Faculty of 1 000 合作,出版基于 1 000 名以上学科权威推荐的生物学重点文献。除期刊外,还提供生物医学类开放存取机构库(Open Repository)、著名学者个人开放存档(Peoples Archive)、生物学图库(Biology Image Library)的查询。

(五) DOAJ(https://www.doaj.org)

DOAJ(Directory of Open Access Journal)是由瑞典隆德大学图书馆(Lund University Libraries)于 2003 年 5 月建立的开放存取期刊目录系统,最初收录 350 种期刊,目前已收录各学科 11 473 种 OA 期刊,558 万余篇论文。该系统收录的均为学术性、研究性期刊,且大多经过同行评审或者有编辑进行质量控制,具有免费、全文、高质量的特点,对学术研究有很高的参考价值。该目录的目标是包含各种语言、各个主题的期刊。DOAJ 提供刊名检索、期刊浏览和论文检索功能。

(六) Open J-Gate(https://jgateplus.com/home/)

Open J-Gate 是由 Informatics(India)Ltd 公司于 2006 年推出的、世界上最大的 OA 英文期刊门户网站之一。它对 58 817 种 OA 期刊做了索引并可链接至全文,收录了 7 169 余万篇文章。收录的主题包括农业与生物科学、人文艺术、基础科学、工程技术、社会科学与管理科学、图书馆学与信息科学、生物医学。每天有超过 1.5 万篇新发表的文章被收录,并提供全文检索。Open J-Gate 提供三种检索方式,分别是快速检索(Quick Search)、高级检索(Advanced Search)和期刊浏览(Browse by journals)。在不同的检索方式下,用户可通过刊名、作者、摘要、关键字、地址、机构等进行检索,也可按期刊"目录"浏览。

(七) Project Gutenberg(https://www.gutenberg.org)

古腾堡计划(Project Gutenberg)由 Michael Hart 于 1971 年在美国发起,其目的是鼓励电子图书的创造和传播。由志愿者合作,将版权过期的书籍转化为电子版,为全世界的读者提供免费下载。目前提供 60 000 多种全文电子图书,也收录书目、期刊。另外还包括一些非文本内容,比如音频文件、乐谱文件等。

三、国内开放存取资源举要

(一) 中国科技论文在线(https://www.paper.edu.cn)

中国科技论文在线是由教育部科技发展中心主办的科技论文网站,针对科研人员普遍反映的论文发表困难、学术交流渠道窄、不利于科研成果高效转化为现实生产力的问题而创建。只要作者所投论文在学术范围内,遵守国家相关法律,有一定学术水平,且符合中国科技论文在线的基本投稿要求,一周内可在该网站发表。该网站提供国内优秀学者论文、在线发表论文、各种科技期刊论文全文及国外免费数据库的链接。在"医药卫生"分类中共收录 105 家期刊的 25 万余篇文章。

(二) Socolar(https://www.socolar.com)

中国教育图书进出口有限公司是一家大型国有企业,是中国教育出版传媒集团的五家核心成员单位之一。为顺应 OA 资源的迅速发展,满足研究人员和师生对 OA 资源的要求,中国教育图书进出口有限公司自主研发了 Socolar 平台,是国内首个综合性开放存取资源平台。测试版于 2007 年 4 月投入使用,目前收录 1 000 余万篇中外开放获取文章、4 500 余万篇中外期刊文章,资源涵盖全学科。Socolar 力求全面系统地收录重要 OA 资源,提供题名层次(title level)和文章层次(article level)的浏览、检索及全文链接服务;提供 OA 资源各种形式的定制服务和特别服务;建立权威的 OA 知识宣传平台和活跃的 OA 知识交流阵地。可通过互联网使用、评价和推荐该平台上集成的文献资源,但不允许通过该平台批量下载文献。

(三)中国预印本服务系统(https://preprint.nstl.gov.cn)

由中国科学技术信息研究所与国家科技图书文献中心联合建设的以提供预印本文献资源服务为主要目的的实时学术交流系统。该系统提供用户自由提交、检索、浏览预印本文章全文、发表评论等功能。系统收录的预印本内容主要是国内科研工作者自由提交的科技文章,一般只限于学术性文章,科技新闻和政策性文章等非学术性内容不在收录范围之内。系统的收录范围按学科分为五大类:自然科学,农业科学,医药科学,工程与技术科学,图书馆、情报与文献学。

知识链接

预 印 本

预印本(preprint)指科研工作者的研究成果还未在正式出版物上发表,而出于和同行交流的目的自愿先在学术会议上或通过互联网发布的科研论文、科技报告等文章。与刊物发表及网页发布的文章相比,预印本具有交流速度快、利于学术争鸣和可靠性高的特点。

(四)香港科技大学图书馆机构库(https://repository.ust.hk/ir)

香港科技大学图书馆机构库(The Hong Kong University of Science and Technology Institutional Repository)是由香港科技大学图书馆用 Dspace 软件开发的一个数字化学术成果存储与交流知识库,收录由该校教学科研人员和博士生提交的学术论文、会议论文、预印本、学位论文、研究与技术报告和工作论文等。

(五)OA 图书馆(https://www.oalib.com)

OA 图书馆(apen access library,OALib)是基于一个开放存取的元数据库的搜索引擎,OALib 提供的开源论文超过 540 余万篇,涵盖所有学科,所有文章均可免费下载。

四、其他网络资源

网上有部分在线参考工具可供查找使用:

(一)综合在线参考工具

1. 在线汉语字典(https://xh.5156edu.com)　收录 20 998 个汉字、52 万个词语,提供汉字、部首和拼音 3 种查询方法。附有现代汉语词类表和语法表、特殊字符大全等。

2. 汉典(https://www.zdic.net)　该网站建于 2004 年,以继承中华文化、推广汉语学习为宗旨,可检索字、词、成语和诗词,提供汉字、部首和拼音 3 种查询方法。介绍汉语、汉字等发展并提供汉典工具和汉典古籍桌面版下载。汉典收录了 93 898 个汉字、361 998 个词语、短语和词组,以及 32 868 个成语的释义。

3. 维基百科(https://en.wikipedia.org/wiki/Main_Page)　维基百科(Wikipedia)成立于2001 年 1 月。截至 2021 年 2 月,所有语种的条目数量达到 5 594 万,其中英文条目超过

625 万,中文条目超过 117 万;共有 319 种语言版本,其中 310 种存在独立条目。总登记用户超过 9 400 万,总编辑次数超过 29 亿 2 782 万。

4. 百度百科(https://baike.baidu.com)　已收录词条 2 286 万个,总编辑次数超过 1.7 亿。"科学"分类中有包括"健康医疗"在内的 13 个开放分类。

(二) 医学在线参考工具

1. 生物医药大词典(https://www.biodic.cn)　该词典来源于生物医药领域的学术期刊、杂志、国家政策法规、生物经济、生物公司、生物贸易等相关资料,包括互联网和专业的印刷版词典,部分为海外的中国学者提供,超过 10 亿中文单词量。

2. 中医中药网(https://www.zhzyw.com)　其前身为华夏中医网,拥有全球较全面的中医、中药数据库,包括中医中药名人、中医中药世家,提供较完善的药企、药品、中药材搜索,以及疾病、医院、养生知识的查询,旗下包含华夏中医论坛、中医家园、中医资源库等子频道。

3. 药用植物图像数据库(https://libproject.hkbu.edu.hk/was40/search？lang=en & channelid=1288)　由香港浸会大学中医药学院和图书馆创建,以植物图片附加文字说明的形式,用中英文对千余种药用植物系统介绍,并提供便捷的检索平台。

4. 中国医药网中药图谱(https://www.pharmnet.com.cn/tcm/zybb)　由医药网与上海市中医文献馆联合推出,收载 624 味常用中药的图片资料。

5. A+ 医学百科(https://www.a-hospital.com)　是一个开放的、在线的医学百科全书网站,涵盖疾病百科、症状百科、药品百科、急救百科等医学保健知识。

6. 医学百科(https://www.wiki8.com)　致力于建立一个实用的网上医学百科,目前医学百科已经突破了 16 万条目。

●（章新友　窦学俊　徐海利　吴地尧）

复习思考题

1. 不同类型的搜索引擎检索文献各有何特点?

2. 通过搜索引擎获取的信息与印刷型工具书、文献数据库所提供的信息有何差别?

3. 网络资源检索的特点如何?

4. 开放存取资源的意义如何? 试对比国内外开放存取资源的现状,并分析中文开放存取资源应在哪些方面加以提高。

5. 如何利用网络免费资源促进医学专业课程学习?

PPT 课件

◆◆◆ 第七章 ◆◆◆

特种文献检索

> **学习目标**
>
> 1. 熟悉专利文献、标准文献、学位论文及会议文献检索的基本知识。
> 2. 掌握国内外常用的专利、标准、学位论文及会议文献数据库的检索和利用方法。

第一节　专利文献检索

一、概述

(一) 专利

1. 概念　专利有广义与狭义之分,广义专利包括专利权、专利发明和专利文献;狭义专利是对专利权的简称。专利权指国家专利主管机关授予申请人在一定时间内享有的他人不准任意制造、使用或销售其专利产品或使用其专利方法的权利。实施专利制度的目的是保护专利权人的合法权益,鼓励发明创造,推动发明创造的应用,提高创新能力,最终实现促进科学技术进步和经济社会发展。当前,中国正在从知识产权引进大国向知识产权创造大国转变,知识产权工作正在从追求数量向提高质量转变。

专利是知识产权的一种,具备以下特征:

(1) 专有性:又称独占性、排他性、垄断性。专有性指专利权人对其发明创造所享有的独占权,他人不经专利权人的许可不能使用。

(2) 地域性:地域性指在一个国家依法取得的专利权,只能在该国范围内得到有效保护,对其他国家没有任何约束力,其他国家对其专利权不承担保护的义务,但是共同参加国际专利公约和协议的除外。

(3) 时间性:时间性指专利权人对其发明创造依法享有的独占性,在法律规定的时间范围内有效。期限届满专利权自行终止,该发明创造进入公有领域,任何人均可无偿使用。《中华人民共和国专利法》第四十二条规定:"发明专利权的期限为二十年,实用新型专利权的期限为十年,外观设计专利权的期限为十五年,均自申请日起计算。"

2. 类别　专利的种类各国有所不同,我国专利可分为发明专利、实用新型专利和外观设计专利。

(1) 发明专利:《中华人民共和国专利法》第二条规定:"发明,是指对产品、方法或者其改进所提出的新的技术方案。"发明是一项技术方案,指发明人利用自然规律为了解决某一个技术问题而提出的切实可行的解决方案。

(2)实用新型专利:《中华人民共和国专利法》第二条规定:"实用新型,是指对产品的形状、构造或者其结合所提出的适于实用的新的技术方案。"实用新型专利与发明专利的不同之处在于:其一,实用新型专利只限于具有一定形状的产品,没有固定形状的产品不能申请实用新型专利,方法的发明也不属实用新型的范围;其二,对实用新型的创造性要求不太高,而实用性要强。

(3)外观设计专利:《中华人民共和国专利法》第二条规定:"外观设计,是指对产品的整体或者局部的形状、图案或者其结合以及色彩与形状、图案的结合所作出的富有美感并适于工业应用的新设计。"外观设计专利的保护对象是产品的装饰或艺术性外表的设计。这种设计可以是平面图案,也可以是立体造型,或者是两者的结合。

实用新型和外观设计都涉及产品的形状,两者的区别在于实用新型专利主要涉及产品的功能,而外观设计专利主要考虑产品的外观。

(二)专利文献

1. 概念 专利文献有广义和狭义之分,广义的专利文献泛指各种专利申请文件、专利证书、专利公报、专利题录、专利文摘、专利索引和专利分类表等;而狭义的专利文献主要包括各国专利管理机构正式出版公布的专利说明书、权利要求书、说明书附图和说明书摘要等。

2. 专利文献的分类 专利文献分类是管理和使用专利文献的基础。一般采用《国际专利分类表》(International Patent Classification,IPC)对发明专利和实用新型专利进行分类,采用《国际外观设计分类表》(International Classification For Industrial Designs)对外观设计专利进行分类。

(1)IPC:是一种国际通用的专利文献分类法,根据1971年签订的《国际专利分类斯特拉斯堡协定》编制,目前由世界知识产权组织(World Intellectual Property Organization,WIPO)管理,每5年修订一次。

IPC采用五级分类的方法:部(section)、大类(class)、小类(subclass)、大组(group)、小组(subgroup)。最高一级为部,共有8个:

A部:人类生活必需(human necessities)。

B部:作业;运输(performing operations;transporting)。

C部:化学;冶金(chemistry;metallurgy)。

D部:纺织;造纸(textiles;paper)。

E部:固定建筑物(fixed constructions)。

F部:机械工程;照明;加热;武器;爆破(mechanical engineering;lighting;heating;weapons;blasting)。

G部:物理(physics)。

H部:电学(electricity)。

IPC采用按功能分类和按应用分类相结合的原则,以功能分类为主,按照专利内容所含的技术主题来设立类目(表7-1)。

表7-1 专利类目结构

部	大类	小类	组	
			大组	小组
A	01	B	1/00	1/02

知识链接

IPC 编号规则

1. 部　8个部分别由 A 到 H 中的一个大写字母标明,组成部的类号。

2. 大类　每一个部分成若干大类。大类的类号由部的类号及在其后加上两位数字组成,如 A01、B02、C06 等。

3. 小类　每个大类包括一个或若干小类。小类的类号由大类类号加上一个大写字母组成,如 A01B、B02C、C06F 等。

4. 组　每一个小类细分成许多组,包括大组和小组。每个组(大组或小组)的类号由在小类类号后加上用"/"分开的两部分数字组成。大组的类号由小类类号加上一个一位到三位的数字及"/00"组成。

5. 小组　每一个小组的类号由小类类号加上一个一位到三位数,后面跟着一个"/"符号,再加上一个除"00"以外的至少有两位的数组成。

(2)《国际外观设计分类表》(又称《洛迦诺分类表》):用于外观设计专利分类采用。国际外观设计分类只有两级,即大类和小类,其分类号通过数字和英文字母的组合来表示。2019 年《国际外观设计分类表》(第 12 版)共包括 32 个大类和 237 个小类,包含 5 219 个英文条目。以两种形式表示:第一种形式不考虑产品所属类别而仅依字母顺序排列全部产品项;第二种形式在每一小类下,依字母顺序排列产品项。

3. 专利文献的特点　专利文献在形式和内容上都有区别于其他类型文献的特殊之处,主要表现在以下几点:

(1)数量巨大,内容广博:专利文献是人类对于科学技术和应用发展历史的忠实记录,各个时期的新发明、新技术、新工艺和新设备大多反映在专利文献中。其内容几乎涉及人类生活的各个领域,学科范围十分广泛。

(2)涉及法律,信息综合:专利文献记载了发明创造的内容,确定了专利权保护范围,披露了专利权人、发明人、专利生效时间等信息,是一类法律文件。通过专利文献可了解到专利申请和授权的地域分布,分析专利技术销售规模、潜在市场和经济效益,以及国际竞争等因素,是一种独特的综合信息源。

(3)传播信息,快捷迅速:大多数国家采用先申请制原则,即早期公开和延迟审查制,因此申请人在完成发明后会尽早提交申请,以防他人抢先。

(4)描述专利,完整详细:一般专利文件都会按照专利法规的要求对发明创造的技术方案进行完整而详尽的描述,具体指明发明点,说明具体实施方式和有益的效果。内容全面且具体详细,便于使用者掌握细节,组织实施。

(5)分类标准,形式统一:各国专利说明书基本上都按照国际统一的格式撰写和印刷出版,各著录项目均标注专利文献著录项目统一代码[internationally agreed numbers for the identification of(bibliographic)data,INID],并对每一份专利文献给予国际专利分类号,为检索和利用专利文献提供了方便条件。

(6)重复出版,多次报道:多数国家实行专利早期公开和延迟审查制度,对一件专利申请说明书会多次公布;同一项发明可在若干个国家提出专利申请,因而同一专利内容会在不同国家重复公布,加以报道。

(7)文字晦涩,内容局限:专利文献需按专利法的有关规定撰写,行文较为繁琐;同时申请人为了获得尽可能大的保护范围,往往采用概括性强的术语,语句可能晦涩难懂。一般来说,一项专利只解决一个具体问题,所以查找专利文献在某种程度上会有局限性。

二、专利文献检索

随着我国科技的发展和专利制度的逐步建立,科技人员知识产权意识进一步增加,中文专利文献检索工具体系及相关数据库趋于完善。相关的专利数据库越来越受到专业人员的青睐。

(一)国家知识产权局网站(https://www.cnipa.gov.cn)

国家知识产权局是国务院主管专利工作和统筹协调涉外知识产权事宜的直属机构,其网站是国家知识产权局建立的政府性官方网站。专利检索及分析系统是集专利检索与专利分析于一身的综合性专利服务系统。依托于丰富的数据资源,提供简单、方便、快捷、丰富的专利检索与分析功能,丰富的接口服务和工具性功能也为检索和分析业务提供了强有力的支撑,可提供更多的门户服务、专利检索服务及专利分析服务的帮助。与专利相关的多种信息服务有:专利申请、专利审查的相关信息;近期专利公报、年报的查询;专利证书发文信息、法律状态、收费信息的查询等。

该系统收录了我国自1985年9月10日以来已公布的全部专利信息,包括著录项目、摘要、各种说明书全文及外观设计图形。专利检索作为该系统的核心服务之一,主要基于丰富的专利数据资源提供多种检索模式、显示格式和全文阅读模式。在专利检索中,可以进行查新检索、侵权检索、产品出口前检索等业务操作,为了提升检索效率,还可以通过多种检索辅助工具辅助构建检索式、完善检索思路;可以通过多种浏览辅助工具快速定位专利的核心技术,挖掘技术背后的信息。该系统必须通过注册成为会员才能实现检索和分析功能。

1. 常规检索 在网站首页中,可以通过点击政务服务下专利栏目中的"专利检索"图标进入专利检索及分析服务系统页面,系统默认显示"常规检索"界面。可根据检索需求使用相应的功能服务(图7-1)。

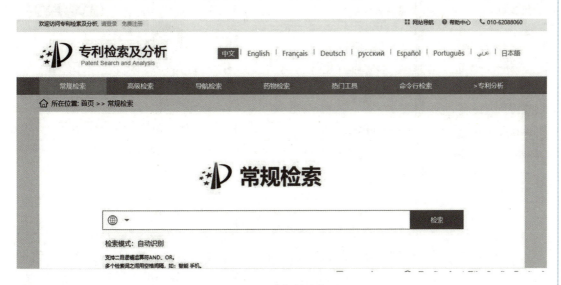

图7-1 常规检索界面

(1)检索方法:常规检索主要提供方便、快捷的检索模式,可以快速定位检索对象(如一篇专利文献或一个专利申请人等),方便于检索目的十分明确或者初次接触专利检索者,可以常规检索作为检索入口进行检索。

在常规检索中提供了基础、智能的检索入口,主要包括自动识别、检索要素、申请号、公开(公告)号、申请(专利权)人、发明人及发明名称等7个"检索项目"的选择和一个检索信息的输入框,系统默认为自动识别模式,每次只能进行一个字段的检索。

(2)检索举例:常规检索中支持的各类检索字段除了检索含义不同,其操作方式基本相同,下面以自动识别检索、"检索要素"字段检索为例介绍具体的功能应用。

1)"自动识别"字段检索:在"常规检索"界面中,默认为"自动识别"检索模式,在"检索式编辑区域"输入检索式后点击"检索"按钮执行检索操作,可显示检索结果页面。在检索结果页面的左侧是检索结果统计区,可以从申请人、发明人、技术领域、申请日和公开日方面查看检索统计结果;可以利用辅助工具设置检索结果的显示信息和方式。另外,在检索结果页面的右上端,有检索式运算编辑区,可以进行多个检索式的组合运算。

2)"检索要素"字段检索:在"常规检索"界面中,选择检索字段为"检索要素",在检索式编辑区域输入检索式后点击"检索"按钮执行检索操作并显示检索结果页面。

在常规检索界面中,选择对应的检索字段模式后,检索式编辑区的下面会出现对应的检索式输入规则信息。

2. 高级检索 主要根据收录数据范围提供丰富的检索入口及智能辅助的检索功能。可根据自身的检索需求,在相应的检索表格项中输入相关的检索要素,并确定这些检索项目之间的逻辑运算,编写检索式进行检索。如需获取更加全面的专利信息,或对技术关键词掌握不够全面,可利用系统提供的"智能扩展"功能辅助扩展检索要素信息。为了保证检索的全面性并充分体现数据的特点,系统根据专利数据范围的不同提供了不同的检索表格项(图 7-2)。

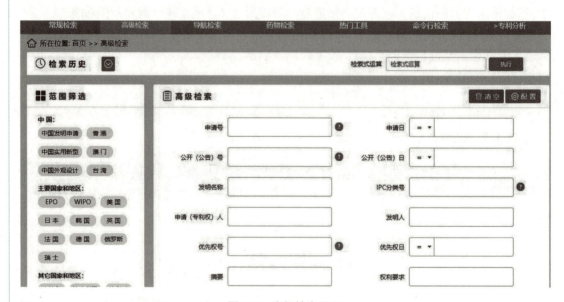

图 7-2 高级检索界面

(1)检索方法:在"专利检索及分析"首页面中,点击菜单导航中的"高级检索"按钮进入高级检索界面。高级检索中虽然表格项众多,但应用方法基本相同,可以通过点击"配置"按钮配置常用表格项。在点击"高级检索"按钮之后,系统默认显示"中外专利联合检索"的检索表格项页面,可以通过范围筛选选择检索地域进行限定。

(2)检索举例:在进入"高级检索"界面后,主要包含检索历史、范围筛选、高级检索和检索式编辑区 4 个区域,移动鼠标到检索表格项区域可查看检索字段的应用说明信息。"高级检索"表格项中,申请号、公开(公告)号、优先权号 3 项存在操作助手按钮,点击"？"按钮,可以打开国别代码页面;IPC 分类号也存在操作助手按钮,点击"？"按钮,可以打开 IPC 分类号查询表。在了解各个检索表格项的应用说明之后,在"申请(专利权)人"字段或"发明名称"字段中输入关键词检索。可以通过点击检索字段名称和算符按钮的方式完成检索式的构建,构建后的检索式显示在检索式编辑区域。编辑完成检索式后,点击"检索"按钮,系统执行检索操作并显示检索结果。在浏览检索结果过程中,可根据检索结果重新调整检索式进行检索;也可以利用浏览辅助工具快速浏览检索结果。

3. 药物检索　是基于药物专题库的检索功能,为从事医药化学领域研究的用户提供检索服务。可使用此功能检索出西药化合物和中药方剂等多种药物专利。药物检索提供高级检索、方剂检索和结构式检索 3 种检索模式,方便用户快速定位文献。

(1)高级检索:在"专利检索及分析"页面,点击"药物检索"按钮,进入药物检索功能,系统默认显示"高级检索"界面(图 7-3)。

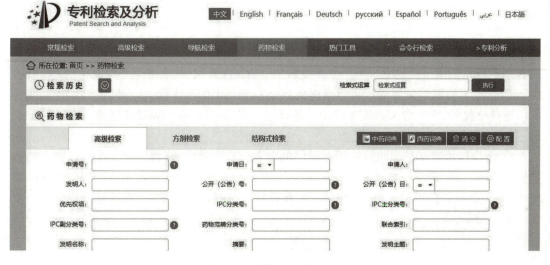

图 7-3　药物高级检索界面

在对应输入框输入查询内容,或者在检索式编辑区编辑检索式,点击"检索"按钮执行检索操作并显示检索结果页面,在检索结果页面,可以进行显示设置操作过滤文献,或者使用详览功能,

(2)方剂检索:在"药物检索"界面,点击"方剂检索"按钮,进入方剂检索功能,在对应输入框输入查询内容,或者在检索式编辑区编辑检索式,点击"检索"按钮执行检索操作并显示检索结果页面,在检索结果页面,可以进行显示设置操作过滤文献,或者使用详览功能(图 7-4)。

(3)结构式检索:在"药物检索"页面,点击"结构式检索"按钮,进入结构式检索功能。在结构式编辑区编辑化合物结构式,选择检索类型,点击"查询"按钮,结果列表区域将显示化合物列表,点击"药物登记号"链接,系统将刷新右下区域显示详细信息,在列表区可以勾选相关化合物,点击"生成检索式"按钮,能将选择的记录以药物登记号或文本形式生成检索式,最后将会在页面的检索式编辑区生成检索式,点击"检索"按钮执行检索操作,显示检索结果。

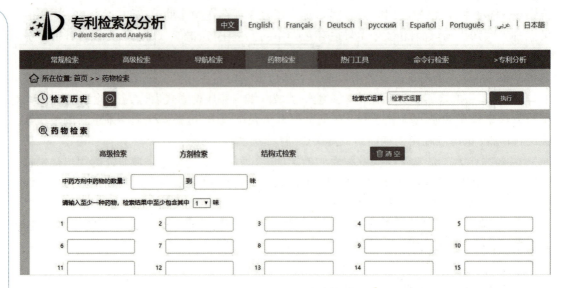

图 7-4 药物方剂检索界面

4. 导航检索 是一种快速查询 IPC 分类号含义的工具。可以了解指定分类号的含义或者指定技术所属分类体系。在"专利检索及分析"首页面中,点击菜单导航中的"导航检索"按钮,进入导航检索界面。可以通过此界面左侧列出的八大部进入导航检索页面,或者可以选择分类号、中文含义或英文含义 3 种查询方式的一种,在检索编辑区输入对应的检索词,点击"查询"按钮查询分类信息。

5. 命令行检索 是面向行业用户提供的专业化检索模式,该检索模式支持以命令的方式进行检索、浏览等操作功能。首先在字段命令区选择字段,然后在命令编辑区所选择的字段等号后面的"( )"里输入检索关键词,再在算符区选择合适运算符,再重复进行另一个检索字段的编辑,直至完成最终检索式构建,点击"回车键"或点击"检索"按钮,执行检索操作(图 7-5)。

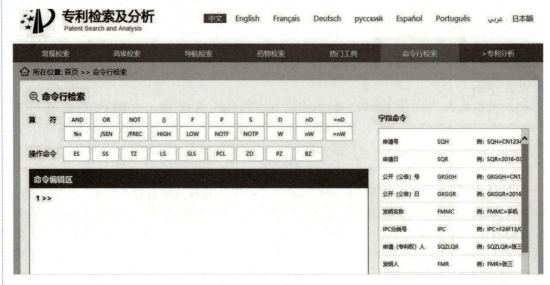

图 7-5 命令行检索界面

6. 专利分析 面对不同层次的用户提供专业化、智能化的分析方式,通过专业的专利数据分析模型,快速、准确、全面地在海量专利数据中分析出潜在的信息关系和完整的专利情报链,帮助公众有效利用专利资源。提供多种分析方式和分析工具集,分为管理分析库、申请人分析、发明人分析、区域分析、技术领域分析、中国专项分析、高级分析、管理分析结果八大功能。

(二)中国知识产权网(http://www.cnipr.com)

中国知识产权网是由国家知识产权局知识产权出版社在政府支持下,于1999年6月10日创建的知识产权类专业性网站,其下的"专利信息服务平台"是在原中外专利数据库服务平台的基础上,吸收了国外先进的专利检索系统的许多优点,采用国内先进的全文检索引擎开发完成的,具备强大的检索功能(图7-6)。

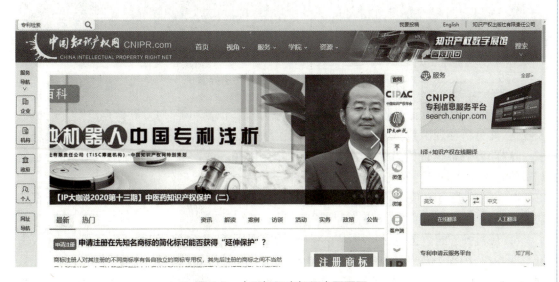

图7-6 中国知识产权网主页页面

该平台提供中国专利和国外专利(美国、日本、英国、德国、法国、加拿大、瑞士、欧洲专利局、WIPO 等98 个国家和组织)检索,主要包括以下几种检索方式:简单检索、智能检索、高级检索、法律状态检索、运营信息检索、失效专利检索及热点专题检索(图7-7)。每种检索方式还提供辅助检索方式:二次检索、过滤检索、同义词检索。二次检索和过滤检索不能同时进行。二次检索是在前次检索结果的基础上再次进行逻辑与操作,可以多次进行,逐渐缩小检索结果的范围,实现递进检索。过滤检索是在本次检索结果的基础上,过滤掉前次检索结果。同义词检索,是将名称或摘要中含有输入的关键词及该关键词的同义词的所有专利检索出来,例如在名称中输入"计算机",查询名称中存在计算机及计算机同义词的专利,需要选中同义词检索,检索结果将显示名称中存在计算机和计算机同义词的专利。使用同义词检索可以扩大检索范围,提高检索的查全率。

平台主要提供以下几种服务:

1. 检索功能 包括中外专利混合检索(在原平台基础上,检索功能新增法律状态联合检索、即时统计筛选、高亮显示、语义检索、相似性检索、公司代码检索等)、IPC 分类导航检索、中国专利法律状态检索、运营信息检索。检索方式除表格检索、逻辑检索外,还提供二次检索、过滤检索、同义词检索等辅助检索手段。

2. 机器翻译功能 针对英文专利,特别开发了机器翻译模块,能对检索到的英文专利进行即时翻译,帮助用户理解专利内容,方便检索。需要说明的是,平台上集成的机器翻译是由无人工介入的英译中工具软件完成,翻译结果仅供参考,无法与专业人员的翻译相提并论。

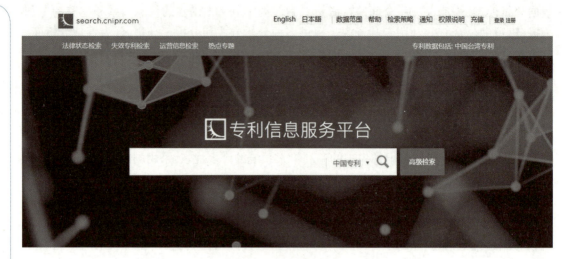

图 7-7　专利信息服务平台主界面

3. 分析和预警功能　平台开发了专利信息分析和预警功能,对专利数据进行深度加工及挖掘,并分析整理出其所蕴含的统计信息或潜在知识,以直观易懂的图或表等形式展现出来。这样,专利数据升值为专利情报,便于用户全面深入地挖掘专利资料的战略信息,制定和实施企业发展的专利战略,促进产业技术的进步和升级。

4. 个性化服务功能　包括用户自建专题库、用户专题库导航检索、用户的专利管理等功能。

5. 专利服务的数据范围　中国专利(包括中国发明、中国实用新型、中国外观设计、中国发明授权、中国失效专利及中国香港、中国台湾专利)及国外专利[包括美国、日本、英国、德国、法国、加拿大、瑞士、欧洲专利局(European Patent Office,EPO)、WIPO 等 98 个国家和组织]。

(三) 重要外文专利文献检索系统

1. 欧洲专利局(EPO)专利检索系统(https://worldwide.espacenet.com)　该系统是 1998 年 10 月欧洲专利局与欧洲共同体共同开发的面向公众的专利信息系统,包括欧洲专利数据库(EP)、世界知识产权组织数据库(WIPO)及世界范围(Worldwide)的专利文献(图 7-8)。

(1)简介:系统提供了 90 多个国家的专利数据的网上免费专利信息查阅服务,包括著录项目、英文文摘及扫描图像;提供了首页著录数据、英文文摘、全文的浏览,可免费下载或打印全文说明书的扫描图像。欧洲专利数据库数据更新较快,通常能检索到当年、当月的专利文献,语种有英语、法语、德语 3 个版本可供选择,对于激发公众的发明创造能力起到重要的作用。

(2)检索方法

1)智能检索(Smart Search):支持 20 个以内的检索词同时使用,不支持左截断符检索。若是非英文专利文献,智能检索则无法检索到申请人和发明人。

2)高级检索(Advanced Search):选择数据库后选择字段。分库搜索提供专利题目(Title)、专利题目与文摘(Title or Abstract)、专利号(Publication Number)、申请号(Application Number)、优先权号(Priority Number)、出版日期(Publication Number)、申请人[Applicant(s)]、发明人[Inventor(s)]、联合专利分类号(Cooperative Patent Classification,CPC)、国际专利分类号(IPC)等复杂检索(图 7-9)。

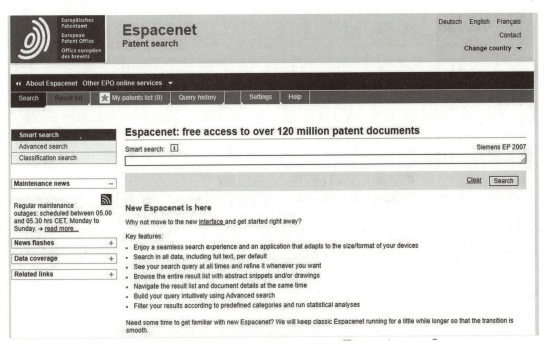

图 7-8 欧洲专利数据库首页

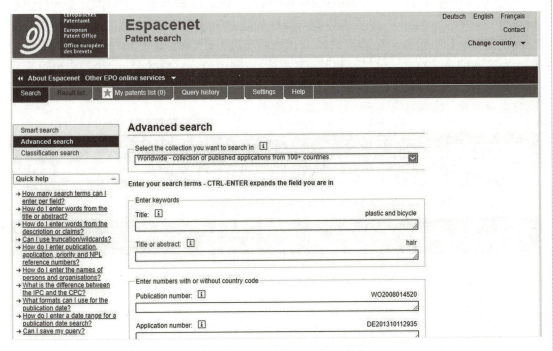

图 7-9 欧洲专利数据库高级检索页面

3）分类号检索（Classification Search）：2013 年 1 月 1 日，该检索系统正式施行联合专利分类法，它是一种基于 IPC 和欧洲专利分类法（European classification system，ECLA）发展起来的专利分类法。CPC 分类表可以分层逐级查找，也可在检索框内输入某个分类号直接查找。类目间有供参考的分类号，参考分类号之间又有互相连接，扩大了检索者的视野，使查找更加简便快捷。也可从关键词找出其对应的 EC 分类号（图 7-10）。

笔记栏

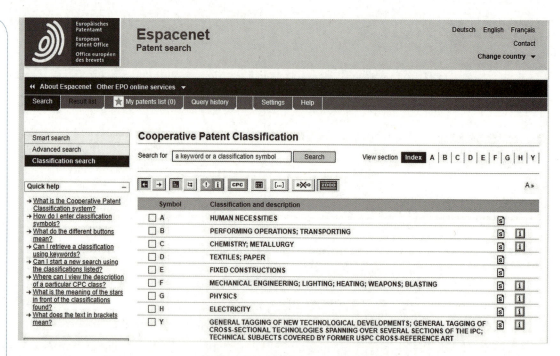

图 7-10　欧洲专利数据库专利分类检索页面

2. 美国专利与商标局（United States Patent and Trademark Office, USPTO）专利检索系统（http://www.uspto.gov）　是美国专利与商标局建立的政府性官方网站,向公众提供全方位的免费专利信息服务。收录了 1790 年以来的美国各种专利,提供 1976 年 1 月以后的美国专利文本的全文检索。设置专利授权数据库、专利申请公布数据库、法律状态检索、专利权转移检索、专利基因序列表检索、撤回专利检索、延长专利保护期检索、专利公报检索及专利分类等内容。数据每周更新一次（图 7-11）。

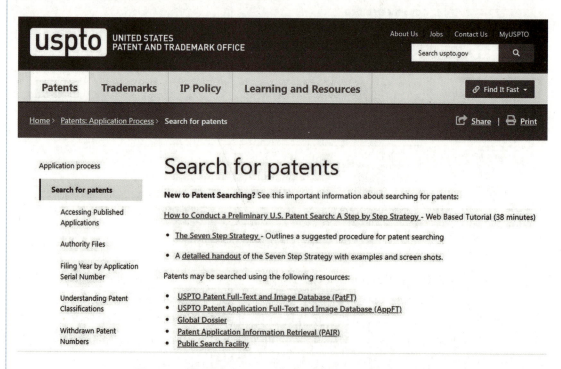

图 7-11　美国专利与商标局（USPTO）专利检索系统界面

(1)专利数据库简介

1)专利授权数据库(USPTO Patents full text and image database,PatFT):收录了1790年至最近一周美国专利商标局公布的全部授权专利文献,包含的专利文献种类有:发明专利、设计专利、植物专利、再公告专利、防卫性公告和依法注册的发明。

2)专利申请公布数据库(Patents Application full text and image database,AppFT):可从多种检索入口查找2001年3月15日以来公布的美国专利申请公布文献,同时提供文本型和扫描图像型的美国专利申请公布说明书。

(2)检索方法

1)PatFT和AppFT:在USPTO主页菜单栏中,点击"Patents"菜单下的"Search for patents"进入专利检索页面,此页面提供了PatFT和AppFT的检索入口。两个库均提供快速检索和高级检索途径,PatFT和AppFT又分别提供专利号检索和专利申请公布号检索。共设置检索结果列表(包括专利号及专利名称)、文本型专利全文显示(包括题录数据、文摘、权利要求及说明书)和图像型专利说明书全文显示3种检索结果输出形式。

2)专利分类号检索(Search Patent Classification Systems):在专利检索页面,点击"Understanding Patent Classifications"按钮,可检索最新版本的美国专利分类表(USPC)中相关主题的分类号和CPC分类号。有两种检索方式:①通过USPC的类号/小类号或CPC的类号进入分类系统;②键入关键词查找对应的分类号。在USPC分类号检索结果中,点击类号前的红色字母"P"可与专利检索数据库进行链接,显示出该类号或类号/小类号下的美国专利文献数目,并直接浏览该类号下所属专利文献全文。

第二节　标准文献检索

一、概述

(一)标准

1. 概念　标准是由一定的权威组织(国际组织、区域组织、国家组织、专业组织等)对科学、技术和经济领域内具有重复应用性的事物所做出的统一规定。它以科研成果和实践经验为基础,在有关各方(如产品研发单位、生产单位、使用单位、管理机构等)充分协商的基础上,按规定的格式编写,按规定的办法报批,由主管机构批准,以特定形式颁布,作为共同遵守的准则和依据。

制订、修订和贯彻标准的全部活动过程称为标准化。标准化是组织现代化生产和实行科学管理的基础,它有利于引进和推广新技术、开发新产品、提高产品质量、节约人力物力、消除贸易障碍及保证安全生产。因此标准文献是一类独特的重要科技文献,其功能是其他文献所无法代替的。标准化对中医药学的发展更具有十分重要的意义。

2. 类别

(1)以标准性质划分

1)基础标准:指具有广泛指导意义或作为统一依据的最基本的标准,它们是制订其他各类标准的基础。此类标准的有效时间长,包括定义、命名、术语、符号、标志、计量单位、额定参数系列、安全、卫生和环保等方面的标准。

2)技术标准:指为科研、设计、工艺、检验等技术工作,为产品和工程的质量,以及为各种工艺装备制订的标准,包括产品标准、方法标准、辅助产品标准和原材料标准等。

笔记栏

3）组织管理标准：是使各部门协调统一而制订的各种标准。它们又可细分为生产的计量标准、生产能力标准、资源消耗标准和组织方法标准等。

4）经济管理标准：指对生产、建设、投资的经济效果，对生产、分配、交换、流通、消费和积累等经济关系的调节和管理所制订的标准，如工资标准、价格标准和利率标准等。

（2）以审批机构级别和适用范围划分

1）国际标准：是由有影响的国际标准化机构或专业团体制订或批准的标准，适用于国际贸易活动和技术交流，如国际标准化组织（ISO）的标准、世界卫生组织（WHO）的标准等。

2）区域性标准：是由某一区域标准化组织批准的标准，或由某一地区若干国家标准化机构协商一致颁布的标准，只适用于某一区域，如欧洲标准（EN）。

3）国家标准：指各个国家的全国性标准化机构颁布的标准，在该国全国范围内统一使用，如中国国家标准（GB）、美国国家标准（ANSI）等。

4）部颁标准：是由一个国家的主管部门批准和颁布的在行业范围内适用的标准，如中国卫生健康委员会标准等。

5）专业标准：指全国性的专业标准化机构或标准化组织颁布的在某一专业范围统一使用的标准，如美国牙医协会（American Dental Association，ADA）标准、美国卫生工程协会（American Society of Sanitary Engineering，ASSE）标准等。

6）企业标准：是由某一企业自行制订的适用于该企业各部门使用的标准。

（3）以标准的成熟程度划分：分为法定（强制）标准、推荐标准、试行标准和标准草案。

（二）标准文献

1. 概念　标准文献是对技术标准、管理标准及其他具有标准性质的类似文件所组成的文献体系的总称。标准文献除包括各种技术标准以外，还包括标准化会议文献和专著，以及报道技术标准和标准化工作的期刊和标准目录。

为便于存储、管理和检索利用标准文献，各类各级标准都规定固定的代号（标准代号或标准号），使用一定的编号方法。

2. 特点　①制订和审批有一定程序，一般为公开颁布；②针对性强，适用范围明确专一；③编排格式统一，措辞严谨，内容详尽可靠；④对相关方面有一定的约束力，具有法律作用；⑤每件标准都有一个固定不变的标准号，便于检索利用。

3. 作用　①通过检索标准文献可了解经济技术政策、生产水平、资源状况和标准水平；②国内外先进的标准可供推广研究，是改进新产品、提高新工艺和技术水平的依据；③可以简化设计、缩短时间、节省人力，减少不必要的试验和计算，能够保证质量、提高生产效率；④在科研、工程设计、工业生产、企业管理、技术转让、商品流通中，采用标准化的概念、术语、符号、公式和量值等有助于克服技术交流的障碍；⑤标准文献是鉴定工程质量、校验产品、控制指标和统一试验方法的技术依据，有利于企业或生产机构经营管理活动的统一化、制度化、科学化和文明化。

二、标准文献检索

在标准文献的检索过程中，手工检索工具曾发挥了重要作用。由于标准文献数量相对较少，仍可选择手检方式，检索对象为各种标准目录，如《中华人民共和国国家标准目录》《国家标准代替、废止目录》《国际标准目录》等。欲查我国国家标准，可利用标准编号查找《中国国家标准汇编》或《中国强制性国家标准汇编》等标准汇编，阅读标准全文。目前利用互联网检索标准文献成为主要手段。

（一）国家标准文献共享服务平台（http://www.nssi.org.cn）

1. 概述　该网是国家级标准信息服务门户,另有"中国标准服务网"（http://www.cssn.net.cn）。"标准文献共享服务网络建设"是国家科技基础条件平台重点建设项目之一,由国家质量监督检验检疫总局牵头,中国标准化研究院承担,经过项目实施、平台运行、网站改版三个阶段,实现了由"项目"到"平台"的转变,搭建出面向全国运行服务的"国家标准文献共享服务平台",凸显对我国社会经济发展的重要支撑作用。网站提供标准化新闻、标准化动态、标准查询、标准咨询、标准出版物和政策法规全文等服务。网站不断改版,以提升用户体验为核心,改版重点在标准文献的检索,改善了网站的样式和易操作性,提供了能满足不同层次用户的检索工具,最大限度地帮助用户查全查准。

该网站的标准信息主要依托于国家标准化管理委员会、中国标准化研究院国家标准馆及院属科研部门、地方标准化研究院（所）及国内外相关标准化机构。中国标准化研究院标准馆收藏 60 多个国家、70 多个国际和区域性标准化组织、450 多个专业学（协）会的标准及全部中国国家标准和行业标准共计 110 多万件。此外,还收集了 160 多种国内外标准化期刊和 7 000 多册标准化专著,与 30 多个国家及国际标准化机构建立了长期、稳固的标准资料交换关系;还作为一些国外标准出版机构的代理,从事国外和国际标准的营销工作。

2. 检索方法　在国家标准文献共享服务平台网站首页注册成为中国标准服务网会员,可获得最大使用权限。登录后,点击"资源检索"进入检索页面（图 7-12）。

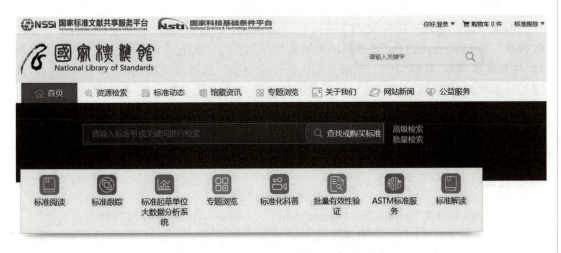

图 7-12　国家标准文献共享服务平台首页

（1）标准状态:分为现行、作废、全部。

（2）关键词检索:按照标题、适用范围、主题词进行检索。

（3）标准号检索:可输入详细的标准号,如"GB 24613—2009"或"24613"。

（4）国际标准分类检索:根据国际标准分类进行检索。

（5）中国标准分类检索:根据中国标准分类进行检索。

另外,还有"采用关系""标准品种""年代号"3 种检索选项。

（二）中外标准数据库（万方）

该库为万方数据知识服务平台的子库,收录了所有中国国家标准（GB）、中国行业标准（HB）及中外标准题录摘要数据,共计 200 余万条记录,其中中国国家标准全文数据内容来源于中国质检出版社,中国行业标准全文数据收录了机械、建材、地震、通信标准及由中国质检出版社授权的部分行业标准。

其检索项为：标准类型、标准编号、任意字段、标题、关键词、国别、发布单位、起草单位、中国标准分类号、国际标准分类号、发布日期、实施日期、确认日期和废止日期等 14 个选项。标准类型可提供上述 14 个标准下拉列表框，可以对标准类型进行限定；国别下拉框可提供中国、美国、澳大利亚、英国、德国、俄罗斯、日本、法国、国际及全部等 10 个限定选项。具体检索功能参见第四章第五节。

（三）主要中医药标准介绍

1.《中医临床诊疗术语》(中华人民共和国国家标准 GB/T 16751.1-3-1997)　由国家技术监督局 1997 年 3 月颁布，1997 年 10 月 1 日开始执行。

该标准对中医药学的临床诊疗术语进行了规范，提出了统一和科学的术语名称及其概念。分疾病、证候和治法三部分，疾病部分规定了中医内、外、妇、儿、眼、耳鼻喉、皮肤、肛肠等科 930 种疾病的名称及其定义，并按中医认识疾病的规律分类；证候部分规定了中医八纲辨证、病因、气血津液辨证、六经辨证、卫气营血辨证与三焦辨证等 800 种临床常见证候的名称及其定义；治法部分规定了中医临床常用治则与治法及其定义，包括药物疗法、针灸疗法、推拿疗法、外治疗法、意疗法和饮食疗法等共 1 050 条。

该标准有如下查找方式：利用目次，检索时先按类别再逐条查阅；若无法判断疾病名称的学科类别，则可利用汉语拼音索引或笔画索引检索。

2.《中医病证分类与代码》(中华人民共和国国家标准 GB/T 15657—1995)　国家技术监督局 1995 年 7 月 25 日批准，1996 年 1 月 1 日实施。

国家中医药管理局指导全国中医医院信息管理中心组织人员，参照《中医病证诊断疗效标准》等文献，提出以病、证并列的方式制定了该标准。该标准适用于中医医疗、卫生统计、中医病案管理、科研、教学、出版及国内外学术交流。编排时先按内、外、妇、儿、眼、耳鼻喉与骨伤科归类后，再按疾病排列。查检时既可直接从分类途径入手，也可利用附录"中医病证名汉语拼音索引"查找。

知识链接

国际疾病分类

国际疾病分类(International Classification of Diseases，ICD)是目前国际上共同使用的统一的疾病分类方法，由世界卫生组织疾病分类合作中心负责编订、推广和应用。我国于 1981 年在全国卫生部门统一使用 ICD。疾病分类是疾病、损伤和死亡原因统计分析的工具，由于中医学在长期的医疗实践中，形成了具有自身特点的理论体系和辨证论治规律，疾病的分类不能完全沿用 ICD。

2019 年 5 月，第 72 届世界卫生大会审议通过了《国际疾病分类第十一次修订本》，首次将起源于中医药的传统医学纳入其中。这是中国政府和中医专家历经 10 余年持续努力取得的宝贵成果。

3.《经穴部位》(中华人民共和国国家标准 GB 12346—90)　1990 年 6 月 7 日获批准，1991 年 1 月 1 日开始实施。

该标准由国家中医药管理局 1989 年委托中国中医研究院(现中国中医科学院)针灸研究所组织国内针灸专家研究制定，经国家技术监督局审批发布。该标准是在继承我国古代针灸穴位定位的基础上，综合现代穴位定位的研究成就，对穴位进行了全面准确的定位。该标准规定了人体腧穴的定位方法和 361 个经穴、48 个经外穴的标准定位,穴位名称的著录方式参照世界卫生组织总部针灸穴名国际标准化科学组会议审定通过的《标准针灸穴名》。本标准适用于针灸教学、科研、医疗、出版及国内外针灸学术交流。检索可利用目次或附录 A 的经穴名索引与经外穴名索引。

4.《中医病证诊断疗效标准》(中华人民共和国中医药行业标准 ZY/T 001.1-001.9-94)1983 年开始制定,1995 年 1 月 1 日起实施。

1994 年 6 月,由国家中医药管理局颁布,该标准由中医内、外、妇、儿、眼、耳鼻喉、肛肠、皮肤、骨伤等 9 科标准组成。所列病证按《中医病证分类编码》(国家中医药管理局编制)的分类编码原则进行编码。每种标准著录项目有病证名、诊断依据、证候分类、疗效评定 4 个部分。

5.《亚健康中医临床指南》(ZYYXH/T 2—2006) 中华中医药学会发布,中国中医药出版社 2006 年出版。

该书介绍了亚健康的范围、术语、定义、临床表现、分类与中医辨证和中医常见证候、中医对亚健康的认识和亚健康的判定等,是我国第一部指导和规范亚健康研究及干预的文件。该指南为中医、中西医结合等相关学科研究、干预亚健康状态提供参考,使亚健康的诊断和干预科学化、规范化,为寻求切实可行的健康管理方案及亚健康干预措施提供依据。

6. 2020 年版《中华人民共和国药典》 国家药典委员会编,2020 年出版。

简称《中国药典》,是国家制定的药品质量标准,也是我国药品生产、使用、供应、检验和管理的法律依据,每 5 年修订一次。2020 年版《中国药典》由中药、化学药、生物制品、通则和指导原则四部构成,共收载品种 5 911 种。一部中药收载 2 711 种,其中新增 117 种、修订 452 种;二部化学药收载 2 712 种,其中新增 117 种、修订 2 387 种;三部生物制品收载 153 种,其中新增 20 种、修订 126 种;四部收载通用技术要求 361 个,药用辅料 335 种。正文中的药名按笔画顺序排列,同笔画数的字按起笔顺序排列。一部设有中文索引、汉语拼音索引和拉丁学名索引;二、三部设有中文索引、英文索引。

其他重要中医药标准:

《中成药临床应用指导原则》(2010 年)

《中医病历书写基本规范》(2010 年)

《中国药品检验标准操作规范》(2010 年版)

《药品检验仪器操作规程》(2010 年版)

《中医临床研究方法指南》(试行)(1999 年)

《耳穴名称与定位》(GB/T 13734—2008)

《腧穴名称与定位》(GB/T 12346—2006)

《中医护理常规技术操作规程》(ZYYXH/T 1.1~1.18—2006)

《针灸技术操作规范》(GB/T 21709.1~10—2008,GB/T 21709.11~20—2009)

《中医基础理论术语》(GB/T 20348—2006)

《肿瘤中医诊疗指南》(ZYYXH/T 136~156—2008)

《糖尿病中医防治指南》(ZYYXH/T 3.1~3.15—2007)

《中医内科常见病诊疗指南》(ZYYXH/T 4~135—2008)

《中医体质分类与判定》(ZYYXH/T 157—2009)

《中药材生产质量管理规范》(GAP)

《药品生产质量管理规范》(GMP)

《药品经营质量管理规范》(GSP)

第三节 学位论文与会议文献检索

一、概述

(一) 学位论文

学位论文分学士论文、硕士论文和博士论文,检索过程中通常指硕士和博士学位论文。其特点如下:

1. 论文质量较高　首先在学位论文研究课题开题立项及撰写过程中需对其先进性、创新性、实用性及可行性等方面进行论证;其次,论文是在导师的直接指导和审核下用 2~3 年时间完成的;最后,还必须通过院校或研究所的专家评审答辩后才得以通过。

2. 具有一定的独创性　研究生导师大多是学术带头人,从事或指导较高水平的科研工作,所获得的科研成果在国内外的所属学科中具有领先地位。因此,在其指导下的学位论文专业性强,阐述问题比较系统详细,具有一定的独创性。

3. 参考文献多而全面　研究生在撰写论文时往往要查阅大量国内外文献资料,有助于对相关学科文献进行追踪检索。在某种意义上,学位论文是很好的三次文献,所附参考文献更是不可忽视的。

4. 一般不公开出版　由于学位论文是向校方或科研机构提供的,通常以打印本或抄本的形式保存在学位授予单位,不会像其他公开出版物那样广泛流传;只有少部分学位论文日后能在期刊或会议上发表或以专著的形式出版。随着网络的发展和普及,各数据库商纷纷推出网络版学位论文数据库,许多授予学位单位的院校和研究机构也把学位论文提供在自己的网站上,提供检索和利用。

(二) 会议文献

会议文献包括会议前参加会议者预先提交的论文文摘,在会议上宣读或散发的论文,会上讨论的问题、交流的经验和情况等,经整理编辑加工而成的正式出版物等。会议文献具有学术性强、内容新颖和质量高等特点,许多重大发现往往在学术会议上首次公布于众,会议文献可以充分反映出一门学科、一个专业的研究水平和最新成果。因此,会议文献是了解世界各国科技发展水平和动向的重要信息源。会议文献可按参加者规模、会议召开的时间先后及会议文献的出版形式进行划分。

1. 按参加者规模划分

(1)国际性会议:又有"世界"和"国际"之分。"世界会议"指世界各大地区(洲)都有代表参加的会议;而"国际会议"指由某一国际组织或两个以上国家联合召开的会议,有时指一个国家组织召开的有一定数量的外国专家参加的学术会议。

(2)全国性会议:由全国性的各专业学会、协会或几个单位联合召开的会议。

(3)地区性会议:由各地区和基层部门组织召开的学术会议。这类会议数量多、规模小、专业性强,其信息的收集一般也较难。

2. 按会议时间的先后划分

(1)会前文献(preconference literature):一般指在会议进行之前预先印发给代表的论文、论文摘要或论文目录。主要有:①会议论文预印本(preprints),在会议召开时分发给与会者;②会议论文摘要(advanced abstract),字数一般限制在 500 个词左右;③议程和发言提要(program and summary),只在事先或会上发给与会者;④会议近期通讯或预告(current program or forthcoming conference or future meeting),专门报道会议日程的文摘刊物,预告1~3年内将要召开的学术会议。

(2)会间文献(literature generated during the conference):主要包括会议议程、开幕词、讲演词、闭幕词、讨论记录和会议决议等。

(3)会后文献(post conference literature):会后文献主要指会议结束后正式出版的会议论文集等,它是会议文献的主要组成部分。会后文献经过会议的讨论和作者的修改、补充,其内容比会前文献更准确成熟。会后文献通常以会议录(proceedings)、会议论文集(symposium)、学术讨论会论文集(councils)、会议论文汇编(transactions)、会议记录(records)、会议报告(reports)、会议文集(papers)等多种名称出版。

3. 按出版形式划分(主要指会后文献)

(1)图书:大多数会后文献以图书形式出版,称为会议录或会议专题论文集。

(2)期刊:有不少论文会以特辑、专刊和增刊专栏等形式发表在期刊上。

(3)科技报告:有些会后文献以科技报告的形式出版,如美国四大报告(Accession Document,AD;Publication Board Reports,PB;Department of Energy,DOE;National Aeronautics and Space Administration,NASA)中常编入会议文献,且都有会议文献的专门编号。

(4)视听资料:由于会议录等出版较慢,国外有些学术会议直接将开会期间的录音、录像等视听资料在会后发售。

总之,通常来自会议文献的信息比期刊更为迅速和直接,其最大特点是对最新发现、发明等重大事件的首次报道率最高,也是人们及时了解有关学科领域发展状况的重要渠道。

二、学位论文与会议文献检索

(一) PQDT 学位论文全文数据库(http://www.pqdtcn.com)

1. 概况　ProQuest Dissertations & Theses(ProQuest 数字化博硕士论文文摘数据库,简称 PQDT,原名 PQDD)是美国 ProQuest 公司(原 University Microfilms International,UMI 公司)出版的博硕士论文数据库,是 DAO(Dissertation Abstracts Ondisc,学位论文文摘光盘)的网络版。ProQuest 公司是美国国会图书馆指定的收藏全美国博硕士论文的分馆,也是加拿大国家图书馆指定的收藏全加拿大博硕士论文的机构。PQDT 收录了欧美 2 000 余所知名大学的 300 多万篇学位论文,是目前世界上最大和使用最广泛的学位论文数据库,内容覆盖理工和人文社科等广泛领域。数据库收录年限起自 1861 年,其中 1980 年后的博士论文(dissertations)包含 350 字左右的文摘,1988 年以后的硕士学位论文(master's theses)包含 150 字左右的摘要,另外 UMI 购买了其中 180 多万篇论文的缩微、印刷或电子格式的论文全文,这些论文全文可通过直接在线订购,或通过国内各种原文传递渠道等不同方式向 UMI 获取,也可免费浏览 1997 年后加工数字化论文的前 24 页。数据每周更新。2004 年 12 月,PQDD 改名为 PQDT,更加重视硕士学位论文的收藏。在 ProQuest 检索平台下,可同时检索 ProQuest 各种期刊类资源和 PQDT 国际博硕士论文。

2002 年开始,国内各高等院校、学术研究单位及公共图书馆共同采购 PQDT 国际博硕士论文的全文,集团成员之间所采购的全文实现共享,从而在我国建立了 PQDT 国际博硕士论文全文数据库(图 7-13)。

2. 检索方法

(1)基本检索:界面采用最常见的检索风格,提供 3 个检索条件输入框,检索字段有论文名称、作者、摘要、学校、学科、指导老师、学位等,另外还提供了时间的限定。

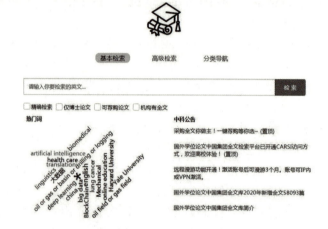

图 7-13　ProQuest 学位论文全文检索平台

(2)高级检索：需要输入检索表达式。为了使检索表达式构造简单化，系统提供了检索条件自动添加功能。

(3)学科导航浏览：按导航树的结构提供了按学科进行分类浏览的功能。

(4)检索结果的利用：点击检中文献下面的"正文 + 文摘"链接就可打开论文的详细信息页面，可以浏览论文的摘要及详细信息，在此页面的"点击此处下载 PDF 文件"可链接PDF 格式全文。

(二) 科技会议录索引

1. 概述　科技会议录索引（Conference Proceedings Citation Index-Science，CPCI-S；原名为 Index to Scientific and Technical Proceedings，ISTP）是一种综合性的科技会议文献检索刊物，由美国科学情报研究所（Institute for Scientific Information，ISI）于 1978 年开始编辑出版，月刊。涵盖学科范围广，收录会议文献齐全，且检索途径多、速度快，成为检索正式出版的会议文献的主要工具。科技会议录索引涵盖了所有科技领域的会议录文献，包括农业、生物化学、生物学、生物技术、化学、计算机科学、工程学、环境科学、医学、物理等。

2. 内容及辅助索引

(1)会议录内容：此为 ISTP 的主要部分，主要报道以期刊或图书形式出版的会议录。按照会议录编号的大小顺序排列著录内容，包括会议录名称、会议名称、会议日期、地点、主办单位、会议录的书名和副书名、丛书名和卷号、期刊名称、全部作者及第一作者地址等。

(2)辅助索引

1)类目索引（category index）：也称范畴索引，是按会议内容的学科主题字顺编排的，共分约 200 个类目（category），每一类目下列出该类目内容的会议名称和会议录顺序号。交叉学科的会议录在相关的各学科主题下分别反映。

2)会议录目录（contents of proceedings）：是 ISTP 的主体部分，按会议录编号的大小顺序排列，每一种会议录依次著录如下信息：会议录编号、会议名称、会议地点和日期、会议主办者、会议录书名及副书名、丛书名及卷次（会议录作丛书出版时）、会议录编者、会议录的出版和版权项、美国国会图书馆（Library of Congress，LC）书号及国际标准书号（ISBN）、会议录的订购地址和订购号,其下再列出该会议上发表的各篇论文的标题、论文作者、第一作者所在单位地址和论文起始页码。

3)作者、编者索引(author/editor index):按编、作者姓名字顺编排,给出会议录编号和论文起始页码。

4)会议主持者索引(sponsor index):按会议主办者名称字顺编排,同时著录会议录编号。

5)会议地点索引(meeting location index):按会议所在地国家名称字顺排列(美国例外,排列最先),国名下再按城市名称字顺排(若会议在美国召开,则先按州名字顺排,然后再以城市名称细分),其后著录会议名称、召开时间和会议录编号。

6)轮排主题索引(permute subject index):是由选自代表会议内容的具有实质意义的主题词和副题词两级类目组成,按主题词字顺排列,在每个主题词下再按字顺列出各个副题词。此索引是诸索引中最常用、最重要的一种。

7)团体作者索引(corporate index):该索引分为两部分:地域索引部分(geographic section)和机构索引部分(organization section)。地域索引部分是按论文第一作者所在单位的地名字顺编排的,大地名下再按小地名的字顺排列,小地名后附有作者所在单位及作者姓名,右旁给出会议录编号和论文起始页码。机构索引部分实质上是地域索引的辅助工具。若只知道第一作者所在单位而无具体地址时(特别是某些同名不同地区的单位机构),需通过这部分索引引渡到地域索引部分,以便进一步查找会议文献内容。

ISTP 的 web 版也可通过 ISI Web of knowledge 与 ISI Web of science 连接。在被允许访问的 IP 地址内访问:www.isiknowledge.com,进入 ISI Web of Knowledge 平台,选择 Web of Science(CPCI-S)数据库。

(三)其他综合文献数据库

1.国家科技图书文献中心(NSTL,http://www.nstl.gov.cn)　NSTL 提供的二次文献数据库涉及期刊、学位论文、会议论文、科技报告、专利、标准、计量检定规程、科技成果、研究报告、计量基准、图书和工具书等文献类型。收录了 1984 年以来的中文博士、硕士学位论文 510 万余条,1980 年以来的中文学术会议论文 77 万余条,2001 年以来的外文博硕士学位论文 11 万余条,1985 年以来的外文学术会议论文 345 万余条。

2.中国知识基础设施工程(CNKI)

(1)中国博士学位论文全文数据库(CDFD)、中国优秀硕士学位论文全文数据库(CMFD):CDFD 和 CMFD 是连续动态更新的中国博硕士学位论文全文数据库。此两个数据库分别收录了全国 490 余家博士培养单位和 770 余家硕士培养单位的优秀博士学位论文 40 余万篇及硕士学位论文 440 余万篇,涵盖理工、农业、医药卫生、文史哲、经济政治与法律、教育与社会科学、电子技术与信息科学学科。

(2)中国重要会议论文集全文数据库(CPCD):CPCD 重点收录 1999 年以来,中国科学技术协会、社会科学界联合会系统及省级以上的学会、协会,高校、科研机构,政府机关等举办的重要会议上发表的文献。其中,全国性会议文献超过总量的 80%,部分连续召开的重要会议论文回溯至 1953 年。目前,已收录 22 223 次国内重要会议的论文,累积文献总量 256 万余篇。

3.万方数据资源系统

(1)中国学位论文文摘数据库:收录了国家法定学位论文收藏机构——中国科技信息研究所提供的自 1980 年以来我国自然科学和社会科学各领域的硕士、博士及博士后研究生论文的文摘信息,总计 670 余万篇。

(2)中国学术会议论文文摘数据库:收录了由国际及国家级学会、协会、研究会组织召开的各种学术会议论文共计766万篇全文,每年涉及上千个重要的学术会议,范围涵盖自然科学、工程技术、农林、医学等多个领域。

（刘 辉 郝桂荣 孙灵芝）

复习思考题

1. 通过何种检索能达到既避免专利侵权又有效利用专利技术的目的?
2. 我国专利分哪几种类型? 中药或方剂若申请专利应归属于其中哪一类型?
3. 会议文献有哪几种出版类型? 与期刊论文相比有何差别?

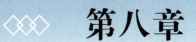

第八章
引文检索与循证医学资源检索

> ### 学习目标
>
> 　　1. 熟悉引文检索基础知识和引文数据库的使用方法,了解引文检索在科研工作中的独特作用。
> 　　2. 了解循证医学基础知识、资源分类、循证医学数据库及其检索方式,掌握检索循证医学证据的步骤。

第一节　引　文　检　索

一、引文检索基础知识

(一) 概论

　　引文(citation)通常指被引文献,又称参考文献(reference),它是科技论文不可分割的组成部分,是文献论述观点的重要支撑。1961 年,美国科学情报研究所(Institute for Scientific Information,ISI)的创始人、知名情报学家尤金·加菲尔德(Eugene Garfield)创造性地提出了这一概念,并借此构造了独具特色的引文检索(reference search)法。由此,展开了引文检索的先河。

　　引文索引(citation index)是提供引文检索的工具,是以文献所附注的参考文献为检索标识,按照引证与被引证的关系编制而成的索引。引文数据库(citation database)是将期刊论文及所附参考文献按照一定的顺序排列编制而成,包括被收录论文的书目信息、作者、摘要及其所引用的所有参考文献列表。其检索途径除著者姓名、著者单位、文献标题、期刊名称之外,还包括被引著者、被引期刊、被引文献等。

　　引文检索法是对传统检索方法的一种补充和改革。传统检索方法是从著者、分类、标题等途径来检索的;而引文检索是以被引用文献为起点来检索引用文献的,该方法可从一篇文献开始,检索到目前引用该论文的最新论文。

　　而引文检索法则是将文献之间相互引证的关系作为新的检索途径,揭示文献之间引证与被引证的关系,体现科技文献之间的相互联系。这种检索方法遵循了科学研究之间承前启后的内在逻辑,所以在检索过程中大大降低了检索结果的不相关性。

(二) 相关概念

　　1. 引证文献(citing reference)　又称来源文献,是提供引文的文献,即参考文献对应的原始文献。是联系那些共同具有某些特定观点的文献之间的纽带。其作者称为来源文献作者(source author)。刊载来源文献的出版物被称为来源出版物(source publication)。

2. 引文(citation)　即被引文献,就是科技论文所引用的参考文献。

3. 自引(self-citation)和他引(other-citation)　自引分作者自引和期刊自引两种。作者自引指来源文献的著者引用自己先前发表的作品;期刊自引指同一期刊上文献的相互引用。自引一般可以反映某项或某些研究工作间的承接关系,但在考查科研人员学术水平时,作者自引通常不计。他引则指非同一作者或非同一期刊之间的引用关系。

4. 共引(co-citation)　又称同被引、共被引。若文献 A、文献 B 共同被后来的一篇或多篇文献引用,则称文献 A 和文献 B 之间是共引关系。共引频次越高,则其相应文献间的关系越密切。

5. 引文耦合(bibliographic coupling)　若文献 A、文献 B 同时引用或参考了另外一篇文献 C,则称文献 A 和文献 B 为引文耦合,而文献 C 就是它们的引文耦。引文耦越多,其相应文献之间的相关性越高。

6. 影响因子(impact factor,IF)　指某种学术期刊前两年发表的论文在统计当年的被引用总次数除以该期刊在前两年内发表的论文总数。这是一个国际上通行的期刊评价指标。例如,某刊在 2020 年的影响因子是其 2019 年和 2018 年两年刊载的论文在 2020 年的被引总数除以该刊在 2019 年和 2018 年两年刊载的可引用论文总数。

知识链接

其他相关概念

期刊他引率(rate cited):期刊被他刊引用的次数占该刊总被引次数的比例。

总被引频次(total cites):指该期刊自创刊以来所登载的全部论文在统计当年被引用的总次数。

被引半衰期(cited half-life):指某一期刊论文在某年被引用的全部次数中,较新的一半被引论文发表的时间跨度,是衡量期刊老化速度快慢的一种指标。

H 指数(H-index):指所发表的所有论文中,有 h 篇论文分别被引用了至少 h 次,h代表"高引用次数",反映一个人的学术成就,一个人的 H 指数越高,则表明其论文影响力越大。

即年指标(immediacy index):指该期刊当年发表论文在当年被引用的总次数与该期刊当年发表论文总数之比。是一个表征期刊即时反应速率的指标。

(三)引文检索的作用

采用引文检索方法可从一篇已知的重要文献或著者,检索到一批相关文献,以此类推,从而获取越来越多的相关文献,对交叉学科和新学科的发展研究具有十分重要的参考价值。同时引文检索是从文献间的联系入手,不限制学科或主题,有利于跨越学科间的局限从而提高检索效率。这条独特的文献检索途径,也为文献评价和期刊评价等方面提供了客观定量指标,因此在学术交流和科研评价中起到了越来越重要的作用。

1. 检索功能　通过一篇已知文献来查找更多的相关文献,揭示文献间的引证关系,反映各研究间的相互联系,从而深入了解所论述问题的来龙去脉;同时通过追踪学科之间的联系,了解相关学科间的交叉渗透过程,了解学科及其相关学科的研究进展。

2. 评价学术论文及著者的影响力　论文被其他人引用,尤其是正面引用时,表示对引文所阐述的观点、结论或方法的肯定和赞同,是引文的学术观点和研究成果被他人借鉴的确凿例证。通常情况下,高质量的论文被引用的次数多,有生命力的论点被引用的年限长,所以文献被引用的情况有助于评价文献的科学价值和影响力,也可间接评价论文著者的学术水平,从而有利于从同类文献中选择高质量有生命力的文献。常用的评价指标是被引频次。

3. 评价学术期刊的整体质量　通过对期刊所载论文的被引情况可间接了解学术期刊的质量,其常用评价指标有影响因子、即年指标、被引半衰期及总被引频次等,有助于选择利用高质量、高水平的学术期刊。

4. 评估机构、地区和国家的宏观科研水平　文献总被引频次主要取决于文献发表量和文献本身的学术质量,在一定程度上能反映一个科研机构、地区和国家的科研实力。常用评价指标与评价学术期刊的指标基本相同,通常被用来比较分析科研机构、地区或国家之间的科研水平。

5. 为学科发展研究提供计量数据　通过评估机构、地区和国家的宏观科研水平,可以分析科研人员的研究方向及领域,跟踪科研热点,判断科学发展的宏观态势等。

二、常用引文数据库介绍

(一) ISI web of Science(引文索引数据库)

1. 概况　ISI Web of Science 是全球最大、覆盖学科最多的综合性学术信息资源,收录了自然科学、工程技术、生物医学等各个研究领域最具影响力的超过 8 700 种核心学术期刊。利用 Web of Science 丰富而强大的检索功能,可以方便、快速地找到有价值的科研信息,既可以越查越旧,也可以越查越新,全面了解有关某一学科、某一课题的研究信息。

1961 年,美国科学情报研究所(Institute for Scientific Information,ISI)出版了印刷版的科学引文索引(Science Citation Index,SCI),开创了引文检索的先河,之后又相继出版了社会科学引文数据库(Social Sciences Citation Index,SSCI)和艺术与人文科学引文索引(Arts & Humanities Citation Index,A&HCI),收录期刊杂志 6 300 余种。这三个数据库内容涵盖了自然科学、工程技术、社会科学、艺术与人文等诸多学科,而被人们广泛使用,也确立了 ISI 在引文索引方面的权威地位。

1988 年推出了光盘版 SCI,收录期刊 3 800 种,1997 年推出了网络版 SCI,收录期刊达到了 5 800 种,取名 SCI Expanded(SCI 扩展版),并与 SSCI 和 A&HCI 集成于 Web of Science 中,最早回溯至 1900 年。同时开通 110 余种免费期刊的全文链接。2001 年又推出新一代学术信息资源整合平台 Web of Knowledge,将 Web of Science、科技会议录索引(ISI Proceedings)、生命科学的文摘索引数据库(BIOSIS Previews)、知识产权与科技(Current Content Connect)、德温特专利数据库(Derwent Innovations Index)、MEDLINE、科学文摘(Inspec)、期刊引证报告(Journal Citation Reports,JCR)等数据库整合于同一平台,并提供跨库检索,便于用户快捷获得全面的情报信息。SCI 所选用的刊物来源于 94 个类、40 多个国家、50 多种文字,这些国家主要有美国、英国、荷兰、德国、俄罗斯、法国、日本、加拿大等,也收录一定数量的中国刊物。

SCI 不仅可以从文献引证的角度评估文章的学术价值,还可以迅速方便地组建研究课题的参考文献网络。学术论文被 SCI 收录或引用的数量,已被世界上许多大学作为评价学术水平的一个重要标准。

2. 检索方法　以 Web of Science 为例,介绍 ISI 平台的使用方法。Web of Science 的检索有基本检索(Basic Search)、作者检索(Author Search)、被引参考文献检索(Cited Reference Search)、高级检索(Advanced Search)和化学结构检索(Structure Search)(图 8-1)。在检索前,还可以对检索年份及子库进行限定。

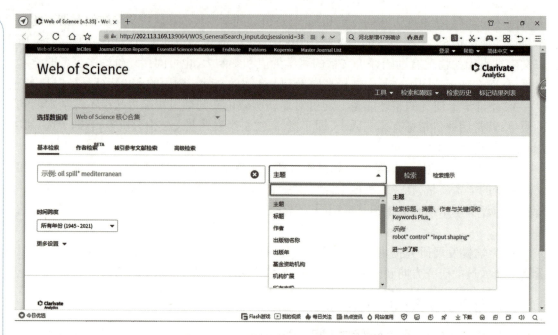

图 8-1 Web of Science 检索主界面

(1)基本检索：基本检索也是 Web of Science 中的来源文献检索，可用于检索的字段有主题、标题、作者、出版物名称、出版年、基金资助机构、机构扩展、所有字段、入藏号、地址、作者识别号、会议、文献类型、DOI、编者、授权号、团体作者、语种、PubMed ID（图 8-2）。

对于检索结果的处理，包括精炼检索结果、查看摘要及全文查看等功能（图 8-3）。

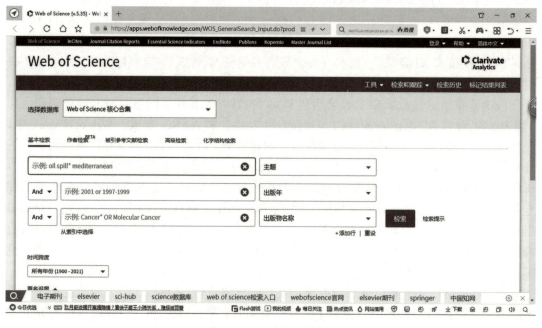

图 8-2 基本检索主界面

(2)作者检索：作者检索通过研究人员的相关信息，可将同名的不同作者的文献区分开来。在姓氏字段和名字字段分别输入姓氏和名字来查找作者的文献记录（图 8-4）。

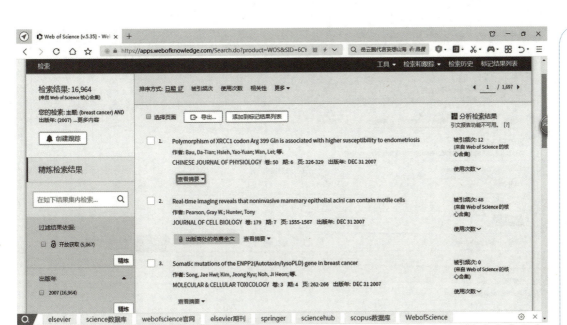

图 8-3　检索结果的处理

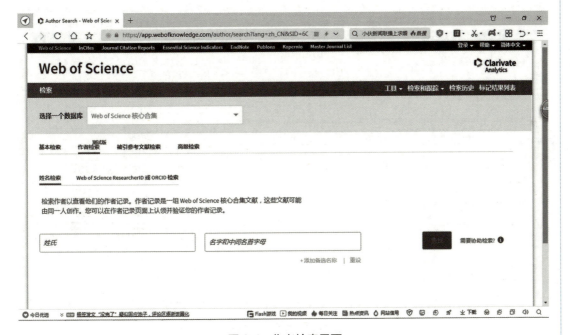

图 8-4　作者检索界面

（3）被引参考文献检索：在被引参考文献检索，可用于检索的字段有被引作者、被引著作、被引的 DOI、被引年份、被引卷、被引期、被引页、被引标题等，各字段默认按布尔运算中"AND"组配（图 8-5）。

（4）高级检索：在检索框中直接输入由布尔算符、字段标识、括号及检索词创建的表达式，点击检索，结果显示在页面底部的"检索历史"中。检索时还可对文献语种及文献类型进行限定。布尔算符、字段标识符及其含义参见检索框右侧（图 8-6）。

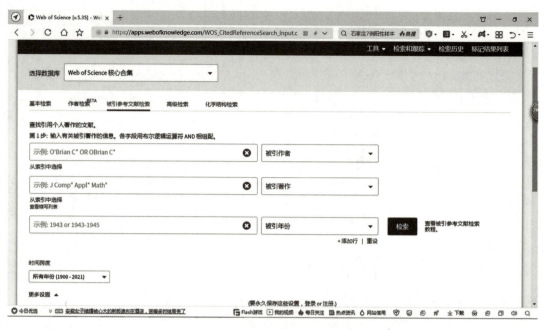

图 8-5 被引参考文献检索界面

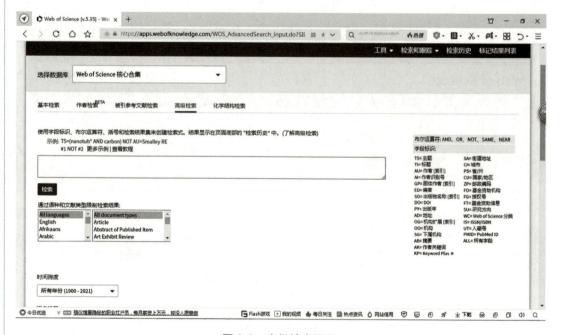

图 8-6 高级检索界面

（5）化学结构检索：可通过化合物的名称、生物活性或分子量检索化合物；通过对反应条件要求和选择，如气体环境、气压、温度、反应时间、产量等检索化学反应。注意检索时要安装插件 Chemistry Plugin。

（二）中国科学引文数据库

1. 概况　中国科学引文数据库（Chinese Science Citation Database，CSCD）创建于 1989 年，收录我国数学、物理、化学、天文学、地学、生物学、农林科学、医药卫生、工程技术和环境科学等领域出版的中英文科技核心期刊和优秀期刊。目前已积累论文记录 550 余万条，引文记录约 800 万条。中国科学引文数据库内容丰富、结构科学、数据准确，具有专业性强、数据准确规范、检索方式多样、完整、方便等特点。使用 CSCD 提供的引文索引,用户可迅速从数百万条引文中查询到某篇科技文献被引用的详细情况,还可以从一篇早期的重要文献入手,检索到一批近期发表的相关文献,对交叉学科和新学科的发展研究具有十分重要的参考价值。

中国科学引文数据库是我国第一个引文数据库。1995 年 CSCD 出版了我国第一本印刷本《中国科学引文索引》,1998 年出版了中国科学引文数据库检索光盘,1999 年出版了基于 CSCD 和 SCI 数据,利用文献计量学原理制作的《中国科学计量指标:论文与引文统计》,2003 年推出了网络版,开始提供网上服务,2005 年出版了《中国科学计量指标:期刊引证报告》。2007 年中国科学引文数据库与美国 Thomson-Reuters Scientific 合作,中国科学引文数据库以 ISI Web of Knowledge 为平台,实现与 Web of Science 的跨库检索,中国科学引文数据库是 ISI Web of Knowledge 平台上第一个非英文语种的数据库。自提供使用以来,深受用户好评,被誉为"中国的 SCI"。

中国科学引文数据库分为核心库和扩展库两部分。核心库的来源期刊经过严格评选,是各学科领域中具有权威性和代表性的核心期刊;扩展库的来源期刊为我国各学科领域较优秀的期刊。

中国科学引文数据库 2019—2020 年度来源期刊列表(2019 年 4 月 29 日发布)收录来源期刊 1 230 种,其中中国出版的英文期刊 229 种,中文期刊 1 001 种。核心库 908 种,扩展库 322 种。到目前为止,年增长论文记录 20 余万条,引文记录 250 余万条。

通过中国科学文献服务系统,还可以利用中国科学文献计量指标数据库(CSCD ESI Annual Report)提供的省市地区、机构、基金、著者论文产出及影响力指标,以及科技合作论文计量指标,分析国内各学科领域的研究成果,揭示不同学科领域中,研究机构的分布状态;利用中国科技期刊引证指标数据库(CSCD JCR Annual Report)实现对来源期刊引证指标的检索及来源期刊对比,从学科论文引用角度定位期刊影响力。此外,该网站还有中国科学院学位论文数据库(图 8-7)。

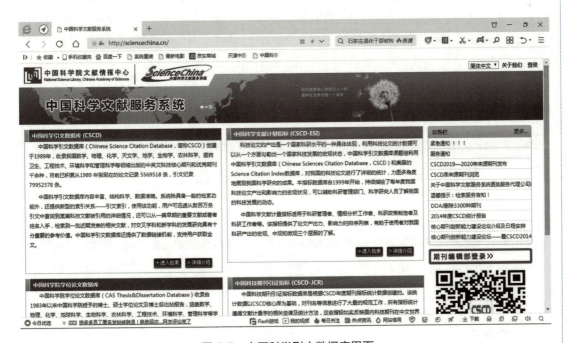

图 8-7　中国科学引文数据库界面

2. 检索方法　CSCD 提供的检索资源包括来源文献检索和引文检索;每种资源都可采

用简单检索和高级检索两种检索方法。

（1）来源文献检索：常用检索字段包括作者、第一作者、题名、刊名、ISSN、文摘、机构、第一机构、关键词、基金名称、实验室、ORCID（开放研究者与贡献者身份）、DOI（数字对象标识符）等（图 8-8）。

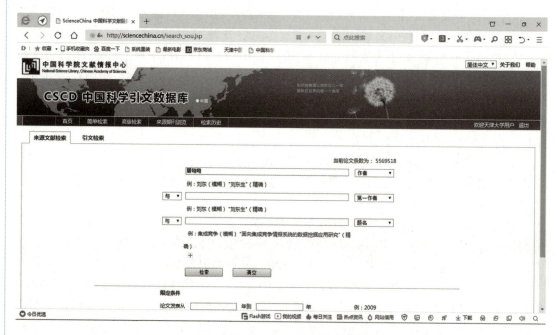

图 8-8　CSCD 来源文献检索

如果选择多个字段，可运用布尔算符"与""或"来进行组配，同时在页面的下方还可对论文发表的年代及学科范围进行限定。例如，输入作者"屠呦呦"，检索结果如图 8-9 所示。还可以通过每条记录的"详细信息"获取所检文献的文摘、来源、参考文献等更多的相关信息。亦可通过页面提供的"检索结果分析""引文分析报告"等，获得更多相关信息。

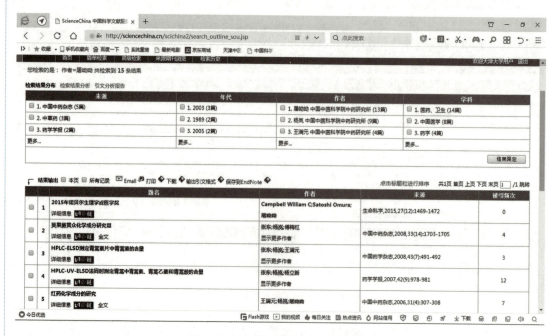

图 8-9　CSCD 来源文献检索结果

（2）引文检索：常用的检索字段包括被引作者、被引第一作者、被引来源、被引机构、被引实验室、被引文献主编等（图 8-10）。

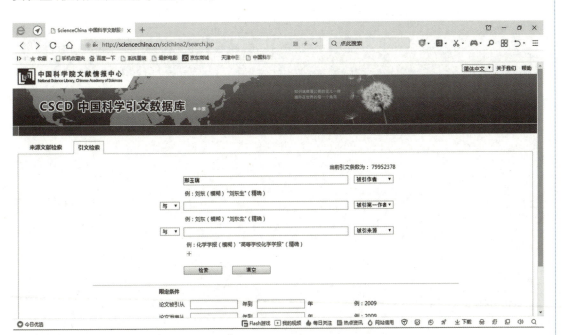

图 8-10　CSCD 引文检索

如果同时选择多个字段，可用布尔算符"与""或"来进行组配，同时在页面的下方还可对论文发表的年份进行限定。例如，输入被引作者"邢玉瑞"，结果显示如图 8-11 所示。页面上栏提供被引文献的出处、年代、作者统计；下栏提供被引文献出处，右侧提供文献被引次数。

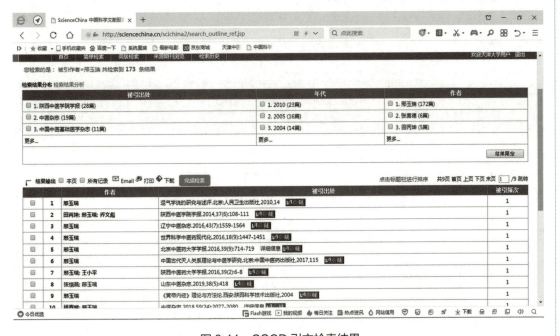

图 8-11　CSCD 引文检索结果

如果需要进一步了解被引文的相关资料,还可通过"链",了解更详细的内容(图 8-12)。

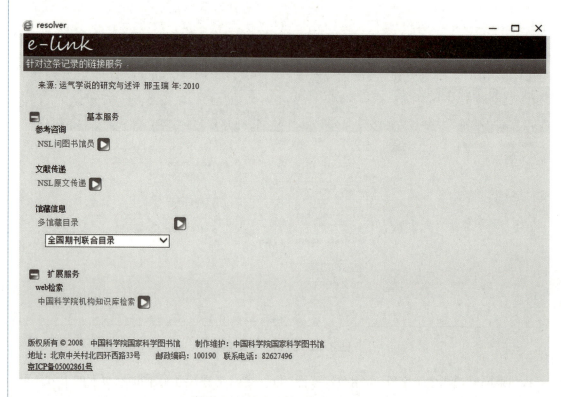

图 8-12　CSCD 引文检索详细内容

(3)高级检索:无论是来源文献检索还是引文检索,CSCD 都提供高级检索,用于完成比较复杂课题的检索,得到更加精确的检索结果(图 8-13)。

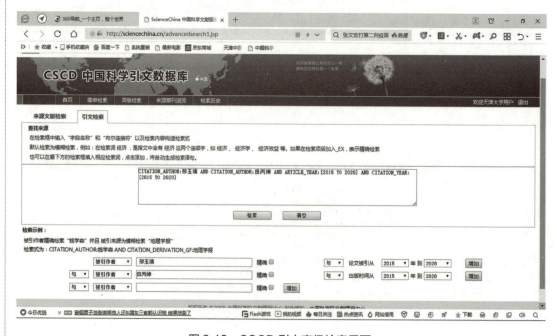

图 8-13　CSCD 引文高级检索界面

（三）中文社会科学引文数据库

1. 概述　中文社会科学引文索引（Chinese Social Sciences Citation Index，CSSCI）是由南京大学中国社会科学研究评价中心开发研制的引文数据库，用来检索中文人文社会科学领域的论文收录和被引用情况。收录文献始于 1998 年，年度更新参照 SCI 与 CSCD，是我国第一个人文社会科学引文数据库，并与美国 SSCI 接轨，填补了我国人文社会科学文献计量统计分析的空白。CSSCI 遵循文献计量学规律，采取定量与定性相结合的方法，从全国 2 700 余种中文人文社会科学学术性期刊中精选出学术性强、编辑规范的期刊作为来源期刊。目前收录包括法学、管理学、经济学、历史学、政治学等在内的 25 个大类的 500 多种学术期刊。现收录来源文献近 100 余万篇，引文文献 600 余万篇。

作为我国人文社会科学主要文献信息查询的重要工具，CSSCI 可以为广大用户提供以下服务：对于社会科学研究者，CSSCI 可以从来源文献和被引文献两个方面向研究人员提供相关研究领域的前沿信息和各学科学术研究发展的脉搏，通过不同学科、领域的相关逻辑组配检索，挖掘学科新的生长点，展示实现知识创新的途径；对于社会科学管理者，CSSCI 可以提供地区、机构、学科、学者等多种类型的统计分析数据，从而为制定科学研究发展规划、科研政策提供决策参考；对于期刊研究与管理者，CSSCI 提供多种定量数据，如被引频次、影响因子、即年指标、期刊影响广度、地域分布、半衰期等，通过多种定量指标的分析统计，为期刊评价、栏目设置、组稿选题等提供定量依据；CSSCI 也可为出版社与各学科著作的学术评价提供定量依据。CSSCI 提供机构、地区、个人某年内在国内重要学术期刊上的发文情况及各种统计排序。CSSCI 的论文收录情况可以作为社会科学研究成果评价的参考指标之一。

2. 检索方法　CSSCI 提供来源文献检索和被引文献检索两种功能（图 8-14），每种资源都可采用简单检索和高级检索两种检索方法。

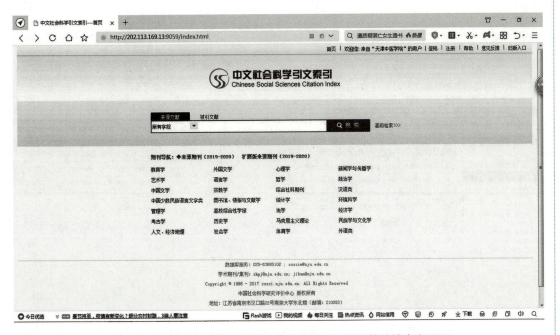

图 8-14　CSSCI 来源文献检索与被引文献检索的简单检索主界面

（1）来源文献检索：来源文献检索提供多个检索入口，包括篇名（词）、英文篇名、作者、作者（第一作者）、关键词、期刊名称、作者机构、中图类号及基金细节等。高级检索中增加发文年代、年代卷期、文献类型、学科类别、学位分类、基金类别、每页显示、排序方式等选项。例如,输入来源作者"张晓林",关键词"文本挖掘",检索逻辑关系为"与",选择所有数据库,即可进行检索(图 8-15)。

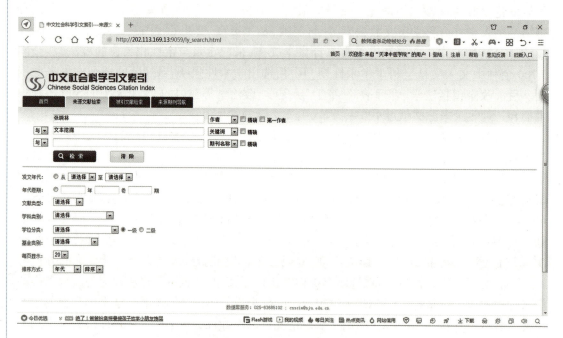

图 8-15 来源文献高级检索实例

在查看结果时,可通过点击文献标题,或选择文献后点击页面上的"显示"按键,都可查看文献的相关信息(图 8-16)。

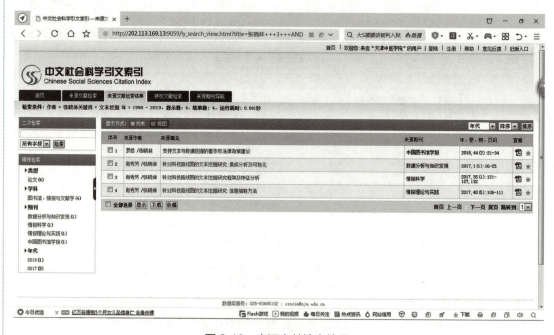

图 8-16 来源文献检索结果

(2)被引文献检索:被引文献检索的检索字段包括被引作者、被引作者(排除自引)、被引文献篇名（词）、被引文献期刊名称及被引文献细节等，高级检索中增加被引文献年代、被引文献类型、检索逻辑关系、排序、每页显示等。其中，被引文献作者检索字段可以根据需要进行优化检索，即采用精确检索或排除自引来限定检索。检索结果按不同检索途径进行发文信息或被引信息分析统计，并支持文本信息下载。例如，选择被引文献数据库，检索被引作者"张晓林"，被引文献类型为"期刊论文"，检索逻辑关系选择"与"（图 8-17）。命中结果为317 条，总计被引 2 437 篇次。通过"被引文献篇名"链接可获得本条记录的相关内容及引用相关来源文献的作者、篇名等信息（图 8-18）。

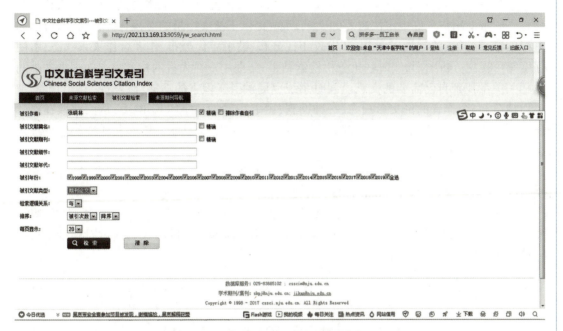

图 8-17　被引文献高级检索实例

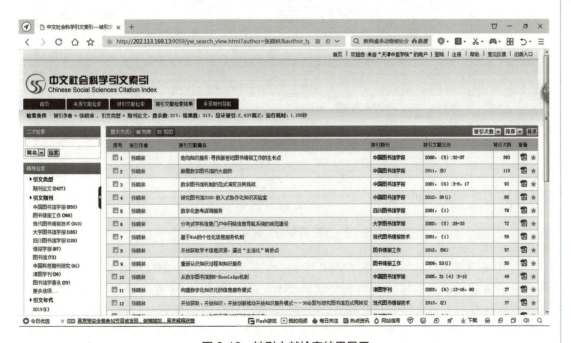

图 8-18　被引文献检索结果显示

(四) 其他中文引文数据库

1. 国际科学引文数据库　国际科学引文数据库(Database of International Science Citation,DISC)是国家科技图书文献中心(National Science and Technology Library,NSTL)建设的以科学引证关系为基础的外文文献数据服务系统。系统集成了 NSTL 外文期刊文献数据库(来自 17 000 多种外文期刊)和优选的理、工、农、医各学科领域的部分优秀西文期刊(来自 3 000 多种西文期刊)的引文数据,并揭示和计算了文献之间的相关关系及关系强度,为科研人员提供了重要的科技文献,是了解科学研究与发展脉络的强大工具。

系统提供文献发现的功能,用户可以从集成的大规模外文文献数据集合中检索和浏览信息。为帮助用户更好地定位需要的文献,系统提供了检索结果的可视化分析功能,可以通过检索结果分组、关键词云图、论文发表年代分布、被引年代分布、作者合作关系状态、引用强度等可视化分析图形,实时联机分析检索结果,帮助用户在大量的检索集合中根据文献间的相关关系找到自己需要的文献。同时系统也提供引文检索的功能,以发现一篇文献的被引用情况、一个作者的论文影响力、一种期刊、图书、专利等文献的影响力,从而获取在科学研究中产生重要影响、有价值的文献信息。系统与 NSTL 文献原文传递和代查代借系统无缝链接,支持用户快速获取文献全文。

目前数据库包含外文期刊篇名数据 1 400 余万条,并以年 200 万条的速度增长;外文引文数据 5 000 万条,并以年 3 000 万条的速度增长。

检索方式有快速检索、高级检索及专业检索 3 种,常用的检索字段包括题名、作者、第一作者、刊名、ISSN、文摘、机构、关键词、被引时间、出版时间等。同时还可通过对检索结果进行可视化分析(图 8-19、图 8-20)。

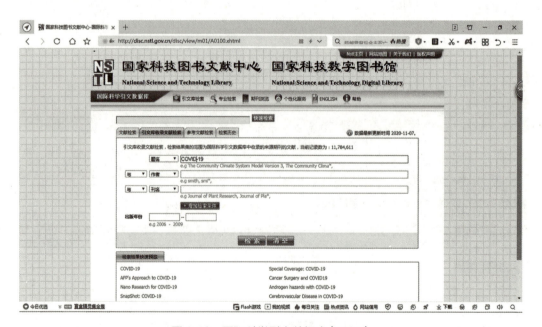

图 8-19　国际科学引文数据库(DISC)

2. 中国引文数据库　是中国知网开发的一个子数据库,所有的文献都来源于中国学术期刊电子杂志社出版的科技类期刊文献的参考文献,包括中文参考文献和外文参考文献。该数据库具有引文检索功能和数据统计功能,其数据统计包括作者分析器、机构分析器、期刊分析器、基金分析器、地域分析器、出版社分析器等功能(图 8-21)。同时在每一个分析器项下,又有许多子项目,如在作者统计项下,还可统计作者的发文量、各年被引量、下载量、H

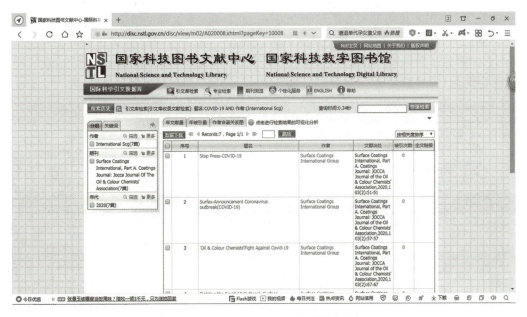

图 8-20 国际科学引文数据库检索结果

指数、期刊分布、作者被引排名、作者关键词排名,表示方式有柱状图和折线图等。同时还可在首页浏览最新被引文献、最高被引期刊排行等信息。中国知网收录文献齐全,检索简便,还可检索到期刊论文在内的多种类型文献的被引用情况,是重要的中文论文引文检索系统之一,在检索论文被引用时可重点关注。

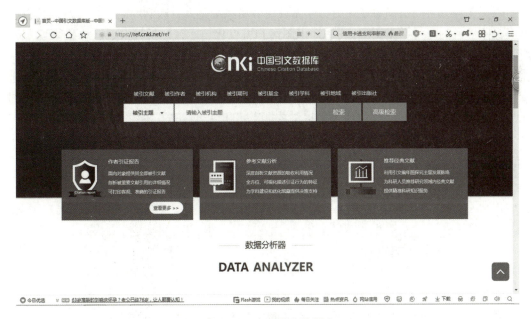

图 8-21 中国引文数据库

3. 中国生物医学文献服务系统(SinoMed) 引文检索支持从被引文献题名、主题、作者/第一作者、出处、机构/第一机构、资助基金等途径查找引文,帮助用户了解感兴趣的科研成果等在生物医学领域的引用情况。针对被引文献作者、机构、出处、资助基金检索项增加智能提示功能。同时,支持发表年代、施引年代的限定检索,亦支持对检索结果从发表时间、期刊、作者、机构、期刊类型等维度做进一步聚类筛选。

笔记栏

如检索"中国人民解放军总医院于2007—2012年发表文献的被引用情况"。只需进入引文检索页面,检索入口选择"被引文献机构",输入"人民解放军",在弹出的提示框中选择"中国人民解放军总医院〔北京〕",在发表年代处选择"2007"和"2012",点击"检索",即可查看所需结果(图8-22)。

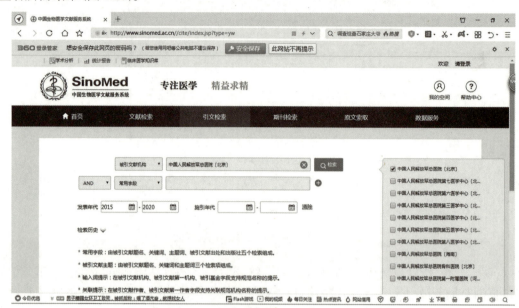

图8-22 中国生物医学文献数据库

4. 万方学术评价分析系统 万方学术评价分析系统是万方医学网的一个子库,依托万方知识服务平台的海量学术资源,利用知识图谱和可视化技术,针对科研人员、科研管理人员、科研决策人员等不同用户群体,提供多维度文献计量、个性化对比分析、智能化文献推荐、专业性报告导出功能。帮助用户轻松把握所关注的主题研究现状、跟踪学科领域发展动态、监测与分析学者/机构的学术产出及科研能力、研究期刊学术影响力、定位和分析地区科研水平等,为科学研究、科研决策、学科建设等提供数据支持和科学解决方案(图8-23,图8-24)。

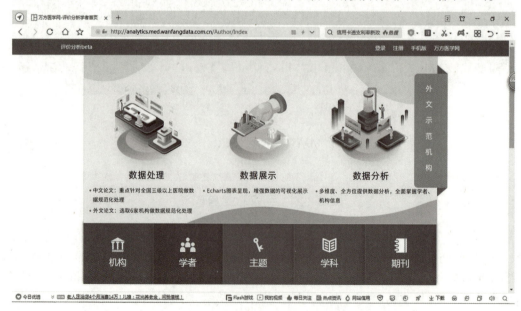

图8-23 万方学术评价分析系统主界面

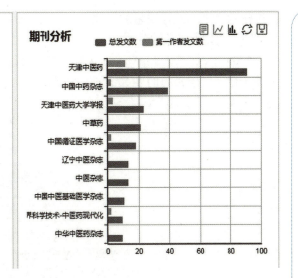

图 8-24　万方学术评价分析系统结果

第二节　循证医学资源检索

一、概述

(一) 概念

随着临床流行病学等方法学的发展和信息技术的革命性突破,20 世纪 80 年代,国际临床医学领域诞生了循证医学(evidence-based medicine,EBM)这一全新的医学模式。其创始人之一的 David L.Sackett 教授将其定义为"慎重、准确、明智地应用当前所能获得的最佳研究证据,结合临床医师个人的专业技能和临床经验,同时考虑患者的价值观和意愿,完美地将三者结合制定出具体的治疗方案"。这一定义强调实践循证医学具有三个要素:①医生的技能与经验;②患者的期望与选择;③证据的质量与运用。由此可见,在实践循证医学过程中,文献检索居于一个相当重要的地位。

(二) 基本过程

循证医学的实践一般分为 5 个步骤,简称 5A。

1. 确定临床问题(asking)　循证医学强调从临床实际出发,临床问题可分为病因、诊断、治疗、预防、不良反应及预后等。

2. 查询临床证据(accessing)　通过检索,查阅原文,搜集解决问题的研究证据。从文献主题的角度看,这些证据可以是随机对照试验、队列研究、病例报告,也可以是系统评价、临床实践指南等。

3. 严格评价临床证据(appraising)　根据循证医学证据分级标准,从证据的真实性、可靠性、适用性,对其进行严格评价。若搜集的合格文献较多,可以做系统评价和 meta 分析。

4. 证据指导下的临床实践(applying)　结合患者意愿与所处的医疗环境,将获得的真实可靠的最佳证据应用于临床实践,否定经过严格评价认为无效甚至有害的治疗措施,对尚无定论但有应用前景的治疗措施,则可进一步深入研究。

5. 过程与效果评价(auditing)　根据临床问题解决的实际效果,总结经验,并不断完善,促进学术水平和医疗质量的提高。

（三）"6S"资源的分类

2009 年，加拿大 McMaster 大学临床流行病学与生物统计学教授 R.Brian Haynes 提出了关于循证医学资源的"6S"金字塔模型（图 8-25）。

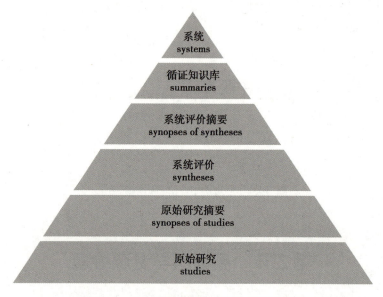

图 8-25 循证医学资源的"6S"金字塔模型

1. 最顶层的"systems" 指能将患者个体信息与来自研究证据适用信息相匹配的计算机决策辅助系统，该系统可根据某个临床问题，自动概括所有相关文献的研究证据，并通过电子病例系统与特定患者的个体情况结合，主动向医生提供符合循证的诊疗、护理、药物及其他安全相关的重要信息。

2. 次一层的"summaries" 指整合来自当前层级以下的最佳证据而形成的循证知识库或循证临床指南，可针对特定的临床问题，直接给出背景知识、专家推荐意见、推荐强度和证据级别。

3. 再次一层的"synopses of syntheses" 即系统评价摘要，指对原始研究证据及系统评价的简要总结，以及专家对证据质量、证据结论的简要点评和推荐意见。通常出现在循证医学杂志或临床实践指南上。

4. 再下一层的"syntheses" 指针对同一临床问题，全面评价并整合所有原始临床研究而成的系统评价。

5. 次底层的"synopses of studies" 即原始研究摘要，指对原始临床研究数据进行评价和总结。

6. 最底层的"studies" 指单个的零散原始临床研究。"studies"级的原始研究文献是循证医学证据来源的基础，但其数量庞大，易用性差，质量亦因作者水平的高低而无从保证，故须严格评价后方能使用。而居于顶层的"systems"级的计算机决策辅助系统理论上是循证医学证据来源的首选，但现有数据库智能化水平尚不足以实现这种完美的愿景。故 R.Brian Haynes 教授提出在将当前最佳证据整合到电子病历之前，可以从上述"6S"模型中的其他"S"中获取研究证据，如 UpToDate、DynaMed、BMJ Best Practice 等循证医学数据库具有的部分功能。

二、常用循证医学数据库

（一）Cochrane Library（www.cochranelibrary.com）

1. 概述　Cochrane Library 由英国 Wiley 公司出版发行,包含 3 个子数据库,分别是:

（1）Cochrane 系统评价数据库（Cochrane Database of Systematic Reviews,CDSR）:提供循证医学系统评价与评价方案全文。

（2）Cochrane 临床对照试验中心注册库（Cochrane Central Register of Controlled Trials,CENTRAL）:提供临床试验索引。

（3）Cochrane 临床答案（Cochrane Clinical Answers,CCAs）:每条临床答案均包括一个临床问题、一个简短答案及有关 Cochrane 系统评价的结论,旨在快速为临床医疗决策提供信息。

Cochrane Library 收录了 8 000 多份循证医学系统评价、2 400 多份系统评价计划、170 多万份注册临床试验研究和 2 700 多条临床答案;其遵循严格的方法论,以保证循证医学评价的全面性,从而使偏差最小化;数据库定期更新,从而保证了治疗决策能够基于最可靠的证据;提供了基本检索、高级检索及医学主题词（MeSH）检索的功能,从而使检索更为简单精确;提供主题方式浏览评论（图 8-26）。

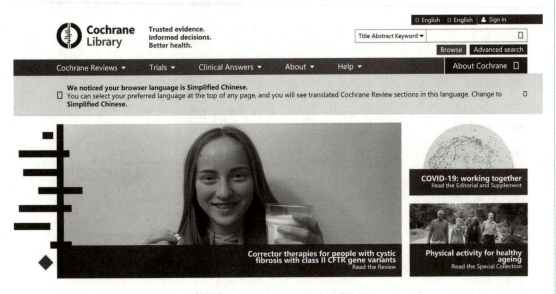

图 8-26　Cochrane Library 首页

2. 检索方法

（1）基本检索:在 Cochrane Library 首页右上角检索对话框中输入检索词,即可执行基本检索,供检索者快速检索使用（图 8-27）。检索的字段包括题名、摘要、关键词、作者、文献类型等。如输入多个检索词汇,默认状态下词与词之间是逻辑"与"（AND）的关系,也可用","代表词与词之间是逻辑"或"（OR）的关系。对短语或词组进行检索时,应前后加双引号,进行精确检索。Cochrane Library 提供

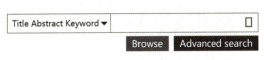

图 8-27　Cochrane Library 基本检索

词汇提示功能,即针对输入的词汇内容自动提示其他相关的可供检索的词汇,当点选推荐检索用词,系统会自动在其前后添加双引号,进行精确检索。

（2）高级检索：在 Cochrane Library 首页右上角检索对话框下方点击"Advanced Search"，即可进入高级检索界面。高级检索可根据不同需求，提供若干字段及最多 5 个检索对话框，各对话框之间可应用布尔算符进行组配。高级检索可根据输入的检索词，自动搜索该检索词因单复数不同、英美拼写差异以及基于词根的后缀变化所造成的常见变体（图 8-28）。

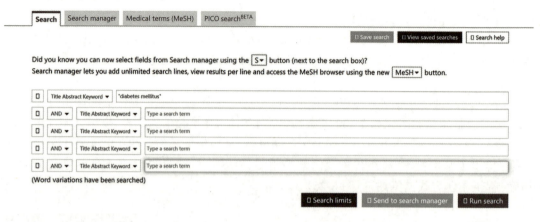

图 8-28　Cochrane Library 高级检索

（3）主题词检索：在 Cochrane Library 首页右上角检索对话框下方点击"MeSH"，即可进行主题词检索，该检索方式与 PubMed 的主题词检索类似（图 8-29）。

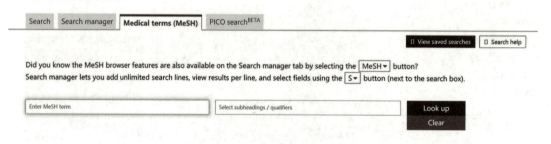

图 8-29　Cochrane Library 主题检索

Cochrane Library 还提供了截词检索功能，截词检索所用的截词符包括"？"与"*"，其使用方法与 PubMed 一致。

3. 检索结果　在执行以上任意一种检索方法之后，可出现以下界面（图 8-30）。

右上方为各子数据库检索结果提示，包括系统评价（Cochrane Reviews）、临床试验（Trials）、临床答案（Clinical Answers）等，下方的数字表示各子数据库已检索到的文献数量。系统评价主要分为两种：①Review，即全面完整的评价，包含结果和讨论，部分包含整合所有研究成果的统计分析；②Protocol，即筹备中的评价计划，包括背景、基本原理和方法。下方设排序方法选项，可按日期、篇名、相关性等对检索结果进行排序。左侧为检索结果筛选选项，根据所选子数据库不同而略有差异，主要包括出版日期、成果状态、语言、研究类型、研究主题、数据来源等。

笔记栏

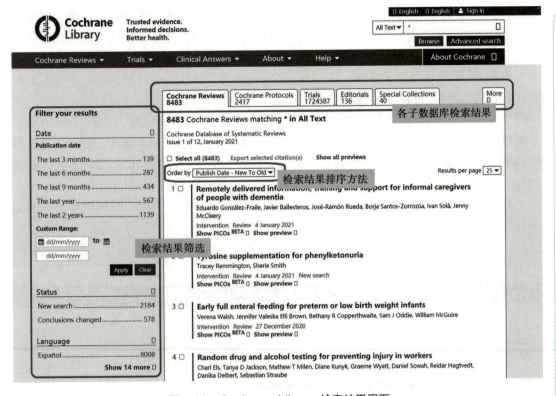

图 8-30　Cochrane Library 检索结果界面

（二）UpToDate（www.uptodate.com）

1. 概述　该数据库是威科集团（Wolters Kluwer）的数据库产品之一,覆盖了超过 22 个临床专科的 10 000 多篇专题,其中包括 9 700 余条分级的推荐意见（graded recommendations）;还拥有 28 000 多幅图表,用户可在其中快速检索表、图、图表、视频、影像等;160 多个医学计算器能够帮助医生快速和准确地进行医学计算。UpToDate 综合整合了研究证据并给出分级的推荐意见,并且这些意见都能够运用于临床实践。UpToDate 的专题都由世界知名医生撰写和编辑,他们恪守严谨的编辑流程并利用先进的专题发布平台,根据最近诊疗进展随时对专题内容进行更新,帮助用户及时掌握最新临床信息。UpToDate 提供中文检索界面,用户可输入中文检索词,系统自动将其转换为英文进行检索,极大地方便了国内用户。

2. 检索方法　UpToDate 的检索界面极为简洁（图 8-31）。

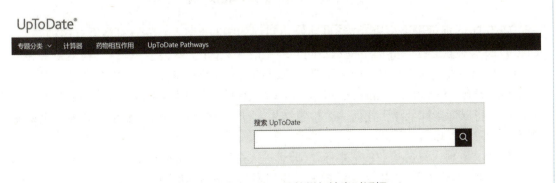

图 8-31　UpToDate 导航栏与检索对话框

导航栏由以下内容组成:①专题分类:提供包括重要更新、诊疗实践更新、药物信息、患者教育、专科主题及作者、编辑信息检索等选项；②计算器：提供 125 种临床标准与医学方程式的计算功能；③药物相互作用：提供 Lexi-Comp 的药物信息，并可执行药物交互作用查询。

　　检索栏：用户可直接输入单一关键词、多个关键词、词句或问题进行检索，主题对象包括病名、症状、程序、药名、实验室异常等。

　　在输入检索内容时，用户既可以输入完整的检索词句，也可以仅输入检索内容的词根，系统将提示可能匹配的词语或短语列表，供用户选择。UpToDate 提供临床专题的医学缩略语检索功能，如输入"GERD"（胃食管反流病），系统可将其在后台转化为"gastroesophageal reflux disease"进行检索。

　　3. 检索结果　当执行某个检索后，UpToDate 将根据关键词的相关性依次列出检索结果（图 8-32）。

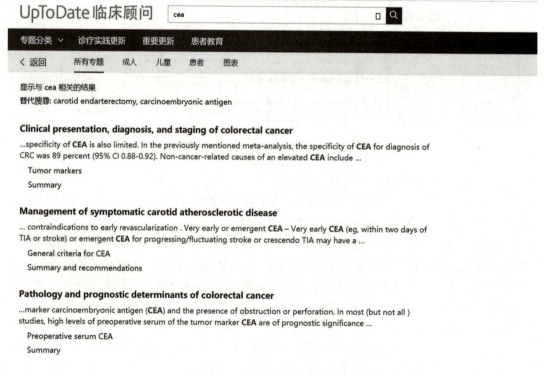

图 8-32　UpToDate 检索结果(1)

　　UpToDate 提供拼字检查功能，自动修正错误的拼写，若某个医学缩略语有多种含义，UpToDate 会在检索结果界面中提示不同的缩略语含义，如上图检索"CEA"，检索结果提示有两个临床主题与该缩略语相关，分别是"carotid endarterectomy（颈动脉内膜切除术）"与"carcinoembryonic antigen（癌胚抗原）"，点击其中任何一个，即可精炼检索，排除无关的结果。用户将鼠标指针悬浮于任何一个检索结果上，即可在页面的右侧显示专题提纲供快速浏览（图 8-33）。

　　4. 全文资料　点击某一条结果标题，即可进入全文资料界面（图 8-34）。

　　(1)目次：位于页面左侧，利用关键词寻找问题的答案，快速定位文档段落。

　　(2)作者及编辑群：提供这个主题文献作者与编辑者的相关信息。

　　(3)更新日期：本主题最近更新的日期。

笔记栏

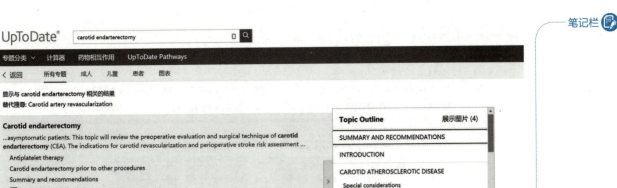

图 8-33　UpToDate 检索结果（2）

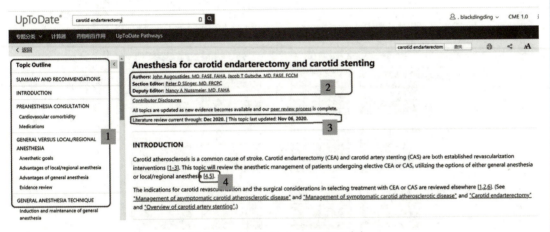

图 8-34　UpToDate 检索结果（3）

（4）参考文献：以数字标号标示该段文字所引文献。

（5）图表：包括正文内容所涉及的图表、影像和表格，除常规 E-mail 及打印直接输出保存外，图表还可导出至 Power Point（图 8-35、图 8-36）。

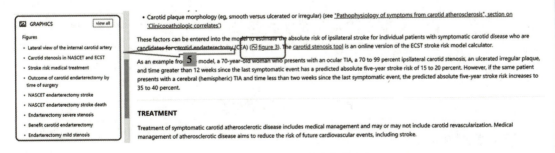

图 8-35　UpToDate 检索结果（4）

（6）证据等级：UpToDate 目前采用 GRADE 标准体系，但并非所有收录的临床主题中均包含证据等级推荐（图 8-37）。

图 8-36 UpToDate 检索结果(5)

(7)相关文献:其他与本文主题相关的临床主题文档(图 8-37)。

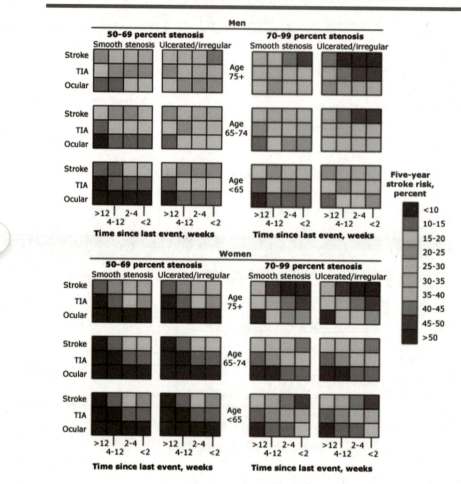

图 8-37 UpToDate 检索结果(6)

(三) 其他数据库

1. DynaMed(www.dynamed.com) 该数据库收录 3 000 多个临床医学主题,包含 500 余种医学期刊与系统性评价的资料内容,数据每日更新。DynaMed 在每一个主题下提供一般信息、致病因素与风险因子、并发症与相关症状、病史与身体状态、诊断、治疗、预后、预防及筛查、质量提升、指南与资源、病患信息、ICD-9/ICD-10 代码、参考。

2. NICE（www.nice.org.uk） 由英国国家卫生与临床优化研究所（NICE）编制,NICE临床实践指南收录了一定数量临床相关领域的指南。

3. SIGN（www.sign.ac.uk） 苏格兰校际指南网络,其重点关注的领域有癌症、心血管疾病及心理卫生等。SIGN提供部分免费的服务,分为全文检索与快速检索两大部分,方便指南的传播。

4. BMJ Best Practice（bestpractice.bmj.com） 由英国医学杂志出版集团出版。该数据库涵盖临床主题540个,涉及干预措施超过3 000种,提供药物安全预警、认知跟踪等内容,也可与PubMed和Cochrane系统评价摘要相互链接。

●（肖二钢 王静波 李 孟）

复习思考题

1. 何为引文检索？引文检索有哪些作用？

2. 试述 CSCD 的收录范围及常用检索途径。

3. 对于一篇没有列出参考文献的论文,能查到该论文被引用的情况吗？

4. 利用 Cochrane Library 数据库,检索已完成的有关"肺癌"的系统评价。

5. 利用 UpToDate 数据库,比较口服头孢克肟与阿莫西林何者对于儿童尿路感染疗效更佳。

PPT 课件

❖❖❖　**第九章**　❖❖❖

文献积累和利用

> **✎ 学习目标**
>
> 1. 熟悉文献管理软件知网研学平台、EndNote 的使用方法。
> 2. 了解医学科技查新的方法。
> 3. 熟悉学术论文的选题与撰写要求,了解论文投稿过程和发表论文的规范。

第一节　文献管理系统

在了解学科发展、开展科学研究、论文撰写的过程中,文献的阅读、管理、分析和引用是必不可少的组成部分。随着信息社会的不断发展,以科技文献和电子期刊为代表的数字化文献信息量越来越大,通过传统手工和一般的文档管理软件(Word、txt)来收集、整理、组织和引用这些文献信息已不能满足工作要求,需要借助现代信息技术和手段对这些文献信息进行科学有效的管理,因此,文献管理软件便是科研人员与广大师生进行科学研究和论文撰写的得力助手,大大提高了文献的利用率及研读创作的效率。同时,新型的文献管理软件还具备存储和笔记迭代的功能,使个人成果得以长期、显性化保存。

一、文献管理软件概述

传统的文献管理方法主要是做笔记、写卡片和全文复印。目前一般通过 Word 或其他文字处理软件进行文献信息处理。用户获取文献后,先将检索到的文献按照不同的主题或类别分类,分别存储到单独的文件夹中,然后在阅读文献时,把文献中有价值的部分复制到 Word 中,并标明文献的标题、作者和出处等相关信息,以备编撰论著时参考或引用。这种方法是目前应用最广的一种文献管理方法,其优点是操作简单,应用方便。但这种管理方法只适用于对少量文献信息的管理,当文献过多时,工作量就会相应增大,很有可能由于文件夹太多而引起管理混乱,导致利用困难。

文献管理软件(reference management software,RMS)是一种用于帮助研究者获取、组织、管理与研究相关文献资料,建立个人文献数据库,并进行论文写作的工具。维基中文对文献管理软件的定义是:"学者或者作者用于记录、组织、调阅引用文献的计算机程序。"功能主要包括建立个人文献数据库、汇集管理所获取的文献信息,支持批量导入或导出文献,对个人文献数据库进行检索,支持网络全文链接或本地附件链接,支持论文写作参考文献插入和按期刊投稿要求转换论文的格式等。主要有桌面版和 Web 版。桌面版主要通过在计算机上安装程序客户端,通过客户端对参考文献信息进行管理与利用,如 EndNote 和

NoteExpress；Web 版主要通过浏览器访问相关的网站或数据库，通过在线账号登录后对参考文献信息进行管理与利用，如 EndNote Web 和知网研学平台。

二、常用文献管理软件

目前国内外常用的文献管理软件很多，比较常用的有 EndNote（Web）、NoteExpress、NoteFirst、Mendeley、Zotero、Refworks、知网研学平台、医学文献王等。

（一）软件基本情况简介

1. EndNote　是 Clariv AteAnalytics（科睿唯安）公司开发的英文文献管理软件。通过 EndNote 可检索上千个数据库，并将检索到的相关文献导入到 EndNote 中，建立个人文献数据库，可对数据库内所存储的文献进行分组、检索、排序、去重、添加笔记、附件管理及文献分析等一系列操作。EndNote 可与 Word、PowerPoint 无缝链接，在论文写作过程中，可根据投稿期刊的不同要求，在论文中快速插入参考文献，生成规定格式的参考文献列表。EndNote Web 是 EndNote 的 Web 版，可与 EndNote 同步文献库，实现文献信息的分享和协同管理。

2. NoteExpress　是北京爱琴海软件公司开发的中文文献管理软件，拥有大量互联网数据源，支持绝大多数流行的文献导入格式及自己编辑的文献格式。NoteExpress 可以嵌入 Word 环境使用，按照各种期刊杂志的要求自动完成参考文献引用的格式化。

3. NoteFirst　是西安知先信息技术有限公司开发的基于知识管理功能的团队科研协作文献管理软件。在分析国内外文献管理、知识管理、协同工作、科学社区等软件功能的基础上，结合中国科研人员的文化特点、使用习惯，实现了团队科研协作和个人知识管理的统一，为科研人员提供文献、笔记、知识卡片、实验记录等资源的便捷管理、文献订阅、参考文献及电子书自动形成等功能。

4. Mendeley　是国外 Mendeley 小组基于 Qt 平台开发的跨平台文献管理软件，包含桌面版、在线版客户端、iOS 系统的移动设备客户端（iPhone、iPad）。不仅实现了较好的网页文献信息抓取和 PDF 文献信息抓取功能，还提供了一个学术社交平台，可以让科研人员进行更广泛、更便捷的学术交流。

5. Zotero　由美国乔治梅森大学历史和新媒体中心于 2006 年开始研发，受到美国博物馆与图书馆服务协会等机构赞助。Zotero 以 Firefox 扩展插件的形式存在，可帮助用户收集和整理网络浏览器页面中的文献信息，并可添加标签、批注、笔记、附件等内容。

6. RefWorks　是基于网络的英文文献管理软件，不需要下载软件或进行软件升级，可以从任何一台接入互联网的计算机访问注册的个人数据库，与他人共享个人数据库。具有从多种数据源导入参考文献、创建多种格式的书目、在撰写论文时自动加入引文等功能。

7. 知网研学平台　知网研学平台（ESCP）是中国知网研发的集"汇、读、写"于一体的个人终身式学习平台。平台利用 XML 碎片化、知识重组、知识网络构建等技术，提供汇聚资源、理解知识、创作表达、选刊投稿、知识管理、协作交流等多样化学习功能，改变传统静态的阅读方式，开启动态、交互、图谱化的阅读模式，服务个人知识学习与管理，从而构建个人知识结构，实现知识创新。平台目前可提供 Web 版、PC 端、移动端，随时随地云同步，满足用户不同场景下的学习需求。

8. 医学文献王　是北京医脉互通公司研发的面向医生、医学研究生、医学科研工作者的个人文献管理软件，在检索文献、保存与管理文献、全文获取、撰写文章的整个流程中提供帮助。提供 MeSH 主题词检索，帮助确定准确的医学主题词，提供多种副主题的组配，提高检索效率和质量，并可进行医学专业词汇批量汉化，辅助阅读外文题录。

(二)知网研学平台的使用方法

1. 安装知网研学　使用者可以到主页（https://x.cnki.net/）免费下载试用，软件提供标准的 Windows 或 Mac 系统的安装向导，按提示操作即可完成安装（图 9-1）。

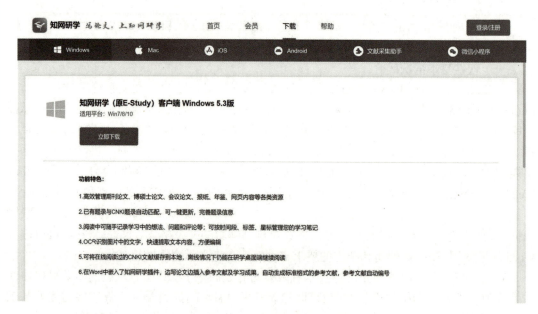

图 9-1　知网研学下载界面

2. 建立专题

（1）新建专题：打开知网研学，在"学习专题"根节点，右键、工具栏或右侧界面点击"新建专题"，系统会提示输入专题名称，勾选同步该专题到其他端（web 端 /App/ 小程序 /iPad 等），便可建立一个空的专题文件夹（图 9-2）。

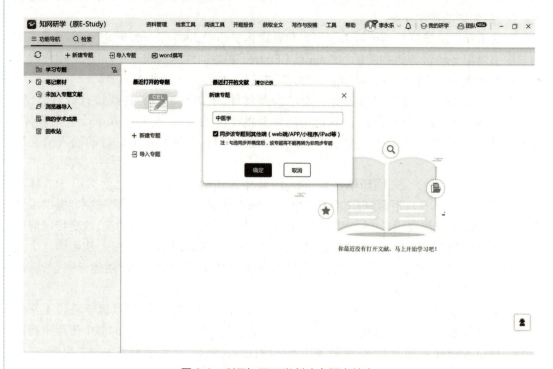

图 9-2　利用知网研学创建专题文件夹

（2）添加文献信息

1）在线检索：点击"功能导航"后面的"检索"选项，进入检索首页，可在 CNKI 总库及 CrossRef、IEEExplore、PubMed、SprigerLink 等外文数据库进行一框式检索或高级检索（图 9-3）。对于检索结果，可选择整页题录或勾选单个题录，点击"导入题录到学习专题"，进一步选择专题或子专题，点击"仅导入题录"或"导入题录并下载"，保存至相应文件夹。

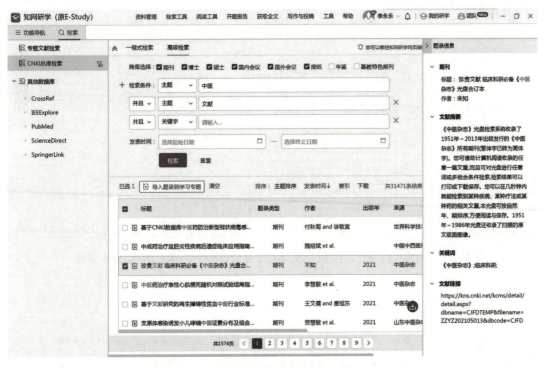

图 9-3　CNKI 总库高级检索

2）数据库检索结果导入：知网研学支持浏览器插件（文献采集助手）添加文献，可将网页内容及中国知网、Springer、ScienceDirect、Wiley、IEEE、EBSCO、谷歌学术等 30 多个国内外常用数据库题录一键采集到知网研学（图 9-4），目前插件支持 Chrome 内核浏览器、火狐浏览器、Edge 浏览器。

3）本地上传：在专题或子专题根节点，右键或工具栏点击"导入本地文件夹"，可将本地学习资料上传到专题下，方便统一管理与学习（图 9-5）。

4）手工输入：在专题或子专题根节点，右键或工具栏点击"新建题录"，弹出"新建题录"框，填写标题、作者、发表时间、出版年、刊名等题录详细信息，点击"保存"。

3. 管理专题

（1）设子专题管理文献：在专题根节点，右键或工具栏点击"新建子专题"，输入子专题名称，可设子专题。使用者可将学习专题或其他子专题下文献题录通过拖拽方式放置到相应文件，实现对所获文献有效管理（图 9-6）。

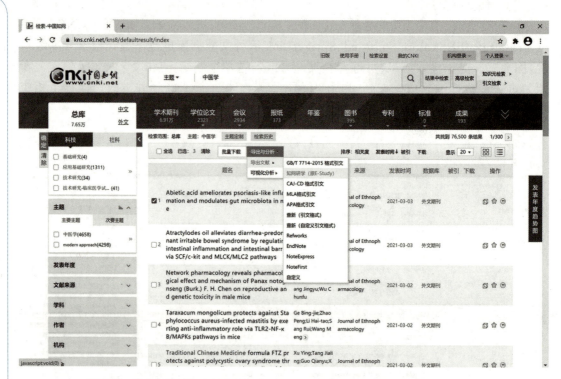

图 9-4　利用文献采集助手在 Google Chrome 浏览器中导入 CNKI 检索结果

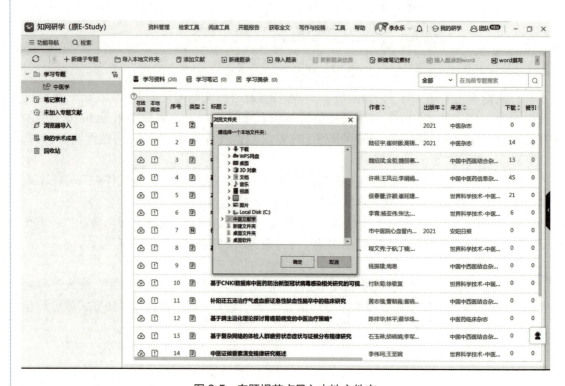

图 9-5　专题根节点导入本地文件夹

笔记栏

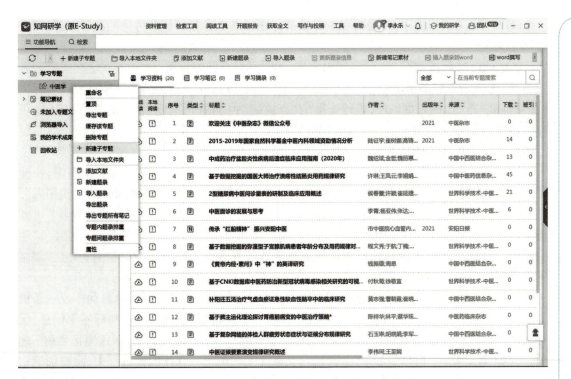

图 9-6　在专题下新建子专题

(2)定制文献列表显示字段:使用者可在专题或子专题右侧的学习资料界面,右键点击列表表头,勾选需要字段,筛选要显示的字段(图 9-7)。

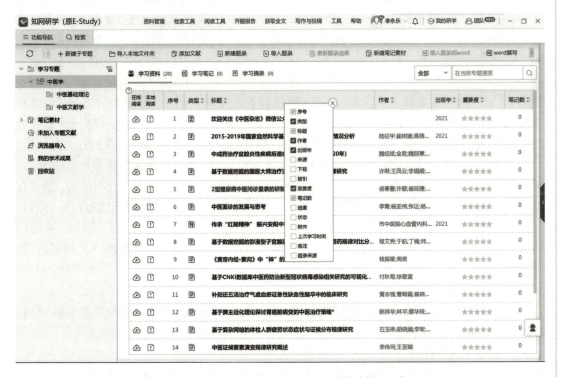

图 9-7　在专题的学习资料界面勾选文献列表显示字段

(3)检索:在学习专题右侧主界面的"当前专题搜索"输入框,选择搜索条件,输入文献的特征信息,快速在个人专题或子专题中查找相应文献题录。

(4)排序：文献的排序，只需要在主界面的标题栏点击各题录标题旁边的次序图标，可立即调整次序。

(5)排重：文献排重有"学习专题内排重"和"学习专题间排重"两种方式。在文献列表主界面，选择一条或多条文献，或者直接在文献列表空白处点击右键，选择排重方式。弹出"题录排重"框，选择查重条件，进行查重；在查找结果中选择两条题录，点击"题录比较"可比较两条相似题录信息；可手动修改相应的题录字段，点击"保存"可保存所做修改；右键点击其中一条题录，快捷菜单点击"删除"，可删除所选题录。

(6)删除、复制/移动文献：在主界面文献列表处选择一条或多条题录，点击右键，快捷菜单选择"删除文献"，弹出删除确认框，点击"是"可将所选文献删除到回收站。使用者可在回收站的"资料回收"中查看已经删除的文献，点击"批量还原"或"批量彻底删除"可做还原或彻底删除操作。在文献列表中选中一条或多条题录，右键快捷菜单点击"复制/移动文献至"，在弹出的位置选择窗口中选择要移动或复制到的专题或子专题位置，点击"复制到专题"或"移动到专题"选项，可实现题录复制移动。

(7)笔记、摘录管理：使用者在阅读文献时选中文本某段文字后，附近会自动浮现一条快捷工具条，点击"笔记"，弹出笔记编辑窗口，在窗口中编辑笔记标题、内容和标签等信息，保存关闭，添加笔记成功。也可选中某一专题或子专题，点击工具栏中的"新建笔记素材"选项，可在"笔记编辑"窗口添加笔记，新建与文献无关的笔记。在线阅读过程中，除添加笔记外，还可选择文字进行学习摘录，操作与添加笔记类似。点击左侧导航栏的"笔记素材"选项，可查看、管理新建笔记、摘录。

(8)分析：阅读文献过程中，点击文献作者、单位名称、关键词、基金等，可自动跳转到对应的知网节，了解相关文献、关注度指数分析等，帮助使用者有针对性地阅读文献。

(9)同步：点击菜单栏"工具"，选择"重新同步"，进行所有数据重新同步下载，实现存储文献信息在网页端、桌面端、移动端、小程序等多端数据云同步，满足使用者不同场景下的需求。

4. 使用专题

(1)生成开题报告：使用知网研学阅读过程中，各种笔记可添加"背景及意义""国内发展现状"或"国外发展现状"等系统标签，使用者点击菜单上的"开题报告"，选择"生成开题报告"选项，即可打开CNKI开题报告模板，并将上述带标签笔记添加到开题报告对应的位置，笔记来源的文章作为参考文献插入其中，文后生成相应的参考文献(图9-8)。

(2)撰写论文：在菜单栏"写作与投稿"，点击"选择出版物撰写论文"，再点击"添加"选择一种要投稿的出版物，点击"开始撰写"，即可在Word中打开生成该出版物模板；也可在Word文档知网研学(原E-Study)插件中，点击"选择出版物撰写论文"进行撰写。

(3)论文投稿：在菜单栏"写作与投稿"，点击"选择出版物投稿"，再点击"添加"选择一种出版物后，点击"投稿"，即可跳转到该期刊的作者投稿系统，注册/输入用户名和密码，即可在线投稿。

(三)EndNote的使用方法

1. 安装EndNote X9　用户可以到官网(http://endnote.com/downloads)免费下载试用。软件提供标准的Windows或Mac系统的安装向导，按提示操作即可完成安装。

2. 建立个人数据库

(1)新建个人数据库：打开EndNote X9，"File"菜单下点击"New"新建个人数据库，系统提示输入文件名，指定要保存的路径便可建立一个EndNote空数据库文件(图9-9)。

(2)获取文献信息：EndNote可通过在线检索、数据库检索结果批量导入和手工输入来获取文献信息。

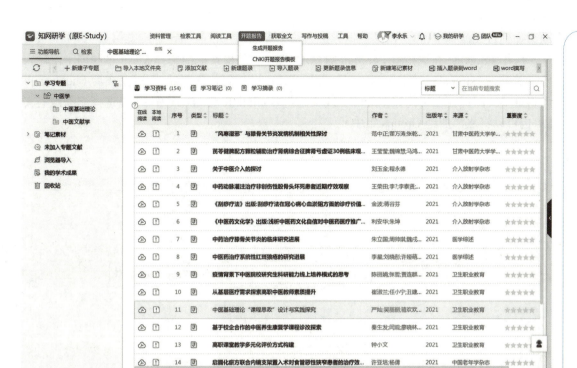

图 9-8 利用知网研学生成开题报告

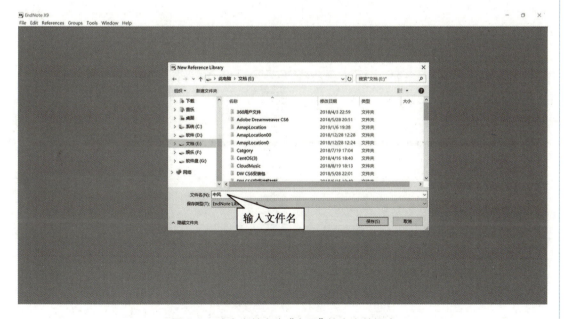

图 9-9 建立文件名为"中风"的个人数据库

1）在线检索：EndNote 可以在线检索全世界绝大多数的外文文献数据库（需有访问权限），下面以 PubMed 为例介绍检索方法。进入 EndNote，从"Tools"下点击"Online Search"，出现"Choose A Connection"对话框（图 9-10），从对话框中选择 PubMed 数据库，选定的数据库就会被添加到在线搜索组，并出现检索框。或者设置常用的数据库（PubMed）：在"Edit"菜单下面的"Connection Files"中打开数据库链接（Open Connection Manager），出现"Endnote Connections"界面（图 9-11），勾选常用的数据库，关闭界面，选定的数据库就会自

笔记栏

动添加到在线搜索组,再点击某数据库进入检索界面。

应用 EndNote 在线检索 PubMed 数据库(图 9-12),检索框中选择 Mesh 主题词字段输入检索关键词"stroke"和"diet therapy"点击"Search"进行检索下载,下载完成后 EndNote 自动将这些文献保存在当前数据库的在线文献组(Online References)中,可以选择删除这些文献,也可以将之添加到 Groups 组中。

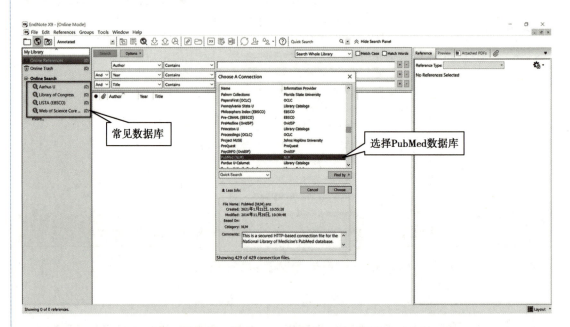

图 9-10 "Choose A Connection"界面

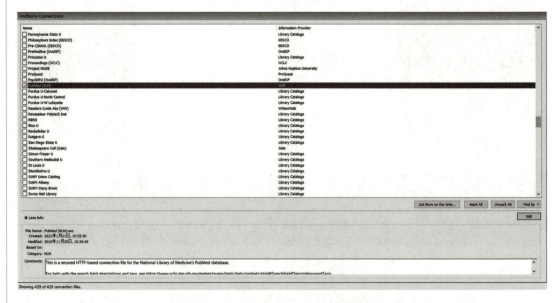

图 9-11 "Endnote Connections"界面

2)数据库检索结果批量导入:目前,很多网上数据库都提供直接输出文献到文献管理软件的功能(以 PubMed 为例)。使用者可以先到 PubMed 数据库中检索,选择主题字段,输入检索关键词"stroke"和"nursing",点击"Search",选择要下载的文献,在"Send to"下点击"Citation manager",选择用 EndNote 处理,便可将检索结果导入 EndNote 中(图 9-13)。

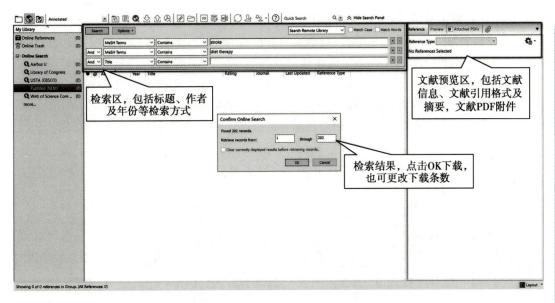

图 9-12　PubMed 在线检索窗口

注意 EndNote 的界面变化,系统将自动创建一个"Imported References",以存放从网上数据库导入的文献。用户可以将这些文献加入自己的用户组中去。需要注意的是,由于不同数据库组织文献信息的字段不同,必须选择与数据库相对应的滤镜(Import Filters),才能使 EndNote 将文献顺利导入。

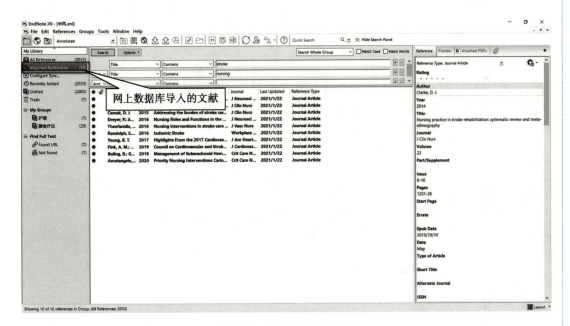

图 9-13　检索结果导入界面

3)手工输入:手工输入主要针对无法直接获得电子文本的文献。在"References"下的"New Reference",在"Reference Type"中选择参考文献类型,如期刊论文(Journal Article)、著作(Book)、专利(Patent)等,每条文献记录由多个字段组成,只需在 EndNote 给出的文献信息模板中依次填写作者(Author)、年份(Year)、标题(Title)等信息即可。

3. 管理个人数据库　EndNote 可以有效地对所获文献进行管理,使这些文献信息按照一定的格式和顺序显示,便于查找和利用。

（1）分组管理文献:通过菜单栏"Groups"下的"Create Group",或在组面板中单击右键,在快捷菜单中选择"Create Group";或选择要放到"Groups"组的文献,再从"Groups"中选择"Add References To"后选择"Create Group"。例如,将保存到"中风"的个人数据库的文章根据主题的不同分成膳食疗法组和护理组(图 9-14)。Smart 组是运用搜索策略建立起来的,当向库添加文献或编辑文献时,Smart 组的文献能够自动地更新,从而及时了解文献变化。

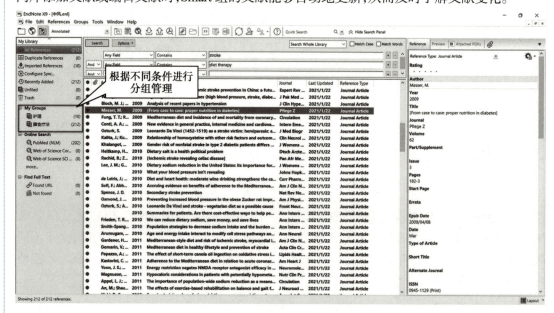

图 9-14　分组管理 Groups 界面

（2）检索:在 EndNote 工具栏右侧的"Quick Search"输入框中输入文献的特征信息(某个字段的信息),即可迅速在个人数据库的指定组别或全库中找到相应的文献,或者通过题录信息栏上方的高级检索进行多条件组合检索。例如,通过高级检索查找膳食疗法组中作者名出现 Amigo.I 的文献(图 9-15)。

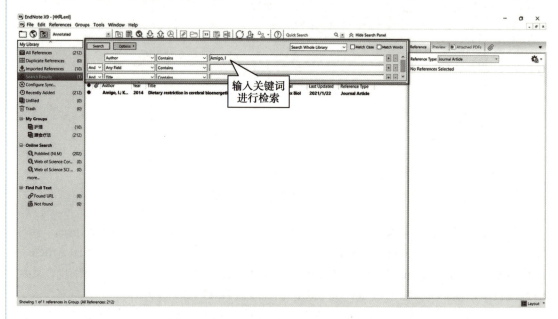

图 9-15　"膳食疗法组"检索界面

（3）排序：文献的排序，只需要选择菜单栏"Tools"下的"Sorting Library"。例如，对膳食疗法组中的文献按照指定字段"Year"排序，就会按出版年降序排列，点击旁边的次序图标"⫯⫯"，次序就会反过来。

（4）去重：通过菜单栏中"Reference"下的"Find Duplicates"即可查看重复的参考文献。例如，对膳食疗法组中的文献进行去重，通过"Keep This Report"选择需要保留的文献。

（5）删除和复制文献：通过菜单栏"Edit"下的"Cut"可以删除选中的参考文献，菜单栏"Edit"下的"Copy"可以复制选中的参考文献，通过"Paste"粘贴至其他组别或其他个人数据库。

（6）笔记与附件管理：双击任意一条文献记录，即可对该文献记录的各字段进行编辑，字段中的"Research Note"是专门供使用者做笔记的，在该字段输入的内容会自动保存在文献记录中。一条文献可能会有若干个文件与之对应，如网页、表格、图片、PDF文档、Word文档及CAJ等格式的电子文档。管理附件的方式有两种，一是保存在"Figure"字段中，二是保存在"File Attachments"字段中。"Figure"字段一般用来保存图形、图表和表格类型的文件，一条文献只能存放一个文件；而"File Attachments"字段可以存放多个文件。例如，对选定文献添加相关的Word文档。

（7）设置：通过菜单栏"Edit"下的"Preference"打开"EndNote Preferences"（偏好设置）对话框，可对EndNote的外观和功能进行设置。包括设定显示参数、格式参数及其他一些选项。例如，"Display Fonts"用来设置EndNote所显示的字体，"Library"标签设置文献列表窗口中文献的字体与字号。

（8）分析：EndNote可以对个人数据库中所有文献的作者、机构、关键词等字段进行统计分析，帮助用户有针对性地阅读文献。通过菜单栏中"Tools"下的"Subject Bibliography"，可选择字段进行统计分析。例如，对膳食疗法组中的文献进行出版年分析，显示出每一年的发文数量（图9-16）。

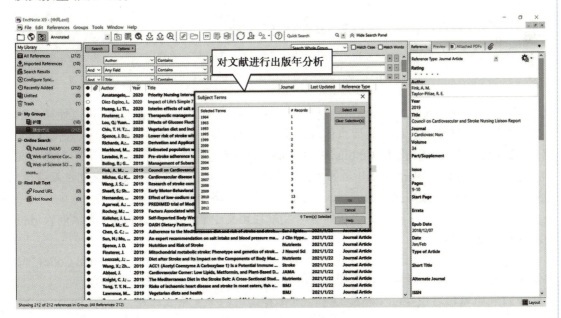

图9-16 出版年文献量分析界面

（9）同步在线：EndNote的在线版本EndNote Web可以实现同步在线，分组共享并设置权限，前提是双方必须拥有EndNote Web账号且开通EndNote Sync同步功能。点击快捷工具栏中的Sync Library图标"○"，可以将EndNote中存储的文献信息同步到在线版本EndNote

笔记栏

Web 上,可以在任何时间、任何地点使用保存的文献信息,与他人共享文献信息并开展合作。

4. 使用个人数据库

(1)应用 EndNote 撰写论文

1)插入参考文献:从 Word 的"Tools"菜单进入"EndNote"子菜单,选择"Go To EndNote",进入 EndNote 的个人数据库。点选 EndNote 中要引用的文献(可以选择多个),回到 Word。选择"Insert Selected Citation(s)",即可在光标指定的位置插入选定的参考文献。或打开 EndNote,在 Word 中将鼠标指在要插入文献的位置,点击快捷工具栏的"Insert Citation(s)",就会弹出"Find & Insert My References"对话框,输入检索词,点击"Find",EndNote 将自动在全部字段中查找,选定要插入的文献后单击"Insert"即可。例如,在"Research of stroke combined hyperlipidemia-induced erectile dysfunction in rat model"文章指定位置插入指定的参考文献(图 9-17)。

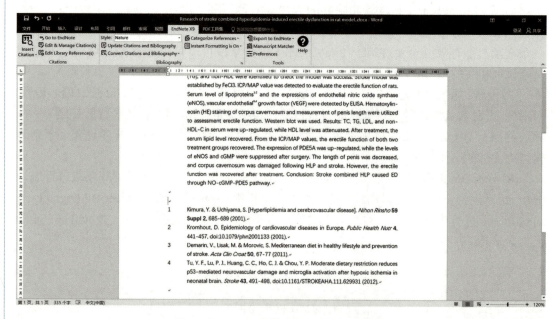

图 9-17　Word 文档中插入参考文献界面

2)引用文献格式转换:EndNote 提供了 6 000 多种杂志的参考文献格式,可以使插入的参考文献自动转换为各种期刊要求的规范格式。点击 Word 中的"Edit & Manage Citation(s)",从"Tools"菜单中选择"Configure Bibliography",点击"Browse"选择指定期刊参考文献输出格式,确定后 Word 文档中的参考文献就会按照设定的杂志格式要求自动重新编排。例如,参考文献格式按照指定的 *Nature* 杂志的参考文献格式要求输出。

3)编辑参考文献:EndNote 会按照参考文献在正文中插入的位置对参考文献列表进行重新排序、编号和整合。

4)去除 EndNote 标记:论文在投稿前,需要用快捷工具栏中的"Remove Field Codes"命令移除 EndNote 标记,移除后将不能再利用 EndNote 对参考文献格式进行编排。

(2)利用模板写作:EndNote 提供了 200 多种杂志的全文格式模板。而且,EndNote X9 还新增了"Manuscript Matcher"(文稿匹配)模块,可以帮助用户高效锁定合适的投稿期刊。如果要向 200 多种杂志投稿,只需按模板填入文献内容即可。步骤是:打开 EndNote,通过"Tools"菜单下的"Manuscript Template"进入期刊全文格式模板选择界面,选择要投入的期刊。打开该期刊的投入格式模板后,自动弹出向导,只需将标题、摘要、正文等内容按要求添加进去,即可形成符合该杂志格式要求的论文。

第二节 医学科技查新

一、科技查新概述

"查新"本义指新颖性检索。科技查新是以公开发表的相关文献为依据,对科研立项、成果鉴定、专利申报、产品开发和引进技术项目论证等进行新颖性的判断。科技查新的历史可以追溯到 20 世纪 80 年代初,是在原情报检索工作的基础上派生的一项具有特定含义的检索工作。2000 年 12 月,国家科技部印发的《科技查新机构管理办法》及《科技查新规范》两部政策法规,标志着我国科技查新工作有法可依的局面基本形成。2015 年 9 月,由国家质量监督检验检疫总局联合中国国家标准化管理委员会联合颁布的《科技查新技术规范》标志着科技查新工作逐渐步入标准化建设阶段。我国卫生系统的科技查新工作始于 1985 年的"全国医药卫生科技工作会议",卫生部于 1989 年正式颁布了《卫生部卫生科技项目查新咨询工作规定》,指出查新咨询工作是科研管理工作的重要组成部分,规定申请医药卫生科技项目的立题、成果鉴定、奖励及有关医药卫生科技活动的评价等,均需要有查新单位出具的查新报告。

(一) 科技查新的定义

科技查新指查新机构的查新人员根据查新委托人提供的需要查证其新颖性的科学技术内容,按照科技查新规范操作,做出查新结论并出具查新报告的信息咨询服务,简称查新。其中,医药卫生科技领域的查新被称为医学科技查新。

(二) 科技查新机构

科技查新机构指具有科技查新业务资质的信息咨询机构。据不完全统计,国内目前具有查新资质的机构已超过 300 家,其中包含一级查新咨询机构、二级查新咨询机构和教育部科技查新工作站。2003 年,教育部对所属高校科技查新站进行了重新认定,随后分别设立了七批院校共计 102 所教育部级科技查新工作站。其中 9 所医学类高校,分别是北京中医药大学、广州中医药大学、南方医科大学、天津医科大学、遵义医学院、广东医学院、新疆医科大学、安徽医科大学、温州医科大学。北京中医药大学科技查新站在中医药院校中最早获得"教育部科技查新工作站"资质。

(三) 科技查新的性质

科技查新是文献检索和情报调研相结合的情报研究工作,是在文献检索工作的基础上,以检索结果为依据,通过综合研究分析,将查新项目的新颖性与检出相关文献的主要内容进行对比,并写出有依据、有对比、有分析、有结论的查新报告。查新报告的核心内容是对查新项目新颖性进行客观判断,且查新结论具有鉴证性,在性质上与传统的文献检索不同,也有别于专家评审。

1. 科技查新与文献检索的区别 文献检索是针对具体课题的需要,按检索要求的年限和范围提供相关文献的线索和原文,不需做相关分析和鉴定性结论。科技查新相比文献检索,其检索年限、检索范围、检索流程具有更高的规范性,有查全、查准的严格要求,并须给出明确、客观的鉴定性查新结论。

2. 科技查新与专家评审的区别 科技查新的基础是文献,其结果必须以所检文献内容作为判断是否具有新颖性的唯一依据。专家评审主要根据专家知识、经验,对被评对象的创新性、先进性、实用性等进行评价。因此,科技查新与专家评审依据的基础不同,评价内容和评价标准也有明显差异。评审专家个人的专业知识和经验是一般查新人员难以具备的,但评审结果存在一定程度的个人因素。反之,查新机构所拥有的丰富文献资源和现代化检索系统,查新人员专业的科技查新能力、较宽的知识面等,也是评审专家未能掌握的,这也正是评审专家难以取代查新机构的主要原因。有必要指出,查新机构出具的查新报告和查新结论只是基于文献检索得出的结论,是较为准确、客观的鉴定性结论,而不是最终的成果评审。

二、科技查新的步骤

科技查新工作步骤(亦称流程)指在科技查新过程中工作环节的安排,严格明确的工作流程有助于查新工作的规范化,对于提高工作效率和服务质量有重要意义。《科技查新规范》《医药卫生科技查新实施细则》和《中医药科技查新规范》均规范了科技查新流程。我国的科技查新程序一般可以分为查新委托、查新受理、课题检索、检索结果分析、撰写查新报告、审核查新报告、提交查新报告、查新资料归档 8 个环节。

(一) 查新委托

查新委托人判断待查新项目是否属于查新范围,根据待查新项目的专业、科学技术特点、查新目的、查新要求,以及需要查证其新颖性的科学技术内容,自主选择查新机构,填写《科技查新委托单》,并向查新机构提交所需的科学技术资料和有关材料。

(二) 查新受理

查新机构在接到查新委托人提交的资料后,根据科技查新规范的有关规定,判断查新项目是否属于查新范围,审查查新委托人提交的资料,初步判断其提出的查新要求能否实现。若接受查新委托,查新机构应当与查新委托人签定查新合同,确定接受查新委托。

(三) 课题检索

查新员认真、仔细分析查新项目的资料,查新委托人提出的查新点与查新要求;了解查新项目的科学技术特点;制定周密、科学而具有良好操作性的检索策略。采用计算机为主和手工辅助检索相结合的方式,检索与查新项目所属领域相关的国内外数据库,确定检索词,制定检索式,获取检索结果,对每次检索结果进行检验和调整,如扩检或缩检,力求做到查全、查准。

(四) 检索结果分析

查新人员通过检出文献,阅读原文,并与查新项目进行对比分析,将查新课题的创新点与检索得到的相关文献逐篇进行对比,找出异同点,分析查新课题的新颖性,对查新课题做出科学、客观、公正的结论。

(五) 撰写查新报告

查新报告是查新工作的总结,要抓住要点、证据充分,只做新颖性分析,不做科学性、实用性评价。其内容应包括课题及申请查新的基本信息、课题技术要点、采用的检索手段与检索过程描述、查新结论。查新结论一般由 3 部分构成:

1. 简述国内外文献报道情况。

2. 对比分析 按查新点逐条进行对比分析,必要时可列表对比。

3. 新颖性结论 根据查新点,在对比分析后直接写出。

(六) 审核查新报告

审核人由查新机构业务资深人员担任,对查新人员的查新程序、课题检索、查新结论进行全方位的审查,并对查新结论负责。审查合格,由报告人和审核人在查新报告上签字,加盖查新专用章,填写查新完成日期。

(七) 提交查新报告

完成查新报告后,查新机构按查新合同规定的时间、方式和份数向查新委托人提交查新报告及其附件。

(八) 查新资料归档

按照查新档案管理要求,及时将查新项目的资料、查新委托书、查新合同、查新报告及其附件、查新咨询专家的意见、查新人员和审核人员的工作记录等存档;并将查新电子报告录入国家科技查新数据库。

三、科技查新的方法

科技查新作为一项以公开出版物为基础的情报研究,要求查新员结合查新项目的查新点对国内外相关文献进行逐篇分析和对比研究,对查新项目的新颖性做出判定,并出具准确而客观的查新报告。因此,在科技查新过程中,掌握科学的方法才能够保证查新工作的科学性和有效性。科技查新工作中常用的方法主要有以下几种:

(一) 比较法

在科技查新中,比较法是最广泛、最基本的方法之一。比较法是对照各个对象,以揭示其异同点的一种逻辑思维方法。通常用于研究对象的比较、研究目的的比较、相关文献技术内容与查新点的比较、技术指标的比较等。通过比较法获得的信息分析结果可以使用数字、表格、图形或文字予以表达。比较法主要用于研究科技查新项目的新颖性、先进性分析。操作如下:

1. 相关文献确认 将按检索策略检索到的文献与查新项目进行初步比较,筛选同类相关文献。再依据查新项目查新点,将筛选出的文献与之进行比较,按照文献与查新点的相关程度,将其划分为一般相关文献、较为密切相关文献和密切相关文献。经比较,选取密切相关文献用于项目新颖性分析;无密切相关文献的,则选取相关度较高的文献用于新颖性分析;选取包含技术指标或效果的相关文献用于项目先进性分析。

2. 新颖性确认 通过比较,对密切相关文献与查新项目的查新点进行单独对比分析,确定每一查新点是否具有新颖性。通常,每个研究项目都有其研究方法和侧重点,每个研究者的设计思路亦不可能完全相同,因此,在查到密切相关文献时,要注意对所查项目与检出文献在研究方法、研究对象、结论等方面进行鉴别。

3. 先进性确认 先进性分析是对已完成成果或产品进行评价的重要方法之一。项目的先进性评价,通常是将查新项目的性能或应用效果,与国内外同类研究或产品的性能或应用效果进行比较,得出结论。其先进性,可以通过公开出版物的纵向比较和横向比较进行判断。纵向比较是按时间顺序,将查新项目与该研究在国内外发展过程中不同时期、不同阶段的水平进行比较,以确认该项目的水平与国内外哪一时期的水平相当。横向比较是将查新项目与同一时间内不同国家、不同地区、不同企业的同一对象进行对比,找出其间的水平差别。通过结合横向与纵向比较,才能对项目的先进性做出客观评价。

(二) 分类法

分类法一般与比较法联合使用。比较法是对客观存在进行分析和研究的方法,通过比较发现事物之间的差异,然后根据共同点将事物归并为较大的类,再根据差异点将其划分为较小的类。这种按属性异同将事物区别为不同种类的方法称分类法。主要操作方法如下:

1. 查新点分类 对于多主题的查新项目,要对其中的查新点进行分类,突出重要的创新点,去除无关紧要的技术要点;在对查新点进行分类的基础上,了解查新项目各主题的研究情况,再分别按照分类主题检索国内外相关文献。

2. 文献分类 首先,要从大量无序的检出文献中理清类别。然后,对检索到的文献进行脉络清晰的分类。将检出文献分成国内文献和国外文献,将一些能概括出国内外研究背景的相关文献归为一类,用于分析研究背景;将相关度较高的文献归为一类,用于分析项目新颖性;将包含相关技术指标或效果的文献分为一类,用于分析项目先进性。

(三) 分析法

在科学研究中,把总体分解成部分,把复杂事物分解成各个要素,然后对各个部分、要素

笔记栏

单元、环节或层次进行研究和认识的方法称为分析法。分析的过程实质是一个从现象逐层向本质深入的过程。分析的任务是从事物的总体中分出构成该事物的部分、要素和属性,其基本特点是从事物的许多属性中深入事物的内部,看清其结构,了解其基本特征,掌握其内部联系。主要操作如下:

1. 查新项目分析　认识查新项目,首先明确查新项目的研究对象、研究目的、技术方案,对于已完成的项目,还要进一步了解其研究过程中的数据、研究结果、主要功效、应用领域等。对查新项目的各个部分有了总体认识以后,再对查新主题分类,明确每一主题包括几个技术特征,并分清主要技术特征和次要技术特征。在剖析每一主题的技术特征时,要根据分解出来的技术特征提炼检索词,再进行检索和筛选,直至找到密切相关文献或一般相关文献。

2. 新颖性分析　找到国内外相关文献并对其进行分析,分析各主题的每一相关文献的技术特征及相应的功能、效果、技术指标、应用领域等。首先考察项目查新点某一主题的技术特点;其次考察检出文献与查新点主题相关的技术特点;最后,将查新项目与每篇文献结合,考察两者之间的关系。

(四) 综合法

综合法是将已有的研究对象的各个部分、要素按照某种方式联系起来统一考察的方法,是在分析的基础上进行科学的概括,从而达到总体上把握项目本质和规律的方法。科技查新中的综合,是从项目的整体考虑,以分析结果为基础,找出各部分之间的联系和统一。

1. 密切相关研究的综合认识　在科技查新的过程中,首先要对与查新项目相关的国内外研究状况有一个总体的认识。得到密切相关文献后,对其技术内容进行简单概括和整理,形成查新结果,如此才能从直观上对所查内容形成一个总体的认识。

2. 新颖性的综合判断　在出具的查新报告中可以先用求同综合法,论述与项目查新点相关的国内外研究通常涉及哪些方面;再利用求异综合法,论述项目查新点与密切相关文献的相异点,从而给出该项目是否具有新颖性的判断。

(五) 归纳法与演绎法

归纳法是从个别中发现一般的思维方法和推理形式,即从个别事实中概括出一般原理。归纳法是查新结论撰写所采用的主要方法之一。在项目新颖性的分析中,通常要先对国内外的相关研究进行总的归纳,如相关文献均对某一领域的某一方面进行了研究,而委托项目采用了某一类方法或技术手段,是与其他研究有所不同。与归纳法相反,演绎是从既有的普遍性结论或一般性事理推导出个别结论的一种方法,是由较大范围逐步缩小到所需的特定范围。

(六) 文献计量学法

文献计量学是用定量的方法研究文献规律的科学,即运用数学和统计学的方法,定量地分析一切知识载体的一门交叉学科。文献计量学集数学、统计学、文献学于一体,以大量的统计资料为依据,进行一系列的统计工作以获得必要数据的方法。通常这些统计包括:出版物统计、科学术语统计、著者统计、引证文献与被引证文献统计、文献报道量统计、文献利用情报统计、读者统计等。在科技查新中,采用的统计方法主要为文献量统计。通过对查新项目所属领域的文献量的统计,可以初步了解该领域的研究进展情况。文献报道量的统计方式根据实际情况可以分为:按照国内、国外分别统计;按照时间段统计;按照专利文献、非专利文献统计;结合以上方式统计。利用文献计量学进行文献报道量的统计,不仅可以对查新项目进行宏观评价,还可以进一步阐述查新项目的研究意义。

四、科技查新的应用

我国 2035 年发展的总体目标中包括了实现高水平科技自立自强,进入创新型国家前列。而科技查新则是保障创新质量和效率的深层次情报咨询工作,其最初的目的是避免科研低水平的重复和人力、物力、科研经费的浪费。如果缺乏必要的查新,则科技人员无法准确掌握该领域目前国内外的最新进展和动态,科技管理部门因缺少决策依据而影响决策的科学性。因此,科技查新是科技工作及科研管理工作的前提,能够落实严谨求实的科学家精神,涵养优良学风。

(一)科技查新为科研立项提供客观依据

科研追求的目标是"创新",这是课题得以成立的基本依据和价值所在。在正式科研立项前,科研人员通过科技查新可全面地掌握国内外有关科研情报信息,查清该科研课题技术路线、技术指标、技术内容等方面是否具有新颖性,正确评价所立项目是否在国内外属首创或领先。科研查新也为主管科研立题的专家提供客观的文献信息依据,能真实地反映这些科研项目在国内外的研究现状和进展情况,从而将有限的科研经费用到急需研究的项目上。只有这样才能避免课题低水平重复,避免经费、资源、时间和人力的浪费。

科研立项查新的委托人提供科研立项申请书,包括全面、充分的科研背景材料,以及明确的研究目标和具体的研究内容等。

(二)科技查新在科学研究的整个过程起支撑作用

不仅科研课题立项需要查新,科研项目研究过程中更需要实时查新,为科研人员提供比较全面的研究文献信息,从而实时了解目前最新或最有效的技术及方法,达到优化科研项目的总体设计、缩短科研周期、少走弯路及快出成果的目的。

(三)科技查新为新药研发与报批提供依据

药品研发立项、报批之前,相关管理部门需要研发机构提供查新报告,以此作为立项或审批的重要参考依据。通过查新可以获悉国内外是否有同类药品已经研究开发,其研究进程如何,是否通过认证,以及已经上市的国家、地区及国际性或区域性的组织。

(四)科技查新为科技成果鉴定、评估、验收、转化、奖励等提供客观依据

申请科技成果鉴定、评估、验收、转化、奖励等工作之前,可通过科技查新查证科技成果的创新性,为成果评审专家提供该成果相关的事实依据,目的在于帮助专家客观、公正地评价研究成果,实事求是地反映科研水平,减少评审失误,保证成果的质量。

科技成果查新的委托人提供科技成果申报书的各项内容,包括成果的主要研究内容、关键技术方法、主要技术指标、主要特点和技术创新等,还需要提供已经在国内外发表的论著、专利证书、科研合作单位及其知识产权关系证明材料等。

(五)科技查新可以对知识产权进行保护

知识产权保护已经成为各国激烈竞争的焦点之一。科技查新是实现知识产权保护的典型形式。其中专利文献收录的是各个领域中所发明创造的技术内容,在专利申请前进行科技查新,可以避免在技术创新立项前由于缺乏专利文献检索和分析论证,造成无效的重复劳动。同时,知识产权管理部门通过科技查新为专利申请提供客观的文献信息依据。

专利查新的委托人提供具体类型的专利申请的全部资料。

(六)其他综合应用

科技查新为学科竞争力评价提供依据。科技查新可用于衡量科学研究绩效、跟踪科学发展趋势的分析,辅助了解学科水平,帮助科研研究决策。建设世界一流大学和一流学科,科技查新可为大学或学科的科研竞争力评价提供客观的文献信息依据。还可为实验室评估、人才评估等提供信息支持。

科技查新为实现国家创新驱动发展战略服务。科技查新的专利查新可延伸至专利态势分析、专利价值分析、战略规划布局分析等深层次的知识产权分析,知识产权分析在推动科

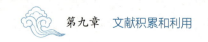

技进步、促进产业结构调整、加快经济发展方式转变及支撑政府决策中具有重要作用。

科技查新在科研学风建设上发挥作用。加强科研诚信,避免学术不端,可以基于科技查新,紧紧围绕高校学术、科研工作,在科学研究的各个关键节点发挥科研诚信保障作用,监督、防范并及时补救科研不端行为,同时对科研活动进行权益保护。

第三节 学术论文的撰写

学术论文是某一学术课题在实验性、理论性或观测性上具有新的科学研究成果或创新见解的科学记录,或是某种已知原理应用于实际取得新进展的科学总结。其内容应有所发现、有所发明、有所创造、有所前进,而不是重复、模仿、抄袭前人的工作。学术论文是科学知识更新、传播和交流的主要形式之一,常在学术会议上宣读、交流或讨论,或在学术刊物上发表,或作为其他用途的书面文件。学术论文撰写是科研人员必须具备的基本功,只有掌握写作的基础知识和要领,才能写出高质量、高水平的学术论文。

一、学术论文的类型

学术论文按照不同分类标准可以划分为不同的类型,主要按照学科类别、研究方向、研究内容、研究方法、写作目的等划分。论文分类有助于论文作者根据不同选题,整体把握学术论文结构,指导和完善论文写作。

(一) 按照学科类别划分

1. 社会科学论文 又称社科论文,是关于研究并阐述各种社会现象及其发展规律的论文,常见的有政治学、经济学、社会学、心理学、宗教学等学科论文。

2. 自然科学论文 又称科技论文,是关于研究自然界物质形态、结构特点和运动规律的论文,常见的有数学、物理学、化学、医学、农业科学等基础科学和应用技术科学的论文。

(二) 按研究方向划分

1. 事实研究论文 是关于某一学术问题真实情况的研究总结的论文。

2. 方法研究论文 是关于某一实践问题具体程序的研究的论文,包括技术方法、思维方法方面的研究。

3. 价值研究论文 是关于衡量评价某一学术问题,或对某一学术成果的积极作用和意义进行评估的论文。

(三) 按研究内容划分

1. 理论研究论文 是关于揭示事物本质与规律,进行理论知识研究的论文。

2. 应用研究论文 是关于如何将各学科的知识转化为专业技术和生产技术,直接服务于社会的论文。

(四) 按研究方法划分

1. 理论型论文 是关于运用理论证明、理论分析、数学推理等研究方法,进一步获得科研成果的论文。

2. 实验型论文 是关于运用实验方法开展实验研究,进一步获得科研成果的论文。

3. 描述型论文 是关于运用描述、比较、说明等方法,对新发现的事物或现象开展研究,进一步获得科研成果的论文。

(五) 其他划分方法

1. 按资料来源划分 可分为取材于作者直接经验的原始报告类论文和来源于中外古

今文献的文献研究类论文。

2. 按论文用途划分　可分为专题学术论文和学位论文(包括学士论文、硕士论文、博士论文)。

3. 按学术专题划分　医学论文可分为理论著述、学术争鸣、临床报道、经验总结、实验报告、医案医话、病例讨论、调查报告、文献综述等。多数医学类专业期刊设置相关专栏。

二、学术论文的质量要求

学术论文撰写是从感性认识向理性认识的转变过程,是研究成果转化的必经过程。高质量的学术论文应该满足以下要求:

(一) 科学性

科学性指学术论文科研设计合理、数据准确、推理论证严谨,符合科学规律,能够客观反映科研的过程及结果,内容绝对真实,论据充分可靠,表述准确无误,具有严密的逻辑性,经过反复论证具有稳定性。这是学术论文的最基本要求,是科研论文的核心。

(二) 创新性

创新性是学术论文的灵魂,是衡量论文质量高低和价值大小的关键,也是衡量科研工作水平的重要标准,要反映出科学研究中的新观点、新理论、新方法、新成果等,可以是前所未有的开创性工作,也可以是前人工作基础上的新发现或新应用等,要在同类研究领域中具有独创性、先进性、新颖性。

(三) 实用性

实用性指学术论文要在理论上、方法上或技术上具有可实际应用的价值,产生社会效益和经济效益,不能是不切合实际的空谈。医学学术论文更要注重通过基础或临床医学研究,解决医学实践中存在的问题。

(四) 可读性

可读性指学术论文必须结构合理,文字表达准确,条理清楚,重点突出,语句简洁流畅,计量单位等符合国家标准和有关行业规范化要求,写作方法和行文格式要规范、叙述严谨、数据准确。

此外,医学论文常涉及实验动物、志愿者和患者,必须严格遵守医学伦理道德,必须严格遵守国际公认的伦理学准则。

三、学术论文的选题和写作前准备

(一) 选题要领

选题是撰写学术论文的第一步,正确选题可明确课题研究目标、方向和内容。选择一个有价值、适合个人研究能力、客观条件良好的研究课题,是每项科研工作者的工作起点,也是决定学术论文成功与否的关键环节。选题不当是学术论文撰写的先天致命伤。选题应目的明确、方法科学、水平先进、具有创新性、现实条件可行。

1. 充分文献调研　科研工作要解决的问题不是空中楼阁,而是实践中遇到的最基本问题。撰写学术论文之前要求认真查阅调研文献,进一步明确选题的研究背景、研究意义、国内外研究现状及研究中存在的不足或空白,突出选题的创新性,使题目选得具体、明确、集中、针对性强。文献调研要求全面、准确。

2. 创新性原则　创新性是科学研究的固有特性。在选题过程中,要深入了解科研课题历史进程和研究现状,在前人研究基础上寻求突破点,如对前人涉猎较少的研究内容,可以提出新观点、新看法,发现新规律;前人对课题虽已有过研究,但成果很少,可补充新研究内容,拓宽研究范围,加深研究程度,补充新成果或以昭示其学术创新价值。

3. 可行性原则 选题的可行性指研究者应充分考虑是否具备实现的主、客观条件。要注意科研选题的技术指标、实施方案是否可行,研究者的知识结构、学术水平、科研能力及实验环境、设备条件、图书资料是否能够满足需要,所需经费是否充足等,这些均是保证课题正常进行的重要条件。另外,研究人员要扬长避短,根据个人特长、专业、资料积累程度和科研能力来选择大小适中、难易适度的题目,争取在短时间内做出成果。避免选题过大、过难,经费、时间、研究条件等客观条件影响研究全面细致地开展,不能取得预期成果。

4. 效益性原则 选题的效益性指选题时要提前考虑预期成果和可能取得的效益,注重兼顾社会效益与经济效益,具有远期效益的课题可能在今后的几十年甚至更长时间内被人类所利用。争取花最低的代价,取得最大的效益。

(二)写作前的准备

1. 搜集齐备的资料 写作的质量主要取决于资料是否充实、准确、可靠和全面。写作前要通过资料分析,达到逻辑上的升华,提炼出论文的主题;动笔写作后又要靠资料来支撑论文的主题。

(1)资料搜集的内容:①有启发性的论点、主张和见解,应完整摘录作为立论的参考;②选择摘录支持论点的典型、新颖的材料,作为阐述论点时参考;③摘录观点相反或有争议的资料及扼要摘录论证方法。此外,在搜集阅读资料过程中的心得体会,实验观察中的新发现、新数据更应随时记录下来,这具有重要意义。

(2)资料搜集的方法与途径:①亲自进行试验或考察,把测量到的数据与观察到的现象详细记录下来;②通过文献检索有计划地进行文献资料的调研收集。

收集记录下来的材料往往出现杂乱无章、量偏大的情况,真正在学术论文中引用的只是其中一部分,必须仔细整理加工,要善于鉴别材料,去伪存真,以免以讹传讹。常用的方法是比较法,需要比较论文的观点与材料间有无矛盾,能否自圆其说;试验中的数据能否经得起重复等。在收集材料过程中还应当注意,收集材料是一个长期的过程,要注意点滴的积累;不满足于第二手材料,要尽可能去查阅第一手材料,引文更需核实原文,不能道听途说。

2. 谋篇构思,拟写提纲 这是写作前的一个重要环节。

(1)谋篇构思:①若要使论文写得条理清晰、脉络分明,必须有一条贯穿全文始终的主题,谋篇构思就是要围绕主题开展,为主题服务;②构思论文布局要力求结构统一完整,有时需要按时间顺序写,有时又会需要按地域(空间)顺序来写,更多的是要按照逻辑关系编写,不论何种情形都应使结构保持合理,连贯完整;③在构思过程中要始终考虑到读者对象,多做读者分析,有了清晰的读者对象,才能有效地展开构思,顺利地确定立意、选材及表达的角度。

(2)拟写提纲:①确定论文的标准目录,用最简洁的语言概括文章的内容,写出主题句,确定全文的主题;②考虑全面,如从几个方面,以什么顺序来表述基本论点,形成论文的逻辑骨架;③逐项考虑每个论点下的观点,安排分段,最好能写出段的论点句;④将准备好的材料按构思的顺序标好序号,排列整齐备用;⑤根据论文的内容考虑篇幅的长短,分配论文各部分的大体字数;⑥全面检查整个提纲,做进一步的调整。

3. 安排写作顺序 无论采用哪种写作顺序,都要按照拟定的写作提纲进行,这样才能达到分而不乱的效果,从而保证写作的质量,提高论文写作的效率。

(1)从引文前言写起:从引言写起,然后从正文到结论。这样写合乎人们的思维过程,即提出问题→分析问题→解决问题。这种撰写方法有一定的难度。

(2)从正文写起:从正文写起即先写正文,再写结论,最后写引言。这样写的优点是:可以先集中精力把正文主体部分写好,正文写充实了,结论自然就出来了,最后写引言就容易得多,且可以写得更贴切充实。

(3)从结论写起:结论是作者比较熟悉的部分,因为是作者经历的实践过程,印象也比较深刻。采用这一写作策略,可将大篇论文分割为若干小块,篇幅较小自然容易处理。有了结论之后,再论述这个结论是怎样得出来的,也是顺理成章的,最后写引言部分,交代研究背景、暗示研究成果。

在执笔写作过程中,还常遇到如下问题:一是按提纲去写,有时会难以进展,或因论述的对象不够明确,或因引用的材料不够恰当等,这就需要重新考虑提纲,修改提纲,甚至重新考虑全部提纲。出现这种情况,说明对问题的研究有了新的进展。二是执笔中断。无论论文篇幅长短,都不可能在两三小时内完成,必定会出现自然停笔和干扰停笔,要在中断的地方做个记号,便于前后衔接。此时写作提纲的作用凸显。

四、学术论文的基本结构

为便于学术论文被信息系统收集贮存、加工检索和交流传播,学术论文撰写更加规范化、标准化,我国相继颁布了《科学技术报告、学位论文和学术论文的编写格式》(GB 7713—1987)、《文后参考文献著录规则》(GB/T 7714—2005)、《学位论文编写规则》(GB/T 7713.1—2006)、《科技报告编写规则》(GB/T 7713.3—2009)等国家标准。可遵守的国际标准有《文献工作——期刊的编排格式》(ISO 8-1977)等,医学论文有《生物医学期刊投稿的统一要求》(即温哥华协议)。在撰写过程中应当遵循国家标准或国际有关标准和规定。根据现行国际、国家有关标准,学术论文的基本格式一般应包括以下部分:

(一)前置部分

1. 题名　题名又称题目或标题,是以最恰当、最简明的词语反映研究对象、手段、方法与结果等关键性实质内容,是文章内容的集中概括,能够起到画龙点睛的作用,需避免不必要的形容词、公式、代号及其他无实质内容的词语。中文标题一般不宜超过 20 个汉字,外文题名一般不宜超过 10 个实词。为使题名主题更加清晰、信息完备,可加副标题,在主标题后用圆括号或破折号表示。

2. 著者署名　《中华人民共和国著作权法》规定:"署名权,即表明作者身份,在作品上署名的权利。"论文著者署名一般包括著者姓名、单位、邮政编码等信息。论文署名应遵循实事求是、科学道德的原则,应是课题的设计者和主要执行者,或组织、指导或实际参加研究工作,或参加论文的讨论、撰写工作,或部分参加研究但是对文章内容负责并具有答辩能力的人。署名作者对论文负有学术责任和法律责任。署名顺序应按照承担责任和贡献大小顺序依次排列。

3. 摘要　摘要又称内容提要或文摘,是正文的高度浓缩,是简明、准确、完整记述论文主要内容的短文,不加任何注释和评论,具有独立性、自含性、准确性、完整性、概括性和简练性,字数宜控制在 300 字之内。目前医学论文摘要一般包括研究的目的、方法、结果、结论四个要素。研究目的要简明扼要,突出论文的主题内容。研究方法要具体、明确地描述研究所采用的方法、途径、对象、仪器等。研究结果是研究中所发现的新技术、新方法,取得的新成果等,一般在文章中要列出重要数据,说明其可信度。结论是客观、肯定地根据研究的目的和结果说明结论性观点。

4. 关键词　关键词是从题名、摘要、正文中提取的,能够反映论文主题内容,具有实质意义的单词或词组。医学论文关键词多采用规范的医学主题词,尽可能选用《医学主题词表》《中国中医药学主题词表》中的术语,以便于检索与交流。学术论文一般选取 3~8 个关键词,最多不超过 10 个。关键词之间可用逗号、分号或空格隔开(每种期刊的具体形式略有差异)。

(二) 主体部分

1. 引言　又称前言、序言、导言等,主要用来说明论文的主旨和目的,对论文全文具有提纲挈领、引导读者思路的作用。主要包括论文研究的缘起、目的、理由、背景及其在相关领域里的地位、作用和意义等。要求高度精炼,言简意赅,观点鲜明,开门见山,直奔主题,避免文字冗长。一般引言字数约占全文字数的 10%。

2. 正文　是学术论文的主体部分,是体现课题研究成果和学术水平的核心环节,应详细记述作者解决问题的全过程,要做到内容充实、实事求是、论证明确,占据整篇论文篇幅最大。为了使论文的正文部分做到层次分明、脉络清晰、逻辑完整,常将其分几个大段落进行撰写。

(1) 材料与方法:介绍课题中研究对象、所用的材料、方法和基本过程,是文章论据的主要内容。如在临床医学论文中,材料与方法包括病例选择标准、病例一般资料(患者基本情况、症状和体征、检查结果、诊断标准、诊断结果)、治疗方法(患者分组、治疗方案、疗程)、疗效观察、疗效评定标准等。医学实验研究论文的材料与方法包括实验对象与分组、仪器与设备、干预措施、实验方法、实验步骤、统计学分析等。

(2) 结果:是通过科学研究手段获得的实验数据等详尽而具体的研究成果,是论文的核心部分,能够直接反映论文的学术价值和研究水平。结果应与“材料与方法”的内容相互对应,将研究、观察、测定后的原始资料和数据,经过统计分析后,科学、真实地表达必要的实验结果。量和单位要求采用国际标准,注意大小写。通常可采用表、图结合文字进行表达,简明易懂,便于分析比较。

(3) 讨论:讨论是论文主题部分的精华,主要是根据研究目的,对课题研究结果进行分析归纳后,做出的科学解释、建议或假设,揭示研究结果的理论与实践意义,体现了论文的科学性、先进性和作者的分析水平。要尽可能地突出论文的创新点,文字表述要准确、严谨。讨论撰写的成功与否,关系到论文结果能否被他人认可和接受。

除此之外,社会科学类的学术论文多是议论文,其结构样式繁多,表达方式灵活,不拘泥于某一种模式。

3. 结论　结论又称小结、结语等,是根据研究结果和讨论对全文做出的高度概括性论断和科学总结。明确回答引言中所提出的问题,指出研究解决了什么问题、有什么新发现、对前人的研究和见解做了哪些修正、补充、发展、证实或否定,以及指出当前研究领域存在的主要问题,及作者本人今后对该研究所提出的改进意见、建议和设想。写作要客观准确、逻辑严谨、观点鲜明、文字精炼。

(三) 结尾部分

1. 参考文献　是撰写学术论文的重要依据材料,文章中所列文献应是作者直接引用的、在正式出版物上公开发表的、读者能够查阅到的与研究内容密切相关的文献。凡参考、引用文献要在正文中按出现的先后顺序用角码标注,并于文后列出相应文献的来源和出处。列出参考文献的目的是佐证作者观点,充分反映作者立论的科学依据,也是对原作者的尊重,同时向读者提供有关信息的准确来源,以便读者在需要时查阅、核对或进行深入研究使用。

2. 致谢　是论文写作结束的感谢语,是学术论文常见的项目之一,但不是必有项目。致谢一般置于论文结论之后、参考文献之前,是作者用书面形式,对在课题研究、论文撰写过程中给予帮助或支持的单位或基金项目或个人表示感谢。致谢要求语言诚恳、恰当、简短。

五、文献综述撰写与投稿

文献综述是在收集、阅读、整理某一领域大量专题文献资料后,通过综合分析而写成的综合性评述,具有文献性、时限性和专题性的特点,属于三次文献,可分为叙述性综述和评论性综述。文献综述绝不是对文献线索的简单堆砌,而是能反映科学研究的新水平、新技术、新成就和新发现,提供大量相关的信息启发思路,为选题和设计等科研工作提供文献支撑。因此,文献综述撰写要对相关领域的原始文献资料内涵深刻理解,提炼其中的共同观点、实验结果和方法,按照一定思路加以综合、概括、分析。

(一) 文献综述的格式

文献综述是一类特殊的学术论文,在写作格式上常省略学术论文部分项目,但必须包括引言、主体、总结和参考文献四部分。

1. 引言　简要说明写作的目的、明确相关概念、限定综述范围、提出研究主题及有关问题的现状或争论的焦点等。引言字数一般控制在 300 字左右,要简明扼要,开门见山,使读者对综述主题有一个初步的整体认识。

2. 主体　是全文的主要部分,包括综述的全部论据及论证的主要内容。常以综合概括的论点开头,继之以各家的研究观点、实验结果或相关数据为论据展开层次论证,阐明有关问题的历史背景、研究现状和发展趋势等。常根据内容的多少划分为若干部分、若干层次,可按年代顺序、各家观点等分别撰写。每一部分论述设小标题,段与段之间保持内在的逻辑联系。

3. 总结　根据收集到的相关文献概括主体部分的主要内容,经过比较、分析得出结论,提出目前存在的主要问题、今后的发展趋势及对前景的展望,最好能够提出独到的见解与观点。

4. 参考文献　是综述的重要组成部分,是撰写综述的重要科学依据,体现了作者严谨的治学态度,也为读者查阅原始文献资料提供线索,不能随意省略。一般情况下按参考文献格式要求,列出由作者直接引用的、具有重要价值的代表性和新颖性的公开发表的文献。

(二) 文献综述的撰写

1. 选题　要有明确的目的性,可根据所学专业或从事科学研究的范围,寻找需要研究、解决的问题,或者与其密切相关的课题,一般不宜过大。如果处于起步阶段,先选择一些较小的题目开始,查阅文献数量相对较少,便于整理和分析。

2. 收集阅读文献　是撰写综述的基础,查阅文献是撰写综述的关键环节。在确定综述题目后,要围绕题目收集和阅读一定数量的文献资料。收集文献要求充分利用图书馆资源、网络资源全面查找、收集一定时间段的原始文献,以近年资料为主,注意收集文献的时效性。阅读文献时要先文摘后全文,先粗读后精读,尤其精读自己研究领域的相关内容,注意在整理资料过程中总结经验或要点。

3. 整理归纳分析文献　是撰写综述的重要组成部分。在阅读时要摘录原始文献中的精髓,为撰写综述提供支撑材料。记录文献的作者、题名、刊名、年、卷、期、页码,剖析核心内容、主要资料、数据和观点等,尽可能使资料全面、准确。在此基础上,细致分析文献,发现重要信息线索,进一步深入研究和思考,最终经过整理、归纳、分析得出整体结论。具体内容可先拟定提纲,按照主题逻辑顺序分解为子题目或细目进行撰写。

(三) 文献综述的投稿

文献综述撰写完成后要有针对性地选择学术期刊投稿。需要仔细甄别每种刊物的办刊方向和侧重点及特色,提高投稿的成功率。论文投稿一般有以下步骤:

1. 所交稿件要达到齐、清、定　文献综述稿件在投稿之前应该按所投期刊的要求誊写或打印清楚。"齐"就是齐全、整齐,全部文稿(包括插图、照片等,以及有关附件)一次交齐。"清"就是要稿面清洁、誊写清楚、字迹清晰、段落分明,利于排版校对。"定"就是稿件内容质量臻于完善,要求交稿即定稿,不宜在以后做较大的删改和增减。一般作者需要在投稿前进行校对、通查全稿,认真审核后方可投稿。

2. 了解稿件投寄的对象　投稿前认真阅读所投刊物的简介,事先熟悉、了解所投刊物的办刊特色、类别、学术水平、读者范围等,有的放矢地投稿。按照"投稿须知"规定的格式撰写或修改。

3. 投稿方式　论文的投稿目前主要利用期刊的网络投稿系统,按照系统提示的方法与步骤进行投稿。也可以通过 E-mail 或邮局寄送方式投稿。

4. 投稿注意事项

(1)作者投稿时注意不要涉密、泄密,稿件要发送给编辑部,不要发送给个人。

(2)作者要及时了解编辑部对稿件的处理情况,及时跟进处理进度。

(3)杜绝一稿多投,重复发表不仅有损作者的声誉,而且影响期刊的质量。

(4)如在收稿通知规定的日期内未被刊用,稿件可自行处理。

(5)如果稿件被刊物退回,应重新细致审订稿件,经过认真思考、修改后改投他刊。

🪷 思政元素

发表学术论文"五不准"

2015 年 11 月,由中国科协、教育部、科技部、卫生计生委、中科院、工程院、自然科学基金会关于印发《发表学术论文"五不准"》的通知,对发表学术论文进行了进一步明确的规范和要求。

(一) 不准由"第三方"代写论文。科技工作者应自己完成论文撰写,坚决抵制"第三方"提供论文代写服务。

(二) 不准由"第三方"代投论文。科技工作者应学习、掌握学术期刊投稿程序,亲自完成提交论文、回应评审意见的全过程,坚决抵制"第三方"提供论文代投服务。

(三) 不准由"第三方"对论文内容进行修改。论文作者委托"第三方"进行论文语言润色,应基于作者完成的论文原稿,且仅限于对语言表达方式的完善,坚决抵制以语言润色的名义修改论文的实质内容。

(四) 不准提供虚假同行评审人信息。科技工作者在学术期刊发表论文如需推荐同行评审人,应确保所提供的评审人姓名、联系方式等信息真实可靠,坚决抵制同行评审环节的任何弄虚作假行为。

(五) 不准违反论文署名规范。所有论文署名作者应事先审阅并同意署名发表论文,并对论文内容负有知情同意的责任;论文起草人必须事先征求署名作者对论文全文的意见并征得其署名同意。论文署名的每一位作者都必须对论文有实质性学术贡献,坚决抵制无实质性学术贡献者在论文上署名。

(吕　峰　李永乐　郭　乐)

复习思考题

1. 简述文献管理软件桌面版和 Web 版的异同。

2. 简述科技查新与文献检索的区别与联系。

3. 简述科技查新的应用。

4. 简述高质量论文应该具备哪些基本要求。

5. 撰写论文的格式包括几部分? 各部分主要包括哪些内容?

A. Anatomy
    A01. Body Regions
    A02. Musculoskeletal System
    A03. Digestive System
    A04. Respiratory System
    A05. Urogenital System
    A06. Endocrine System
    A07. Cardiovascular System
    A08. Nervous System
    A09. Sense Organs
    A10. Tissues
    A11. Cells
    A12. Fluids and Secretions
    A13. Animal Structures
    A14. Stomatognathic System
    A15. Hemic and Immune Systems
    A16. Embryonic Structures
    A17. Integumentary System
    A18. Plant Structures
    A19. Fungal Structures
    A20. Bacterial Structures
    A21. Viral Structures

B. Organisms
    B01. Eukaryota
    B02. Archaea
    B03. Bacteria
    B04. Viruses
    B05. Organism Forms

C. Diseases
    C01. Infection

A. 解剖
    A01. 身体各部位
    A02. 肌肉骨骼系统
    A03. 消化系统
    A04. 呼吸系统
    A05. 泌尿系统
    A06. 内分泌系统
    A07. 心血管系统
    A08. 神经系统
    A09. 感觉器官
    A10. 组织
    A11. 细胞
    A12. 体液和分泌物
    A13. 动物结构
    A14. 口颌系统
    A15. 血液和免疫系统
    A16. 胚胎结构
    A17. 皮肤系统
    A18. 植物结构
    A19. 真菌结构
    A20. 细菌结构
    A21. 病毒结构

B. 有机体
    B01. 真核生物
    B02. 古细菌
    B03. 细菌
    B04. 病毒
    B05. 生物形式

C. 疾病
    C01. 感染

C04. Neoplasms

C05. Musculoskeletal Diseases

C06. Digestive System Diseases

C07. Stomatognathic Diseases

C08. Respiratory Tract Diseases

C09. Otorhinolaryngologic Diseases

C10. Nervous System Diseases

C11. Eye Diseases

C12. Male Urogenital Diseases

C13. Female Urogenital Diseases and Pregnancy Complications

C14. Cardiovascular Diseases

C15. Hemic and Lymphatic Diseases

C16. Congenital, Hereditary, and Neonatal Diseases and Abnormalities

C17. Skin and Connective Tissue Diseases

C18. Nutritional and Metabolic Diseases

C19. Endocrine System Diseases

C20. Immune System Diseases

C21. Disorders of Environmental Origin

C22. Animal Diseases

C23. Pathological Conditions, Signs and Symptoms

C24. Occupational Diseases

C25. Chemically-Inducted Disorders

C26. Wounds and Injuries

D. Chemicals and Drugs

D01. Inorganic Chemicals

D02. Organic Chemicals

D03. Heterocyclic Compounds

D04. Polycyclic Compounds

D05. Macromolecular Substances

D06. Hormones, Hormone Substitutes, and Hormone Antagonists

D08. Enzymes and Coenzymes

D09. Carbohydrates

D10. Lipids

D12. Amino Acids, Peptides, and Proteins

D13. Nucleic Acids, Nucleotides, and Nucleosides

D20. Complex Mixtures

D23. Biological Factors

D25. Biomedical and Dental Materials

C04. 肿瘤

C05. 肌肉骨骼系统疾病

C06. 消化系统疾病

C07. 口颌疾病

C08. 呼吸道疾病

C09. 耳鼻喉疾病

C10. 神经系统疾病

C11. 眼疾病

C12. 男性泌尿生殖器疾病

C13. 女性泌尿生殖器疾病和妊娠并发症

C14. 心血管系统疾病

C15. 血液和淋巴系统疾病

C16. 先天性、遗传性、新生儿疾病与畸形

C17. 皮肤和结缔组织疾病

C18. 营养和代谢疾病

C19. 内分泌系统疾病

C20. 免疫系统疾病

C21. 源于环境的疾病

C22. 动物疾病

C23. 病理状态、体征和症状

C24. 职业病

C25. 化学诱导性疾病

C26. 创伤和损伤

D. 化学品和药物

D01. 无机化合物

D02. 有机化合物

D03. 杂环化合物

D04. 多环化合物

D05. 大分子物质

D06. 激素、激素代用品和激素拮抗剂

D08. 酶和辅酶

D09. 糖类

D10. 脂类

D12. 氨基酸、肽和蛋白质

D13. 核酸、核苷酸和核苷

D20. 复合物

D23. 生物因子

D25. 生物医学和牙科材料

D26. Pharmaceutical Preparations

D27. Chemical Actions and Uses

E. Analytical, Diagnostic and Therapeutic Techniques, and Equipments

    E01. Diagnosis

    E02. Therapeutics

    E03. Anesthesia and Analgesia

    E04. Surgical Procedures, Operative

    E05. Investigative Techniques

    E06. Dentistry

    E07. Equipment and Supplies

F. Psychiatry and Psychology

    F01. Behavior and Behavior Mechanisms

    F02. Psychological Phenomena

    F03. Mental Disorders

    F04. Behavioral Disciplines and Activities

G. Phenomena and Processes

    G01. Physical Phenomena

    G02. Chemical Phenomena

    G03. Metabolism

    G04. Cell Physiological Phenomena

    G05. Genetic Phenomena

    G06. Microbiological Phenomena

    G07. Physiological Phenomena

    G08. Reproductive and Urinary Physiological Phenomena

    G09. Circulatory and Respiratory Physiological Phenomena

    G10. Digestive System and Oral Physiological Phenomena

    G11. Musculoskeletal and Neural Physiological Phenomena

    G12. Immune System Phenomena

    G13. Integumentary System Physiological Phenomena

    G14. Ocular Physiological Phenomena

    G15. Plant Physiological Phenomena

    G16. Biological Phenomena

    G17. Mathematical Concepts

D26. 药物制剂

D27. 化学活性和应用

E. 分析、诊断、治疗技术和设备

    E01. 诊断

    E02. 治疗

    E03. 麻醉和镇痛

    E04. 外科操作、外科

    E05. 研究技术

    E06. 牙科

    E07. 设备和供应

F. 精神病学和心理学

    F01. 行为和行为机制

    F02. 心理现象

    F03. 精神疾病

    F04. 行为训练和活动

G. 现象与操作

    G01. 物理现象

    G02. 化学现象

    G03. 新陈代谢

    G04. 细胞生理现象

    G05. 遗传现象

    G06. 微生物现象

    G07. 生理现象

    G08. 生殖和泌尿生理现象

    G09. 循环和呼吸生理现象

    G10. 消化系统和口腔生理现象

    G11. 肌肉骨骼和神经生理现象

    G12. 免疫系统现象

    G13. 皮肤系统生理现象

    G14. 视生理现象

    G15. 植物生理现象

    G16. 生物现象

    G17. 数学概念

H. Disciplines and Occupations
    H0l. Natural Science Disciplines
    H02. Health Occupations

I. Anthropology, Education, Sociology, and Social Phenomena
    I01. Social Sciences
    I02. Education
    I03. Human Activities

J. Technology, Industry, and Agriculture
    J01. Technology, Industry, and Agriculture
    J02. Food & Beverages
    J03. Non-Medical Public and Private Facilities

K. Humanities
    K01. Humanities

L. Information Science
    L01. Information Science

M. Named Groups
    M01. Persons

N. Health Care
    N01. Population Characteristics
    N02. Health Care Facilities, Manpower, and Services
    N03. Health Care Economics and Organizations
    N04. Health Services Administration
    N05. Health Care Quality, Access, and Evaluation
    N06. Environment and Public Health

V. Publication Characteristics
    V01. Publication Components
    V02. Publication Formats
    V03. Study Characteristics
    V04. Support of Research

Z. Geographicals
    Z0l. Geographic Locations

H. 学科和职业
    H01. 自然科学
    H02. 卫生职业

I. 人类学、教育、社会学和社会现象
    I01. 社会科学
    I02. 教育
    I03. 人类活动

J. 技术、工业、农业
    J01. 技术、工业和农业
    J02. 食物和饮料
    J03. 非医疗公共和私人设施

K. 人文科学
    K01. 人文科学

L. 信息科学
    L01. 信息科学

M. 命名群体
    M01. 人群

N. 卫生保健
    N01. 人口特征
    N02. 卫生保健设施、人力和服务
    N03. 卫生保健经济和组织
    N04. 卫生服务管理
    N05. 卫生保健质量,实施和评估
    N06. 环境与公共卫生

V. 出版特征
    V01. 出版构成
    V02. 出版形式
    V03. 研究特征
    V04. 研究支持

Z. 地理学
    Z01. 地理位置

附录二　MeSH 副主题词使用范围

目前 MeSH 词表中共有 79 个副主题词,其作用是对主题词进行限定,以提高主题词的专指度。并非每一个副主题词都能与所有的主题词组配,而只能与括号中指出的类目中的主题词组配。

1. Abnormalities(A01-05,A07-10,A13,A14,A16,A17)AB,abnorm,畸形

与器官组配,表明因先天性缺陷而致器官的形态改变。亦用于动物畸形。

2. Administration & Dosage(D)AD,admin,投药和剂量

与药物组配,表明其剂型、给药途径、次数、用药时间、药品数量及这些因素的作用。

3. Adverse Effects(A18,D,E02-04,E06,E07,J02)AE,adv eff,副作用

与药物、化学物质、生物制品、物理制剂或各种制品组配,表明其在以诊断、治疗、预防或麻醉为目的,正常用量或可接受的剂量情况下所出现的不良反应;也与各种诊断、治疗、预防、麻醉、手术或其他技术操作组配,表明因操作而引起的副作用或并发症。不包括禁忌证(用"禁忌证")。

4. Agonists(D01-04,D06,D09-10,D12-13,D23)AG,agon,激动剂

与化学物质、药物、内源性物质组配,表明这些物质对受体具有亲和力及内在活性作用。

5. Analogs & Derivatives(D03)AA,analogs,类似物和衍生物

与药物及化学物质组配,表明具有相同的母体分子或相似的电子结构,但其他的原子或分子不同(增加或取代)的物质。在 MeSH 中无此专指的化学物质主题词或合适的化学结构族主题词时使用。

6. Analysis(D)AN,anal,分析

用于一种物质的成分或其代谢产物的鉴定或定量测定,包括对空气、水或其他环境媒介物的分析。对组织、肿瘤、体液、有机体和植物的化学分析,用"化学"。对血液、脑脊液和尿中物质的分析,分别用"血液""脑脊液(cerebrospinal)"和"尿"。

7. Anatomy & Histology(A01-05,A07-10,A13-14,A16-18,B01)AH,anat,解剖学和组织学

与器官、部位及组织组配,表明其正常解剖学和组织学。也与动、植物组配,表明其正常解剖学及结构。

8. Antagonists & Inhibitors(D01-06,D08-10,D12-13,D23)AI,antag,拮抗剂和抑制剂

与药物、化学物质、内源性物质组配,表明在生物效应上与其有相反作用机制的物质或制剂。

9. Biosynthesis(D06,D08-09,D12-13,D23)BI,biosyn,生物合成

与化学物质组配,表明其在有机体内、活细胞内或亚细胞成分中的形成。

10. Blood(C,D01-D04,D06,D08-10,D12-13,D20,D23,D27,F03)BL,blood,血液

与化学物质和药物组配,用于表明血液中各种物质的存在或分析。与疾病组配,表明疾病状态时的血液检查和血液变化。但不包括血清诊断和血清学,血清诊断用"诊断",血清学用"免疫学"。

11. Blood Supply(A01-05,A08-10,A13-14,A16-17,C04)BS,blood supply,血液供给

与器官、身体部位组配,如无专指的血管主题词时,可与某器官、部位的动脉、毛细血管及静脉系统组配,表明通过器官内的血流。

12. Cerebrospinal fluid（C，D01-04，D06，D08-10，D12-13，D20，D23，D27，F03）CF，csf，脑脊液

与化学物质和药物组配，表明脑脊液中物质的存在和分析；与疾病组配，表明疾病状态时脑脊液的检查和变化。

13. Chemical Synthesis（D02-06，D08-10，D12-13，D20，D25-27）CS，chem syn，化学合成

与化学物质和药物组配，表明体外分子的化学制备。生物体、活细胞内或亚细胞内化学物质的形成，用"生物合成"。

14. Chemically Induced（C01-20，C22-23，C26，F03）CI，chem ind，化学诱导

与疾病组配，表明由内源性或外源性物质引起的人或动物的生物学现象、疾病、综合征、先天性畸形或症状。

15. Chemistry（A02-21，B，C04，D）CH，chem，化学

与化学物质、生物或非生物物质组配，表明其组成结构、特点和性质；与器官、组织、肿瘤、体液、有机体和植物组配，表明其化学成分和物质含量。物质的化学分析和测定用"分析"、物质的合成用"化学合成"、物质分离和提纯用"分离和提纯"。

16. Classification（A11，A15，A18-21，B，C，D，E01-07，F03，H，I02-03，J，M，N02-04）CL，class，分类

用于分类学的、体系的、等级的分类系统。

17. Complications（C，F03）CO，compl，并发症

与疾病组配，表明两种病同时存在或相继存在的状况，即同时存在的疾病、并发症或后遗症。

18. Congenital（C01-12，C14-15，C17，C19-26）CN，congen，先天性

与疾病组配，表明出生时或出生前（通常情况下）就存在的疾病。但不包括形态学畸形和分娩时的损伤，后两者分别用"畸形"和"损伤"。

19. Cytology（A2-10，A12-19，B01-03，B05）CY，cytol，细胞学

与器官、部位、有机体组配，用于表明单细胞或多细胞有机体的细胞形态学。

20. Deficiency（D06，D08，D12）DF，defic，缺乏

与内源性和外源性物质组配，表明其缺乏或低于有机体或生物系统的正常需要量。

21. Diagnosis（C，F03）DI，diag，诊断

与疾病组配，表明诊断的各个方面，包括检查、鉴别诊断及预后。但不包括使用"影像诊断"的成像技术（如放射照相术、闪烁扫描术和超声检查）进行诊断。

22. Diagnostic Imaging（C，F03）DG，DIAG，影像诊断

用于解剖结构的可视化或疾病的诊断。常用的成像技术包括放射成像、放射性核素成像、热成像、体层摄影和超声成像。

23. Diet Therapy（C，F03）DH，diet ther，饮食疗法

与疾病组配，表明对疾病所做的饮食和营养安排。不包括维生素或矿物质的补充（用"药物疗法"）。

24. Drug Effects（A02-21，B，D08，D12，G02-15）DE，drug eff，药物作用

与器官、部位、组织或有机体及生理和心理过程组配，表明药品和化学物质对其产生的作用。

25. Drug Therapy（C，F03）DT，drug ther，药物疗法

与疾病组配，表明通过投给药品、化学物质和抗生素治疗疾病。免疫治疗和用生物制品治疗用"治疗"。

26. Economics（C，D，E，F03，H，I02-03，J，N02-04）EC，econ，经济学

用于任一主题的经济方面，也用于财务管理的各个方面，包括资金的筹集和提供。

27. Education（E4，H，M）ED，educ，教育

与学科、技术和人群组配,表明各领域、学科及各类人群的教育和培训。

28. Embryology(A01-05,A7-10,A13-14,A16-18,B01,C)EM,embryo,胚胎学

与器官、部位和动物组配,表明其在胚胎期或胎儿期的发育;与疾病组配,表明因胚胎因素而引起出生后的疾病。

29. Enzymology(A02-21,B,C,F03)EN,enzymol,酶学

与有机体(除脊椎动物)、器官和组织、疾病组配,表明有机体、器官组织的酶及疾病过程中的酶。但不包括诊断性酶试验(用"诊断")。

30. Epidemiology(C,F03,Z)EP,epidemiol,流行病学

与疾病组配,表明疾病的分布、致病因素和特定人群的疾病特征,包括发病率、患病率和发病周期、地方病和流行病的暴发流行,包括对地理区域和特殊人群发病率的调查和估计;与地理位置组配,表明疾病流行病学方面的地理位置。不包括死亡率(用"死亡率")。

31. Ethics(E01-07,G9,H,I02-03,N02-04)ES,ethics,伦理学

与技术和活动有关的主题词组配,就人类和社会价值进行讨论和分析。

32. Ethnology(C01-21,C23-26,F03,Z)EH,ethnol,人种学

与疾病组配,表明疾病的人种、文化及人类学等方面;与地理位置组配,表明人群的起源地。

33. Etiology(C,F03)ET,etiol,病因学

与疾病组配,表明疾病的致病因素(包括微生物、环境因素、社会因素和个人习惯)及发病机制。

34. Genetics(A18-21,B,C,D06,D08,D12-13,D23,F3,G02-15)GE,genet,遗传学

与有机体组配,表明其遗传和遗传机制,正常的和病理状态下的遗传学基础;与内源性化学物质组配,表明对其遗传学方面,包括对遗传物质的生物化学和分子影响。

35. Growth & Development(A01-05,A07-10,A13-14,A16-19,B)GD,growth,生长和发育

与微生物、植物和出生后动物组配,表明其生长和发育情况;与器官和解剖部位组配,表明其出生后的生长和发育情况。

36. History(C,D,E,F03-04,H,I,J,M,N01-04)HI,hist,历史

用于任何主题的历史方面,包括简要的历史注释,但不包括病史。

37. Immunology(A02-21,B,C,D01-23,D27,F03,G03-15)IM,Immunol,免疫学

与组织、器官、微生物、真菌、病毒和动物组配,表明对其进行免疫学研究;与疾病组配,表明疾病的免疫学方面;与化学物质组配,指作为抗原和半抗原的物质。不包括用于诊断、预防和治疗的免疫学操作,这些分别用"诊断""预防和控制"或"治疗"。

38. Injuries(A01-05,A07,A09-10,A13-14,A16-17)IN,inj,损伤

与解剖学、动物和运动组配,表明其所受的创伤和损坏。不包括细胞损伤,细胞损伤用"病理学"。

39. Innervation(A01-05,A07,A09-10,A13-14,A16-17)IR,innerv,神经支配

与器官、部位或组织组配,表明其神经支配。

40. Instrumentation(E01-05,H)IS,instrum,仪器设备

与诊断或治疗操作、分析技术及专业或学科组配,表明器械、仪器或设备的研制和改进。

41. Isolation & Purification(A21,B02-04,D)IP,isol,分离和提纯

与细菌、病毒、真菌、原生动物和蠕虫组配,表明对其纯株的获取,表明通过 DNA 分析、免疫学和其他方法(包括培养技术)以显示上述有机体的存在或对其进行鉴定;与生物物质和化学物质组配,表明对其成分的分离和提纯。

42. Legislation & Jurisprudence(E04,H,I02-03,M,N02-04)LJ,legis,立法和法学

用于法律、法令、条例或政府法规;也用于法律争议和法庭判决。

43. Manpower（H）MA，man，人力

与学科和规划项目组配，表明其对人员的需求、提供、分配、招聘和使用。

44. Metabolism（A02-21，B，C，D，F03）ME，metab，代谢

与器官、细胞和亚细胞成分、有机体和疾病组配，表明其生化改变及代谢情况。与药品和化学物质组配，表明其分解代谢变化（从复杂分子分解为简单分子）。对于其合成代谢过程（从小分子到大分子的转换），用"生物合成"；对于酶学、药代动力学和分泌，则应分别用"酶学""药代动力学"和"分泌"。

45. Methods（E01-05，H）MT，methods，方法

与技术、操作和规划项目组配，表明其方法。

46. Microbiology（A01-18，A20，B01，C，E07，F03，J02）MI，microbial，微生物学

与器官、动物、高等植物和疾病组配，表明对其进行微生物学研究。对寄生虫、病毒学方面的研究，分别用"寄生虫学""病毒学"。

47. Mortality（C，E02-04，F03）MO，mortal，死亡率

与人类疾病和兽医疾病组配，表明其死亡率统计。由特殊病例引起的死亡用"致死结果（fatal outcome）"。

48. Nursing（C，E02-04，F03）NU，nurs，护理

与疾病组配，表明对疾病的护理和护理技术，包括诊断、治疗和预防过程中的护理作用。

49. Organization & Administration（H，I02，N02，N04）OG，organ，组织和管理

用于行政机构及其管理。

50. Parasitology（A01-18，A20，B01，C，E07，F03，J02）PS，parasitol，寄生虫学

与动物、高等植物、器官和疾病组配，表明其寄生虫因素。在疾病诊断中，寄生虫因素不明确时，不用此副主题词。

51. Pathogenicity（B02-04）PY，pathogen，致病力

与微生物、病毒和寄生虫组配，表明其对人或动物致病能力的研究。

52. Pathology（A01-11，A13-17，A20，C，F03）PA，pathol，病理学

与器官、组织及疾病组配，表明疾病状态时，器官、组织及细胞的结构。

53. Pharmacokinetics（D01-06，D08-10，D12-13，D20，D25-27）PK，pharmacokin，药代动力学

与药品和外源性化学物质组配，表明其吸收、生物转化、分布、释放、转运、摄取和清除的机制和动力学。

54. Pharmacology（D）PD，pharmacol，药理学

与药品和外源性化学物质组配，表明其对活的组织和有机体的作用，包括对物理及生化过程的催化和抑制，以及其他药理作用。

55. Physiology（A，B，D06，D08，D12-13，D23，G02-15）PH，physiol，生理学

与器官、组织和有机体细胞组配，表明其正常功能；与生化物质、内源性物质组配，表明其生理作用。

56. Physiopathology（A01-05，A07-10，A13-14，A16-17，C，F03）PP，physiopathol，病理生理学

与器官和疾病组配，表明疾病状态下的功能异常。

57. Poisoning（A18，D，J02）PO，pois，中毒

与药品、化学物质和工业物质组配，表明上述物质导致的人或动物急、慢性中毒，包括因意外、职业、自杀、误用、环境污染等原因所致的中毒。

58. Prevention & Control（C，F03）PC，prev，预防和控制

与疾病组配，表明增加人和动物的抗病能力（如预防接种），对传播媒介的控制，对环境有害因素

和致病的社会因素的预防和控制,包括对个体的预防措施。

59. Psychology（C,E02-04,E06,F03,I03,M）PX,psychol,心理学

与非精神性疾病、技术及人群名称组配,表明其心理学、精神、身心、心理社会学、行为和感情等方面;与精神性疾病组配,表明其心理方面;与动物组配,表明动物行为和心理学。

60. Radiation Effects（A,B,D,G02-15,J02）RE,rad eff,辐射作用

用于电离和非电离辐射对活的有机体、器官和组织及其组成部分、生理过程产生的作用;也用于辐射对药品和化学物质产生的效应。

61. Radiotherapy（C）RT,radiother,放射疗法

与疾病组配,表明电离和非电离辐射的治疗应用,包括放射性同位素疗法。

62. Rehabilitation（C01-21,C23-26,E04,F03）RH,rehabil,康复

与疾病和外科手术组配,表明个体的功能恢复。

63. Secondary（C04）SC,second,继发性

与肿瘤组配,表明肿瘤转移的继发部位。

64. Secretion（A03-16,A20,C04,D06,D08,D12-13）SE,secret,分泌

用于腺体、组织或器官的完整细胞活动产生的内源性物质,经细胞膜排出进入细胞间隙或管内。

65. Standards［D（除 D23）,E,F04,H,I02,J,N02-04］ST,stand,标准

与设施、人员和规划项目组配,表明对其合适的或可行的标准的制订、测试或应用;与化学物质和药品组配,表明其鉴定标准、质量标准和效率标准,包括工业或职业中的卫生和安全标准。

66. Statistics & Numerical Data（E,F04,H,I02-03,M,N02-04）SN,statist,统计和数值数据

与非疾病组配,表明对特定的数值集合或数值组进行描述。不包括人力分配和物质设备的供应和提供,后两种情况,分别用"人力"和"供应和分配"。

67. Supply & Distribution［D（除 D23）,E07,J02］　SD,supply,供应和分配

与物质、设备、卫生服务和设施组配,表明可能获得的数量和分布情况。但不包括工业和职业性的食品和水的供应。

68. Surgery（A01-05,A07-10,A13-14,A16-17,C,F03）SU,surg,外科手术

与器官、部位、组织组配,表明通过实施手术治疗疾病,包括用激光切除组织。不包括移植术,用"移植"。

69. Therapeutic Use（D）TU,ther use,治疗应用

与药品、生物制品和物理制剂组配,表明其在疾病的预防和治疗中的应用,包括兽医用药。

70. Therapy（C,F03）TH,ther,治疗

与疾病组配,用于表明除药物疗法、饮食疗法、放射疗法和外科手术以外的治疗手段,包括综合治疗。

71. Toxicity（A18,D,J02）TO,tox,毒性

与药品及化学物质组配,表明对其有害作用进行人和动物的实验性研究,包括测定安全界限或测定按不同剂量给药产生的不同反应的研究。也用于对接触环境污染物的实验性研究。

72. Transmission（C01-03,C22）TM,transm,传播

与疾病组配,表明对疾病传播方式的研究。

73. Transplantation（A02-03,A05-11,A13-17,A20）TR,transpl,移植

与器官、组织或细胞组配,表明器官、组织或细胞在同一个体中由一个部位移植到另一个部位,或在同种或异种间进行不同个体间的移植。

74. Trends（E,H,I02-03,N02-04）TD,trends,发展趋势

用于表明事物随时间的推移而发生质变和量变的方式,包括过去、现在和未来的情况。但不包

括对具体患者的疾病过程的讨论。

75. Ultrastructure（A02-11，A13-21，B，C04，D08，D12）UL，ultrastruct，超微结构

与组织、细胞（包括肿瘤）和微生物组配，表明用光学显微镜观察不到的微解剖结构。

76. Urine（C，D01-04，D06，D8-10，D12-13，D20，D23，D27，F03）UR，urine，尿

表明尿液中物质的存在和分析；也表明疾病状态时尿液中物质的变化及尿液检查。

77. Utilization（E01-04，E06-07，N02，N04）UT，util，利用

与设备、设施、规划项目、服务和卫生人员组配，讨论其利用情况（通常用数据），包括讨论利用过度和利用不够。

78. Veterinary（C01-21，C23-26，E01-04，E06-07）VE，vet，兽医学

用于动物自然发生的疾病，也用于兽医学中使用的诊断、预防或治疗操作。

79. Virology（A01-20，B01-03，B05，C，E07，F03，J02）VI，virol，病毒学

与器官、动物、高等植物及疾病组配，表明其病毒学研究。细菌、立克次体和真菌研究用"微生物学"，寄生虫研究用"寄生虫学"。

附录三 《中国中医药学主题词表》副主题词

中医药学副主题词定义或范畴注释、缩写和可组配的主题词类目：

1. 按摩疗法 Massage Therapy［C、F3、TC（TC24 除外）、TF3］At,massage ther

与疾病、症状及证候主题词组配,指用按摩、推拿、捏脊等手法治疗疾病。但穴位按压用"穴位疗法"。

2. 气功疗法 Qigong Therapy［C、F3、TC（TC24 除外）、TF3］QL,qigong ther

与病症、症状、证候主题词组配,指使用气功(如外气)或指导患者练功,以达到治疗疾病的目的。

3. 气功效应 Qigong Effects［A、D6、D8-13、D24、F1-2、G4-12、TA、TF1、TF2、TG7］QX,qigong eff

与器官、组织、内源性物质、生理或心理过程主题词组配,指气功对其产生的效应。

4. 生产和制备 Production & Preparation［TD］SZ,produc

与中草药、中成药、剂型等主题同组配,指其生产、加工、炮制和制备。如为中草药的炮制,应组配主题词"炮制"。

5. 穴位疗法 Acupoint Therapy［C、F3、TC（TC24 除外）、TF3］XL,acupoint ther

与疾病、症状、证候主题词组配,指在穴位上施用各种刺激,如激光、微波、红外线、指压或药物穴位贴敷、穴位注射、穴位埋线、穴位埋药、穴位磁疗等物理、化学刺激方法以治疗疾病。针刺及灸法用"针灸疗法"。

6. 针灸疗法 Acup-Mox Therapy（即 Acupuncture-Moxibustion Therapy）［C、F3、TC（TC24 除外）、TF3］ZL,am ther

与疾病、症状、证候主题词组配,指按照中医理论及经络学说,用针刺、灸法(包括电针、耳针、头针、艾卷灸、艾炷灸等)治疗疾病。但不包括穴位埋藏疗法、激光、微波、穴位按压等非针和灸的穴位疗法及药物穴位贴敷等方法,也不包括穴位注射,上述疗法用"穴位疗法"。用此副主题词一般尚需组配专指的针灸疗法主题词。

7. 针灸效应 Acup-Mox Effects（即 Acupuncture-Moxibustion Effects）［A、D6、D8-13、D24、F1-2、G4-12、TA、TF1-2、TG7］ZX,am eff

与器官、组织、内源性物质、生理或心理过程主题词组配,指针灸对其产生的效应。

8. 中西医结合疗法 TCM-WM Therapy（即 Integrated Chinese Traditional & Western Medicine Therapy）［C、F3、TC（TC24 除外）、TF3］ZJ,tcm wm ther

与疾病、症状、证候主题词组配,指同时采用中西医两法或综合应用中西药物疗法治疗疾病。

9. 中医药疗法 TCM Therapy（即 Traditional Chinese Medicine Therapy）［C、F3、TC（TC24 除外）、TF3］ZD,tcm ther

与疾病、症状、证候等主题词组配,指以中医基础理论为指导,投予中药或正骨、刮搓、割治等治

239

疗疾病。如系投予口服药物,可不加组配用法主题词,否则应组配投药途径,如外治法、熏洗疗法、投药,直肠(保留灌肠法)等。中西药合并治疗时,不用此副主题词,而用"中西医结合疗法"。以气功、推拿、按摩等非药物疗法治疗疾病时,则用相应的副主题词。

10. 中医病机 Pathogenesis(tcrn)［A、C、F3；TA、TC(TC24 除外)、TF3］ZB,pathogen(tcm)

与脏腑、器官、疾病、症状、证候主题词组配。指按照中医基础理论对疾病、脏腑、器官、组织、气血等病理生理过程及其机制的认识。

附录四 《中国图书馆分类法（第五版）》一、二级类目

A	**马克思主义、列宁主义、毛泽东思想、邓小平理论**
A1	马克思、恩格斯著作
A2	列宁著作
A3	斯大林著作
A4	毛泽东著作
A49	邓小平著作
A5	马克思、恩格斯、列宁、斯大林、毛泽东、邓小平著作汇编
A7	马克思、恩格斯、列宁、斯大林、毛泽东、邓小平生平和传记
A8	马克思主义、列宁主义、毛泽东思想、邓小平理论的学习和研究
B	**哲学、宗教**
B0	哲学理论
B1	世界哲学
B2	中国哲学
B3	亚洲哲学
B4	非洲哲学
B5	欧洲哲学
B6	大洋洲哲学
B7	美洲哲学
B80	思维科学
B81	逻辑学（论理学）
B82	伦理学（道德哲学）
B83	美学
B84	心理学
B9	宗教
C	**社会科学总论**
C0	社会科学理论与方法论
C1	社会科学概况、现状、进展
C2	社会科学机构、团体、会议

C3	社会科学研究方法
C4	社会科学教育与普及
C5	社会科学丛书、文集、连续性出版物
C6	社会科学参考工具书
[C7]	社会科学文献检索工具书
C79	非书资料、视听资料
C8	统计学
C91	社会学
C92	人口学
C93	管理学
[C94]	系统科学
C95	民族学、文化人类学
C96	人才学
C97	劳动科学

D	**政治、法律**
D0	政治学、政治理论
D1	国际共产主义运动
D2	中国共产党
D33/37	各国共产党
D4	工人、农民、青年、妇女运动与组织
D5	世界政治
D6	中国政治
D73/77	各国政治
D8	外交、国际关系
D9	法律
DF	法律

E	**军事**
E0	军事理论
E1	世界军事
E2	中国军事
E3/7	各国军事
E8	战略学、战役学、战术学
E9	军事技术
E99	军事地形学、军事地理学

F	**经济**
F0	经济学
F1	世界各国经济概况、经济史、经济地理
F2	经济管理
F3	农业经济

F4	工业经济
F49	信息产业经济
F5	交通运输经济
F59	旅游经济
F6	邮电通信经济
F7	贸易经济
F8	财政、金融
G	**文化、科学、教育、体育**
G0	文化理论
G1	世界各国文化与文化事业
G2	信息与知识传播
G3	科学、科学研究
G4	教育
G8	体育
H	**语言、文字**
H0	语言学
H1	汉语
H2	中国少数民族语言
H3	常用外国语
H4	汉藏语系
H5	阿尔泰语系(突厥 - 蒙古 - 通古斯语系)
H61	南亚语系(澳斯特罗 - 亚细亚语系)
H62	南印语系(达罗毗荼语系、德拉维达语系)
H63	南岛语系(马来亚 - 玻里尼西亚语系)
H64	东北亚诸语言
H65	高加索语系(伊比利亚 - 高加索语系)
H66	乌拉尔语系(芬兰 - 乌戈尔语系)
H67	闪 - 含语系(阿非罗 - 亚细亚语系)
H7	印欧语系
H81	非洲诸语言
H83	美洲诸语言
H84	大洋洲诸语言
H9	国际辅助语
I	**文学**
I0	文学理论
I1	世界文学
I2	中国文学
I3/7	各国文学

J	**艺术**
J0	艺术理论
J1	世界各国艺术概况
J19	专题艺术与现代边缘艺术
J2	绘画
J29	书法、篆刻
J3	雕塑
J4	摄影艺术
J5	工艺美术
〔J59〕	建筑艺术
J6	音乐
J7	舞蹈
J8	戏剧、曲艺、杂技艺术
J9	电影、电视艺术
K	**历史、地理**
K0	史学理论
K1	世界史
K2	中国史
K3	亚洲史
K4	非洲史
K5	欧洲史
K6	大洋洲史
K7	美洲史
K81	传记
K85	文物考古
K89	风俗习惯
K9	地理
N	**自然科学总论**
N0	自然科学理论与方法论
N1	自然科学概况、现状、进展
N2	自然科学机构、团体、会议
N3	自然科学研究方法
N4	自然科学教育与普及
N5	自然科学丛书、文集、连续性出版物
N6	自然科学参考工具书
〔N7〕	自然科学文献检索工具书
N79	非书资料、视听资料
N8	自然科学调查、考察
N91	自然研究、自然历史
N93	非线性科学

| N94 | 系统科学 |
| [N99] | 情报学、情报工作 |

O	**数理科学和化学**
O1	数学
O3	力学
O4	物理学
O6	化学
O7	晶体学

P	**天文学、地球科学**
P1	天文学
P2	测绘学
P3	地球物理学
P4	大气科学(气象学)
P5	地质学
P7	海洋学
P9	自然地理学

Q	**生物科学**
Q1	普通生物学
Q2	细胞生物学
Q3	遗传学
Q4	生理学
Q5	生物化学
Q6	生物物理学
Q7	分子生物学
Q81	生物工程学(生物技术)
[Q89]	环境生物学
Q91	古生物学
Q93	微生物学
Q94	植物学
Q95	动物学
Q96	昆虫学
Q98	人类学

R	**医药、卫生**
R1	预防医学、卫生学
R2	中国医学
R3	基础医学
R4	临床医学
R5	内科学

R6	外科学
R71	妇产科学
R72	儿科学
R73	肿瘤学
R74	神经病学与精神病学
R75	皮肤病学与性病学
R76	耳鼻咽喉科学
R77	眼科学
R78	口腔科学
R79	外国民族医学
R8	特种医学
R9	药学

S	**农业科学**
S1	农业基础科学
S2	农业工程
S3	农学(农艺学)
S4	植物保护
S5	农作物
S6	园艺
S7	林业
S8	畜牧、动物医学、狩猎、蚕、蜂
S9	水产、渔业

T	**工业技术**
TB	一般工业技术
TD	矿业工程
TE	石油、天然气工业
TF	冶金工业
TG	金属学与金属工艺
TH	机械、仪表工业
TJ	武器工业
TK	能源与动力工程
TL	原子能技术
TM	电工技术
TN	电子技术、通信技术
TP	自动化技术、计算机技术
TQ	化学工业
TS	轻工业、手工业、生活服务业
TU	建筑科学
TV	水利工程

U		**交通运输**
U1		综合运输
U2		铁路运输
U4		公路运输
U6		水路运输
[U8]		航空运输

V		**航空、航天**
V1		航空、航天技术的研究与探索
V2		航空
V4		航天(宇宙航行)
[V7]		航空、航天医学

X		**环境科学、安全科学**
X1		环境科学基础理论
X2		社会与环境
X3		环境保护管理
X4		灾害及其防治
X5		环境污染及其防治
X7		行业污染、废物处理与综合利用
X8		环境质量评价与环境监测
X9		安全科学

Z		**综合性图书**
Z1		丛书
Z2		百科全书、类书
Z3		辞典
Z4		论文集、全集、选集、杂著
Z5		年鉴、年刊
Z6		期刊、连续性出版物
Z8		图书报刊目录、文摘、索引

附录五 《中国图书馆分类法(第五版)》通用复分表总论复分表

1. 本表适用于任何一级类目,但各馆可结合具体情况斟酌使用。例如,可规定用到三级类目或在主表部分类目下重点使用,或选择本表的部分类目使用。

2. 使用本表时,将所用的复分号(连同"-")加在主表分类号码后即可。例:《哲学辞典》的号码是 B-61。

3. 在主表中,如已列有专类者,不再使用本表的相应类目复分。

4. 具有本复分表中两种以上形式特征的文献,只可选择其中主要的一种加以复分,不能在同一个类号中同时使用两个总论复分表的号码;若不易区分主次时,按编列在前的类目复分。

分类号	类名	备注
–0	理论与方法论	科学的对象,任务,价值,意义等入此
–01	方针,政策及其阐述	依世界地区表分
[–019]	法令,法规及其阐述	宜入 D9 有关各类
–02	哲学原理	科学的思想性入此
–03	方法论	科学逻辑学,比较研究入此
–04	术语规范及交流	学科术语、符号及缩略语的规范研究等入此
–05	与其他学科的关系	
–06	学派、学说及其评论研究	<4 版类名:学派与学说 >
{ –08 }	资产阶级理论及其评论研究	< 停用;5 版改入表 –06>
–09	历史	学史,思想史,技术史等入此。各学科人物传记入 K81 有关各类。依世界地区表分
–1	概况、现状、进展	依世界地区表分,中国再依中国地区表分。如有必要再依下表分。<4 版类名:现状及发展 >
–101	水平,动态	学科概况,学科介绍等入此
–102	规划,计划	
–103	预测,展望,趋势	
–105	技术座谈	
–106	生产总结	
–18	专利	
–19	创造发明,先进经验	奖项入此

续表

分类号	类名	备注
-2	机构,团体,会议	包括章程、历史、概况、活动、成员名录、年报、工作报告等
-20	国际组织	国际性机构及区域性机构等入此
-23/-29	各种机构,团体,会议	依世界地区表分,中国再依中国地区表分
-23	社会团体	
-24	研究机构	
-26	学术团体,学会,协会	
-27	学术会议,专业会议	
-28	展览会,展览馆,博物馆	
-289	图书馆,信息服务机构,咨询机构	
-29	生产单位企业	
-3	研究方法,工作方法	比较研究入总复分表 -03
-31	调查方法,工作方法	
-32	统计方法,计算方法	
-33	实验、试验的方法与设备	<4 版类名:实验、试验方法与实验、试验设备 >
-34	分析研究、测试与鉴定	观测、检验等入此。<4 版类名:分析研究、观测、测试、鉴定与检验 >
-35	技术条件	
-36	组织方法、管理方法	<4 版类名:组织管理,生产管理 >
-37	数据处理	数据库建设入此。文献数据库建设入 G250.74
-39	信息化建设、新技术的应用	电子技术、计算机技术、网络通信技术的应用、网站建设等入此。<4 版类名:新技术的应用 >
-4	教育与普及	中小学各科教学法、教学参考书和教材等入 G4 教育类。如愿按学科分入有关各类时,均用此号复分
-40	教育组织、学校	
-41	教学计划、教学大纲、课程	
-42	教学法、教学参考书	
-43	教材、课本	<4 版类名:教材 >
-44	习题、试题及题解	
-45	教学实验、实习、实践	<4 版类名:教学实验、实习 >
-46	教学设备	教具、教学仪器等入此
-47	考核、评估、奖励	资格考试入此
-49	普及读物	
-5	丛书、文集、连续出版物	
-51	丛书(汇刻书)、文库	
-52	全集、选集	
-53	论文集	

续表

分类号	类名	备注
-532	会议录	
-533	学位论文、毕业论文	
-539	杂著	文学性杂文集入丨有关各类
-54	年鉴、年刊	
-55	连续性出版物	期刊,报纸,丛刊等入此。<4 版类名:连续性出版物 >
-56	政府出版物,团体出版物	
-6	参考工具书	
-61	名词术语、词典、百科全书(类书)	
-62	手册、名录、指南、一览表、年表	
[-629]	年鉴	宜入总论复分表 -54
-63	产品目录、产品样本、产品说明书	图书目录入 Z8
-64	表解、图解、图册、谱录、数据、公式、地图	
-65	条例、规程、标准	
-66	统计资料	
-67	参考资料	
[-7]	文献检索工具	专科文献情报研究、专科目录索引研究入 G257.3 ; 专科文献目录宜入 Z88,索引宜入 Z89。如愿在各学科作互见分类或愿直接分入各学科者,可用此号复分
-79	非书资料,视听资料	总论音像制品(声像资料)、电子文献、电子出版物等入此
-791	缩微制品	缩微胶卷、缩微平片等入此
-792	录音制品	唱片、录音带等非计算机可读资料入此。[唱盘(CD),5 版改入总论复分表 -794]
-793	录像制品	电影片、幻灯片、录像带等非计算机可读资料入此。(影碟(VCD,DVD),5 版改入总论复分表 -794)
-794	机读资料	计算机可读资料、光盘资料、多媒体资料等入此。网络资源入总论复分表 -795
-795	网络资源	网站、网页、网络数据库等入此
-8	通用概念	《中国分类主题词表》的通用概念对应类目
-81	一般通用概念	
-82	形状尺寸通用概念	
-83	数量、数值、程度通用概念	
-84	性质、性能、特征通用概念	
-85	状态、现象、过程通用概念	
-87	形式、方式通用概念	

(窦学俊)

◇◇◇ 主要参考书目 ◇◇◇

［1］高巧林,章新友.医学文献检索［M］.2版.北京:人民卫生出版社,2016.

［2］高巧林.医学文献检索［M］.北京:人民卫生出版社,2012.

［3］郭继军.医学文献检索与论文写作［M］.5版.北京:人民卫生出版社,2018.

［4］赵玉虹.医学文献检索［M］.北京:人民卫生出版社,2018.

［5］邓翀.中医药文献检索［M］.3版.上海:上海科学技术出版社,2017.

［6］李招娣.专利信息检索与利用［M］.长春:吉林科学技术出版社,2019.

［7］秦声.专利检索策略及实战技巧［M］.北京:知识产权出版社,2019.

［8］代涛.医学信息搜集与利用［M］.北京:人民卫生出版社,2014.

［9］谢新洲,周静.新编科技查新手册［M］.北京:人民出版社,2015.

［10］杨克虎.卫生信息检索与利用［M］.北京:人民卫生出版社,2014.

［11］罗爱静.医学文献信息检索［M］.北京:人民卫生出版社,2014.

［12］刘军凤,刘树春.中医药文献信息检索［M］.上海:上海科学技术出版社,2010.

［13］孙风梅.医学文献检索［M］.北京:北京大学医学出版社,2010.

［14］徐国仟.目录学［M］.北京:中国医药科技出版社,1994.

［15］林丹红.中西医学文献检索［M］.北京:中国中医药出版社.2012.

［16］严季澜,张如青.中医文献学［M］.北京:中国中医药出版社,2011.

［17］孙风梅.医学信息检索［M］.北京:人民卫生出版社,2008.

常用名词术语英汉对照索引

F

G

H

I

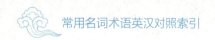

复习思考题
答案要点

模拟试卷